王付经方学用基本功

王 付◎编著

河南科学技术出版社

·郑州·

内容提要

　　全国著名经方大师王付教授认为：临床医师掌握了经方学用基本功，就能选择最佳的治病方药，不断优化临床诊治与用方技能，实践临床用方贯通理论知识；学生掌握经方学用基本功，则能索微求真，不断提升理论思维与创新能力，融会经方理论指导临床实践。王付教授结合自己丰富的临床实践及教学经验，介绍了学习运用经方的基本功，其主要内容包括：学用经方的基本功是牢记方歌，掌握方药组成及用量；重点是研究药与症、方与证、药与药之间，以及各种药物剂量的相互内在关系；还要掌握经方应用指征、运用须知和方证辨病。本书内容新颖、特色鲜明、主题突出、思路开阔，理论指导性和临床实用性较强，适合中西医临床医师及在校学生阅读参考。

图书在版编目（CIP）数据

　　王付经方学用基本功/王付编著.—郑州：河南科学技术出版社，2020.4
（2023.12重印）

　　ISBN 978-7-5349-9871-3

　　Ⅰ.①王…　Ⅱ.①王…　Ⅲ.①经方　Ⅳ.①R289.2

　　中国版本图书馆CIP数据核字（2020）第018719号

出版发行：河南科学技术出版社
　　　　　地址：郑州市郑东新区祥盛街27号　　邮编：450016
　　　　　电话：（0371）65737028　65788629
　　　　　网址：www.hnstp.cn
策划编辑：邓　为
责任编辑：张　翼　邓　为
责任校对：董静云
封面设计：张　伟
责任印制：朱　飞
印　　刷：河南新华印刷集团有限公司
经　　销：全国新华书店
开　　本：720 mm×1 020 mm　1/16　印张：27　字数：400千字
版　　次：2020年4月第1版　2023年12月第3次印刷
定　　价：78.00元

前　言

　　掌握经方学用基本功是学生获取经典知识与医师辨治杂病通向成功的最佳途径，无论是引导学生学习思维与方法，还是指导医师诊治思路与技巧，学好经方都能起到举足轻重的作用，非此则不能登堂入室。

　　解读方药是学用经方的基本功之一，亦是学用经方的钥匙。治病用药是基础，精确诠释用药要点是强化学用经方的最佳切入点；治病用方是提高，全面剖析方药配伍是强化学用经方的最佳方法；治病定量是关键，科学调配经方用量是强化学用经方的最佳选择。

　　经典导读是学用经方的基本功之二，亦是学用经方的深入。探索经典导读，贵在拓展研究应用思路与方法。仲景设方，方必应证，证必有方，方证对应，知其一也，如桂枝汤对应太阳中风证，麻黄汤对应太阳伤寒证等。仲景设方，因方药功效的多向性、双向性与复杂性，主导方药辨治病证具有特殊性、灵活性与可变性，知其二也，如理中丸既能辨治霍乱，又能辨治胸痹，更能辨治喜唾等；小建中汤既能辨治心中悸而烦，又能辨治腹中急痛，更能辨治虚劳黄疸等；变化运用半夏泻心汤既能辨治寒热夹杂证，又能辨治以热为主，更能辨治以寒为主，以法选用均能取得预期疗效。

　　应用指征是学用经方的基本功之三，亦是学用经方的浅出。归纳经方主治症状表现，提示用方思路与方法，扩大用方思维与技巧，启迪用方规律与准则，引导用方范围与拓展，强化经方治病的示范作用，方可达到融会贯通、遵循而不教条的目的。如大陷胸汤主治症状繁多，笔者曾治疗一慢性胃炎病人，症状表现以心下痛、坚硬如石为主，久治不愈，权衡其病变证机符合大陷胸汤证，遂予该药而使病人大获痊愈。

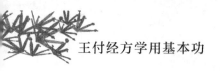

运用须知是学用经方的基本功之四，亦是学用经方的规则。临床中辨证准确、用方准确至关重要，而忽视运用须知则会导致方药疗效前功尽弃。仲景对方药的煎煮与服用方法都有比较详细的论述，而今诸多医师对此尚未引起足够重视，这也可能是用经方而未能取得最佳疗效的主要原因之一。笔者运用半夏泻心汤辨治慢性萎缩性胃炎之"但满而不痛者"，嘱咐病人以法煎煮与服用，以取得预期最佳疗效。

方证辨病是学用经方的基本功之五，亦是学用经方的灵魂。从临床检验经方理论，再从理论验证临床实践，在临床中如何运用经方辨治西医疾病则是笔者长期以来不断思考与探索的重要课题。如运用小柴胡汤辨治慢性胃炎、胃及十二指肠溃疡、慢性肝炎、原发性肝癌、脂肪肝、胆囊炎、胰腺炎、肝硬化等，辨证要点为胁痛、情绪低落、口苦、舌质红、苔薄黄；又如运用小柴胡汤辨治病毒性心肌炎、冠心病、高血压、传染性单核细胞增多症、心律失常、室性心动过速等，以心悸、心痛、情绪低落、口苦、舌质红、苔薄黄为用方辨治要点；更如运用小柴胡汤辨治糖尿病、甲状腺功能亢进症、网状内皮组织增生症、胶原病等，临床表现则以口苦、口渴、情绪异常、舌质红、苔薄黄为用方辨治要点。以此运用经方辨治疾病常常能取得预期的治疗效果。

医案助读是学用经方的基本功之六，亦是学用经方的归宿。研读经方诊治医案，可缩小理论学习与临床实践之间的差距，浓缩理论指导实践的精华，实践经方理论指导临床应用的非凡作用，达到学以致用、事半功倍的目的。

王　付

2019 年 5 月

目 录

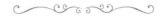

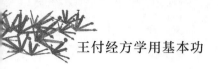

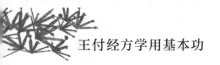

第7章　清泄方 / 177

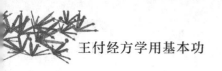

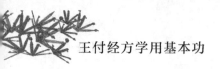

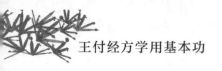

绪 论

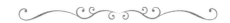

一、经方用药的配伍方法

研究组方选药的配伍方法，早在《神农本草经》中就有"七情"之说：单行、相须、相使、相畏、相杀、相恶、相反。其中单行是以单味药治病，不属于治病配伍用药范畴；相恶是两种或两种以上药物合用之后其作用相互减弱或消失，这亦不属于治病配伍用药范畴。临床中最为常用的配伍方法主要有如下几种。

1. 相须配伍 是由两种或两种以上的药物组成，其作用基本相同，有选择地配伍用药则能明显增强其治疗作用，即为相须配伍。如麻黄汤中麻黄配桂枝，二者都有发汗散寒的功效，配伍使用则能增强发汗散寒作用；大承气汤中大黄配芒硝，二者均以泻热通下为主要功效，经过配伍则能增强泻热通下作用；葛根芩连汤中黄连配黄芩，同样是配伍之后可增强清热燥湿作用等。可见，相须配伍在治病过程中起到决定性作用。

2. 相使配伍 是由两种或两种以上的药物组成，其作用既有相同又有差异，通常以一种药为主，而以另一种药为辅，辅药既能增强主药的治疗作用，又能兼治疾病夹杂病证，即为相使配伍。如麻子仁丸中大黄配厚朴，厚朴既能增强大黄泻下作用，又能行气消胀，以治阳明热结证之大便不通、脘腹胀满等；防己茯苓汤中黄芪配茯苓，茯苓既能增强黄芪益气作用，又能利水消肿，以治脾虚水泛证

1

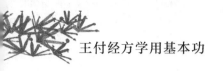

之脘腹胀满、四肢水肿；当归四逆汤中当归配大枣，大枣既能促进当归补血作用，又能补益中气，以治血虚寒厥证之手足厥寒、肢体麻木等。可见，相使配伍在治病过程中起到兼顾彼此的作用。

3. 相畏（相杀）配伍　是由两种或两种以上的药物组成，其中一类药既能制约、消除或减弱另一类药的毒性或不良作用，又能促进另一类药的治病作用，即为相畏（相杀）配伍。如小半夏汤中生半夏配生姜，生姜既能增强生半夏降逆和胃作用，又能减弱生半夏之毒性；十枣汤中甘遂、大戟、芫花配伍大枣，大枣既能增强补气以行水的作用，又能减弱甘遂、大戟、芫花之毒性；复如生天南星配生姜，生姜既能增强生天南星温阳化痰作用，又能减弱生天南星之毒性。相杀与相畏的作用机理基本相同，相杀强于相畏作用，二者作用特征则没有本质区别。可见，相畏（相杀）配伍在治病过程中起到相互制约与促进的作用。

4. 相反配伍　基本含义包含两个方面。一是属于"十八反"配伍禁忌，在临床中应禁用或慎用，但并非绝对不能应用，如（经方）赤丸中乌头配半夏、半夏甘遂汤中甘草配甘遂，（时方）海藻玉壶丸中海藻配甘草，此类相反配伍可治疗顽固性疑难杂病。二是属于药性相反配伍，即寒药配热药，如附子泻心汤中附子配大黄，既泻热又散寒，以治寒热夹杂证；补药配泻药，如柴胡加龙骨牡蛎汤中人参配大黄，既补虚又泻实；升药配降药，如四逆散中柴胡配枳实，既升举又降泄；散药配敛药，如定喘汤中麻黄配白果，既发散又敛降等。可见，相反配伍可治疗错综复杂的病证。

二、学用经方，先识方证

张仲景在《伤寒杂病论》中是如何论述"方证"的？又是如何运用"方证"的？为何诸多医家研究经方又常常聚焦"方证"？"方证"研究的理论指导性与临床实践性的优势与特色是什么？为何言"方证"而不言"证方"？方与证之间的辩证关系是什么？本书从《伤寒杂病论》中寻找"方证"的研究思路与运用方法，肤浅认识略述于此。

（一）"证方"与"方证"

"证方"即从证研究方，"方证"即从方研究证。运用"证方"理论是辨治疾病的常用思维方式，即"证"与"方"之间的关系是先辨证后用方；运用"方证"理论是辨治疾病过程中一种特有的思维方式,即"方"与"证"之间的关系是先研究方药组成,再权衡主治病证,阐释方药的功用与主治,具有聚合性与多向性。其聚合性是方药治病的基本内涵,如大承气汤由大黄、芒硝、枳实、厚朴所组成,其聚合作用是峻下热结,是辨治阳明热结证的最佳代表方,非用大承气汤则不是最佳选择;其多向性是方药治病的基本外延,如根据大承气汤方药组成,其主治并不局限于阳明热结证,更可主治产后瘀血宿食证、热极痉厥证、阳明热极证等。可见,言"证方"者,即一证一方,证与方、证与证之间的关系是相对应的,如桂枝汤主治太阳中风证,此太阳中风证与彼太阳中风证的病变证机是相同的;言"方证"者,即一方数证,即证与方是相对应的,而证与证则是不相对应的,如小柴胡汤治疗产后郁冒证是方证对应,治疗热入血室证亦是方证对应,但产后郁冒证与热入血室证之间则是不相对应的。可见,研究"证方"的基本思路是纵向思维,辨治疾病的特点具有先后性与针对性,最大的优点是一证一方,即证与方之间的关系是切机性,其最大的局限性亦是一证一方,即运用证与方之间的关系常常束缚用方的灵活性与变化性;而研究"方证"的基本思路是纵向加横向思维,辨治疾病的特点具有交叉性、变化性与针对性,最大的优点是用方具有灵活性与随机性,即一方数证,运用方与证之间的关系是内在演变关系,其用方优势在于扩大用方的随机性。研究"方证"之间的关系是阐明学方具有固定性和用方具有灵活性,二者协调统一,以此深入全面地研究"方证",才能更好地运用"方证"理论以指导辨治常见病、多发病与疑难病。

（二）先论证后论方

张仲景在《伤寒杂病论》中用大量的篇幅先论证后论方,即某某病证用某某方。如《伤寒论》第 12 条:"太阳中风,阳浮而阴弱。阳浮者,热自发;阴弱者,汗自出。啬啬恶寒,淅淅恶风,翕翕发热,鼻鸣,干呕者,桂枝汤主之。"又如《伤寒论》第 386 条:"霍乱,头痛,发热,身疼痛,热多欲饮水者,五苓散主之;寒多不用水者,理中丸主之。"张仲景先论证、后论方的特点是阐明辨治疾病的基本思维方式,先从病证入手,因病证而设方,即有什么样的病证就选用什么样的方,亦即因证择方,运用证与方之间的关系是对应关系,这是临床中应用"证方"理论辨治疾病的基本思路与步骤。

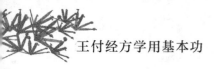

又如，张仲景先论证后论方的辨治思路并非仅仅局限于一证一方，而是在诸多情况下论数证可用一方，如脾胃虚寒证、虚寒霍乱证、胸阳虚证、虚寒胸痹证、阳虚出血证均可选用理中丸。张仲景论述的核心是阐明任何一个方剂的主治都不局限于某一证，特别是运用"证"与"方"之间的关系是由简单到复杂的思维过程，简单思维过程即一证一方，复杂思维过程即数证一方，简单到复杂的过程是由因证设方到因证选方转化的过程，引导学用任何一个方剂都不能局限于某一个病证，若将某一个方剂主治固定在某一病证上，必然导致所学的方剂是僵化的方剂，以此来治疗变化的病证是很难取得预期治疗效果的。

张仲景在《伤寒杂病论》中用大量篇幅先论证、后论方的目的有二：一是阐明证与方之间具有针对性与切入性，这是辨治疾病的基本准则；二是阐述辨治诸多病证表现可选用相同的方剂，为临床活用方剂提供辨治思路与方法，对开拓用方辨治具有极强的引导性与启迪性。

（三）先论方后论证

张仲景在《伤寒杂病论》中又用特殊方式先论方后论证，即某某方剂治某某证。如《金匮要略》中乌头汤："治脚气疼痛，不可屈伸。"又如风引汤："除热、瘫。"张仲景先论方、后论证的核心是为了阐明在辨治疾病之前，务必对方剂功用及主治了如指掌，并能娴熟运用，这是临床中运用"方证"理论提升辨治疾病水平的最佳途径与方法。如在辨证选用乌头汤之前，就必须对乌头汤（乌头、麻黄、芍药、黄芪、甘草）的组成用药进行全面剖析，归纳乌头、麻黄以散寒为主，其中乌头既可散里寒又可逐表寒，麻黄可治在表在里之寒；芍药以益血缓急为主，既可缓脏腑经络之急又可缓肌肉筋脉之急；黄芪、甘草以益气缓急为主，既可治肌肤营卫之气虚，又可治脏腑之气虚。故其功用以散寒养血、益气缓急为主，辨治气血虚寒证，临证用方无论病变部位在肌肉、关节，或在脏腑，只要审明病变证机是气血虚寒证，就可选用乌头汤。

张仲景先论方、后论证的辨治思维有三：一是论述从方药组成研究功用及主治，对活用方剂辨治诸多病证具有极强的引导性与启发性，对开拓学用方剂的思路具有极强的思辨性与可行性；二是论述方剂组成具有固定性，而应用方剂具有很强的变化性，用固定的思维学方，用变化的思维用方，以此才能运用"方证"

理论以辨治复杂多变的病证；三是提示在临床中，运用先论方、后论证理论辨治疾病有一定广度和深度，欲娴熟运用于临床，必须掌握扎实的基本理论知识。

（四）只论方不论证

张仲景在《伤寒杂病论》中用独有的方式仅论方药组成及用法，且不论方药主治病证。如天雄散："天雄（炮）三两，白术八两，桂枝六两，龙骨三两。上四味，杵为散，酒服半钱匕。日三服。不知，稍增之。"又如头风摩散："大附子（炮）一枚，盐等分。上二味，为散，沐了，以方寸匕，已摩疢上，令药力行。"张仲景为何仅设方药组成而不论主治病证？论述的核心及主题是什么？如此论述要达到什么样的辨治目的？古今研究者对此尚未问津。我们对此深入研究与思考，不难发现张仲景只论方不论证的目的是突出因方测证，是深化用方辨证的重要举措。从方药组成中研究方药务必做到，既要从用药角度研究功用（即用什么药就有什么作用，亦即治什么证），又要从方药配伍角度研究功用（即用什么药未必有什么作用，亦未必治什么证，如通脉四逆加猪胆汁汤治真寒假热证，用猪胆汁苦寒以制约生附子温燥太过，并非治热证），如此深入全面地认识与理解方剂功用及主治，才能为真正用活方剂辨治诸多病证奠定扎实的理论基础。

张仲景先论方后论证在方证辨治层次虽高于先论证后论方，但不及只论方不论证的辨治层次含义深刻。先论方后论证是引导辨证层次，不能仅仅局限于因病证而设方，要从用方角度辨治病证；只论方不论证是强调辨证层次，因方药功用而归纳、判断主治病证，强化用方辨治的思辨能力与运用能力，是研究方证理论的目的与归宿，从而达到拓宽思路、举一反三的目的。如研究天雄散组成，方中天雄温壮阳气，白术健脾益气，桂枝温通阳气，龙骨收敛固藏。天雄配白术，益气温阳以补阳；桂枝配龙骨，温通固藏以安神；天雄配桂枝，温阳壮阳以散寒；白术配龙骨，健脾收敛以守神。方药相互为用，以温阳通阳，益气固藏，既可治疗肾虚不固、心神不守、心脾阳虚，更能治疗脾肾不固、肝寒气逆等。可见，张仲景只论方不论证的基本用意有三：一是用灵活的思维方式权衡方药功用，二是用变化的思路运用方证理论辨治病证，三是运用方证理论而能触类旁通。

（五）只论证不论方

张仲景在《伤寒杂病论》诸多篇幅中为何只论证不论方？而研究《伤寒杂

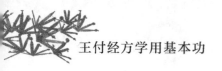

病论》中有证无方对方证辨证有何特殊意义？笔者认为主要有以下几个方面：第一，认识与把握疾病演变规律，必须用多变的思维揆度、了解与认识不断变化的病证，只有从变化中辨治病证，才能获得最佳治疗效果，所以运用方证理论必须拥有思辨性与针对性。第二，病必有证，证必有方，方必治证。研究证与方之间的关系，必须认清诸多疾病在其病理演变过程中可能出现相同的某一证，而相同的某一证即可用相同的某一方，所以运用方证理论的核心不是针对病而是针对证，运用方证之间的关系是对应关系。第三，因方药组成的聚合与多向作用而决定主治病证未必局限于某一证，即方药的相互作用能治疗数证，研究方证必须重视运用其并非完全对应关系。第四，研究有证无方，必须认清疾病的复杂性、变化性、疑似性、兼杂性与特殊性，所以辨治疾病的核心是灵活运用方证理论的对应关系与非对应关系。第五，在特定的情况下张仲景详于辨证而略于用方，这在某种程度上势必导致学者难以选方，所以从方证角度研究张仲景辨证精神，对认识其只论证不论方具有指导意义。第六，根据方证辨证精神，一是要因病证表现而运用方证理论以辨治病证；二是根据方证辨证精神运用方证理论以方方合用，既能避免一方主治的局限性，又能优化方药聚合作用，促进及增强治疗效果。可见，张仲景只论证不论方，是利用辨证空间而选择更加符合病证的方药，亦是运用方证理论提高治疗效果的重要举措。

张仲景先论证后论方是突出辨治疾病应具备的基本思路与方法，先论方后论证是提升辨治疾病的基本原则与要求，只论方不论证是强化辨治疾病的思辨性与可行性，只论证不论方是深化辨治疾病的灵活性与随机性。研究与运用《伤寒杂病论》的方证理论，既要重视"证"与"方"之间的辩证关系，又要重视"方"与"证"之间的辩证关系，既要重视辩证思维的固定性，又要重视辩证思维的变化性，以此才能更好地运用方证理论指导临床实践，并取得预期治疗效果。

三、经方附子煎煮与用量

张仲景用附子设方达 39 首，其中用生附子煎煮时间没有炮附子长；有 34 首方用量以"枚"作为计量单位，如干姜附子汤中用附子一枚，笔者推测汉代和如今的一枚附子重量没有显著差别；选用剂型有汤剂、丸剂与散剂等。笔者试将经方附子煎煮与用量归纳于此，以期对现代临床运用有所帮助。

（一）煎煮时间

1. 煎煮生附子　张仲景用生附子有 8 首方，其用量均为一枚。如干姜附子汤、白通汤、白通加猪胆汁汤，此 3 首方均是"以水三升，煮取一升，去滓。"茯苓四逆汤"以水五升，煮取三升，去滓。"而四逆汤、四逆加人参汤、通脉四逆汤、通脉四逆加猪胆汁汤 4 首方均是"以水三升，煮取一升二合，去滓。"假设煎煮方药耗水一升按 5 分钟计算（计算时间未必十分准确，但可作为统一计算标准），干姜附子汤、白通汤、白通加猪胆汁汤、茯苓四逆汤的煎煮时间是 10 分钟，而四逆汤、四逆加人参汤、通脉四逆汤、通脉四逆加猪胆汁汤的煎煮时间则是不到 10 分钟。张仲景用生附子主治较为急重的病证，煎煮 10 分钟可取生附子峻猛之性，达到回阳救急之目的。

2. 煎煮炮附子

（1）有 16 首方用量为一枚炮附子：如越婢汤、越婢加术汤若"恶风者，加附子一枚，炮。""以水六升，先煮麻黄去沫，内诸药，煮取三升。"（约 15 分钟）芍药甘草附子汤"以水五升，煮取一升五合，去滓。"（约 18 分钟）桂枝去芍药加附子汤"以水七升，煮取三升，去滓。"桂枝加附子汤"以水七升，煮取三升，去滓。"麻黄附子甘草汤（麻黄附子汤）"以水七升，先煮麻黄一两沸，去上沫，内诸药，煮取三升，去滓。"（约 20 分钟）桂枝去芍药加麻黄附子细辛汤"以水七升，煮麻黄，去上沫，内诸药，煮取二升，分温三服。"附子粳米汤"以水八升，煮米熟，汤成，去滓。"真武汤"以水八升，煮取三升，去滓。"理中丸变丸为汤剂若"腹满者，去术，加附子一枚。""用水八升，煮取三升，去滓。"（约 25 分钟）麻黄附子细辛汤"以水一斗，先煮麻黄，减二升，去上沫，内诸药，煮取三升，去滓。"小青龙汤"若噎者，去麻黄，加附子一枚，炮。""以水一斗，先煮麻黄，减二升，去上沫，内诸药，煮取三升，去滓。"（约 35 分钟）竹叶汤"以水一斗，煮取二升半，分温三服，温覆使汗出。颈项强，用大附子一枚，破之如豆大，煎药扬去沫。"（约 38 分钟）张仲景用一枚炮附子，煎煮时间为 15 ～ 38 分钟。

（2）有 3 首方用量为二枚炮附子：如甘草附子汤"以水六升，煮取三升，去滓。"（约 15 分钟）附子汤"以水八升，煮取三升，去滓。"桂枝芍药知母汤"以

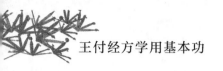

水七升，煮取二升。"（约 25 分钟）张仲景用二枚炮附子，煎煮时间为 15 ~ 25 分钟。

（3）有 3 首方用量为三枚炮附子：如大黄附子汤"以水五升，煮取二升。"（约 15 分钟）桂枝附子汤"以水六升，煮取二升，去滓。"桂枝附子去桂加白术汤（白术附子汤）"以水六升，煮取二升，去滓。"（20 分钟）张仲景用三枚炮附子，煎煮时间为 15 ~ 20 分钟。

（4）有 1 首方用量为 3 两炮附子：黄土汤"以水八升，煮取三升。"张仲景用 3 两炮附子，煎煮时间约 25 分钟。权衡张仲景用 3 两炮附子与用二枚炮附子煎煮时间大致相当，亦可旁证用炮附子 3 两与二枚的量亦基本相同，即 10g 左右。

张仲景用一枚炮附子煎煮时间最长达 38 分钟，用三枚炮附子煎煮时间最长为 20 分钟，用 3 两炮附子煎煮时间为 25 分钟，可见张仲景决定炮附子煎煮时间是根据病证表现与病变证机而确立的，并非因量大即煎煮时间长。用炮附子之所以煎煮时间偏长，是因为取炮附子醇和之性而达到缓缓攻邪且不峻猛之目的。另有张仲景对附子泻心汤则没有明确指出煎药所耗时间，即"附子，炮，去皮，破，别煮取汁，一枚（5g）。"

（二）权衡用量

1. 从"枚""个"用量权衡剂量换算　经笔者实地考察，验证了附子和杏仁等的重量。附子一枚约 5g，大附子一枚约 8g。如四逆汤用附子一枚为 5g，桂枝芍药知母汤中用附子二枚为 10g。杏仁五十个约 10g，如麻杏石甘汤中用杏仁五十个为 10g。以此研究、分析、推测四逆汤（炙甘草二两即 6g，干姜一两半即 4.5g，生附子一枚即 5g）、桂枝芍药知母汤（桂枝四两即 12g，芍药三两即 9g，甘草二两即 6g，麻黄二两即 6g，生姜五两即 15g，白术五两即 15g，知母四两即 12g，防风四两即 12g，附子，炮，二枚即 10g）、麻杏石甘汤（麻黄，去节，四两即 12g，杏仁，去皮尖，五十个即 10g，甘草，炙二两即 6g，石膏，碎，绵裹，半斤即 24g）的其他药用量，每 1 两按 3g 换算比较合适，而且符合当今临床治病用量。

2. 从病证表现权衡剂量换算　如大黄附子汤是主治寒结证的重要代表方，方中用附子量必须占主导地位，用大黄量则不能超过附子，若大黄量大于附子，其功效必定是以泻热通下为主，据此推测、权衡将大黄附子汤（大黄三两即 9g，附子，炮，三枚即 15g，细辛二两即 6g）中大黄 3 两换算为 9g 则符合临床治病用量，才能达到温阳散寒通下的治疗目的。

3. 从汤剂用量权衡剂量换算　权衡附子汤主治证、甘草附子汤主治证，其用附子量均是二枚即 10g，以此推测附子汤（附子，炮，去皮，破八片，即 10g，茯苓三两即 9g，人参二两即 6g，白术四两即 12g，芍药三两即 9g）、甘草附子汤（甘草，炙，二两即 6g，附子，炮，去皮，破，二枚即 10g，白术二两即 6g，桂枝，去皮，四两即 12g）中其他药用量每 1 两按 3g 换算，则符合当今临床治病用量。

又如黄土汤中用附子三两按 9g 换算，以此推测换算黄土汤（甘草三两即 9g，干地黄三两即 9g，白术三两即 9g，附子，炮，三两即 9g，阿胶三两即 9g，黄芩三两即 9g，灶心黄土半斤即 24g）的其他药用量，符合当今临床治病用量。

4. 从丸剂用量权衡剂量换算　张仲景用附子为丸剂有 4 首方，除乌梅丸之外，其他 3 首方用量既可作为丸剂用量又可作为汤剂用量，如乌头赤石脂丸中蜀椒一两即 3g，乌头一分即 0.8g，附子，炮，半两即 1.5g，干姜一两即 3g，赤石脂一两即 3g。"蜜丸如桐子大，先服食一丸，日三服。"亦可将乌头赤石脂丸按原方用量变汤剂并换算为克（g），用于寒凝引起的心绞痛具有显著疗效；又如肾气丸中干地黄八两即 24g，薯蓣（即山药）四两即 12g，山茱萸四两即 12g，泽泻三两即 9g，茯苓三两即 9g，牡丹皮三两即 9g，桂枝一两即 3g，附子，炮，一两即 3g。"炼蜜和丸，梧子大，酒下十五丸，加至二十五丸，日再服。"亦可将肾气丸按原方用量变汤剂并换算为克（g），用于肾虚引起的腰痛具有良好作用；复如栝楼瞿麦丸中有栝楼根二两即 6g，茯苓三两即 9g，薯蓣三两即 9g，附子，炮，一枚即 5g，瞿麦一两即 3g。"炼蜜丸，梧子大，饮服三丸，日三服。"亦可将栝楼瞿麦丸按原方用量变汤剂并换算为克（g），用于肾气不化引起的口渴具有显著疗效；而乌梅丸中乌梅三百枚即 500g，黄连十六两即 48g，细辛六两即 18g，干姜十两即 30g，当归四两即 12g，黄柏六两即 18g，桂枝，去皮，六两即 18g，人参六两即 18g，附子，炮，去皮，六两即 18g，蜀椒出汗，四两即 12g。"丸如梧桐子大。先食饮，服十丸，日三服。"亦可将乌梅丸按原方用量减少 1/10 变汤

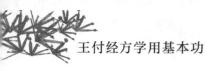

剂并换算为克（g），用于上热下寒引起的慢性腹泻具有显著疗效。可见，将丸剂变汤剂按张仲景用量每1两换算为3g，符合当今临床治病用量。

5.从散剂用量权衡剂量换算

（1）内服散剂：有3首方，如薏苡附子散中薏苡仁十五两即45g，大附子，炮，十枚即80g，"服方寸匕，日三服。"又如薏苡附子败酱散中薏苡仁十分，附子二分，败酱草五分，服用"取方寸匕，以水二升，煎减半，顿服。"更如四逆散若"腹中痛者，加附子一枚，炮令坼。""服方寸匕，日三服。"可见，无论是薏苡附子散，还是薏苡附子败酱散，或是四逆散，不管附子在方中用量是多少，但服用附子量应小于"方寸匕"，即6~9g，亦即炮附子为散剂服用剂量必定小于汤剂。

（2）外用散剂：如头风摩散中大附子，炮，一枚即8g，盐等分。"以方寸匕，已摩疾上，令药力行。"外用附子量亦应小于"方寸匕"。

通过分析、研究、归纳、总结经方附子煎煮与用量，得知生附子煎煮时间没有炮附子长，即生附子煎煮时间短可用于急性病或危重病，而炮附子煎煮时间长可用于内伤杂病或慢性病；又根据附子用量单位而推测、判断张仲景设方用量，每1两按3g换算比较合适，符合当今临床治病用量。假如每1两按10g或15g或其他量换算，即使有理论依据，亦不符合当今临床治病实际。

四、经方半夏配乌头（附子）的启示

"半夏反乌头"最早的记载见于《神农本草经》，"半夏配乌头"最早的运用见于《伤寒杂病论》。至于半夏反乌头的理论依据是什么，目前还没有科学的理论假说；笔者使用经方半夏配乌头辨治疑难杂病，确有良好的治疗效果。张仲景设赤丸选用半夏配乌头，以治寒气厥逆；设附子粳米汤选用半夏配附子，以治腹痛雷鸣；设小青龙汤加减中选用半夏配附子，以治咽中阻噎。这里将重点探讨半夏配乌头（附子）之间的理论依据与临床实践。

1.**古代认识**　半夏与乌头（附子）之间的关系，在《神农本草经》半夏条目中指出"反乌头"，在乌头条目中指出"反半夏"；但在半夏条目中没有指出"反附子"，在附子条目中亦没有指出"反半夏"。

2. **历代沿袭** 当今多种版本《中药学》教材,既根据《神农本草经》论述,又根据乌头与附子同属毛茛科植物,均在半夏条目中设"反乌头、附子",在乌头、附子条目中设"反半夏"。而今凡是《中药学》教材,均推崇十八反歌(本草明言十八反,半蒌贝敛及攻乌,藻戟遂芫俱战草,诸参辛芍叛藜芦),这样半夏反乌头(附子)就有了理论依据。

3. **半夏主治、化学成分及药理** 《神农本草经》曰半夏"主伤寒寒热,心下坚,下气,喉咽肿痛,头眩,咳逆,肠鸣,止汗"。其有效成分主要是生物碱、半夏蛋白、β-谷甾醇、草酸钙及多种氨基酸等;其主要有镇咳、抑制腺体分泌、镇吐或催吐、镇静催眠、抗生育、抗炎、抗肿瘤、抗溃疡、抗心律失常、抑制胰蛋白酶、降压、降血脂、凝血、促细胞分裂等药理作用。

4. **乌头(附子)主治、化学成分及药理** 《神农本草经》曰乌头"主中风,恶风,洗洗,出汗,除寒湿痹,咳逆上气,破积聚寒热"。曰附子"主风寒咳逆,邪气,温中,金创,破癥坚积聚,血瘕,寒湿痿躄,拘挛膝痛,不能行走"。附子为乌头的子根,为家种品种;乌头为附子的母根,为野生品种;其有效成分均以生物碱(乌头碱、次乌头碱、去氧乌头碱、新乌头碱、塔拉胺、川乌碱甲和川乌碱乙)为主;其药理作用均有抗炎、镇痛、麻醉、免疫调节、保护心肌及心血管、抗休克、抗心律失常、抗缺氧、抗癌、抑制胃排空、调节内分泌等。

5. **半夏配乌头(附子)是否产生新的毒性** 首先,二者味均为辛,气均为温热,主治均为寒证,治疗症状均有咳逆等;二者所含的主要成分均是生物碱,药理作用均有抗炎、抗心律失常等,从其所含的其他成分分析,也未发现二者化学成分属于配伍禁忌,未检测到其化学成分之间能产生毒性。再则,半夏、附子本身就有毒性,若盲目用之必定会增加新的毒性;若能根据病证表现而权衡调配用量,用之不仅不会产生新的毒性及不良反应,反而还有良好的治疗作用。可见,解读半夏反乌头(附子)既缺乏中医理论依据又缺乏科学验证依据。

6. **半夏配乌头(附子)间的用量关系** 张仲景运用半夏配乌头(附子)没有产生明显毒性且取得良好治疗效果的关键是用量调配。如赤丸〔茯苓四两(12g),乌头,炮,二两(6g),半夏,洗,四两(12g),细辛一两(3g)〕

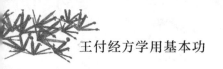
中半夏与乌头用量比例为2：1；附子粳米汤［附子，炮，一枚（5g），半夏半升（12g），甘草一两（3g），大枣十枚，粳米半升（12g）］中半夏与附子用量比例近2：1；小青龙汤［麻黄，去节，三两（9g），芍药三两（9g），细辛三两（9g），干姜三两（9g），甘草，炙，三两（9g），桂枝，去皮，三两（9g），五味子，半升（12g），半夏，洗，半升（12g），若噎者，去麻黄，加附子一枚，炮］中半夏与附子用量比例亦是近2：1。可见张仲景用半夏配乌头（附子）之所以能取得预期治疗效果且无毒性反应，除了辨证准确外，更重要的是要注意半夏与乌头（附子）之间的用量比例为2：1。

五、经方甘遂配甘草的启示

张仲景在《伤寒杂病论》中设甘遂半夏汤，方由"甘遂大者，三枚（5g），半夏以水一升，煮取半升，去滓，十二枚（8g），芍药五枚（15g），甘草，炙，如指大一枚（5g）"所组成。在《神农本草经》中指出甘遂反甘草，张仲景为何在甘遂半夏汤中选用甘遂配甘草，结合临床用方治病不仅没有出现毒性反应，反而还有良好的治病作用，笔者试探讨甘遂配甘草之间的理论依据与临床实践。

1. **最早记载及历史沿袭** 《神农本草经》在甘遂条目中指出"反甘草"，又在甘草条目中指出"反甘遂"。当今诸多版本《中药学》教材，既恪守《神农本草经》中甘遂反甘草，又推崇张子和《儒门事亲》中十八反歌诀，以此就成为甘遂反甘草的理论依据。至于"十八反"中甘遂为何反甘草，"反"的理论依据是什么，"反"的标志是什么，至今尚未有人问津。

2. **甘遂主治、化学成分及药理** 《神农本草经》曰甘遂"主大腹疝瘕，腹满，面目浮肿，留饮宿食，破癥坚积聚，利水谷道"。其有效成分主要是大戟苷、γ-大戟苷、甘遂醇、20-表大戟脑、20-去氧巨大戟萜醇、巨大戟萜醇、β-谷甾醇、β-谷甾醇葡萄糖苷，以及棕榈酸、棕榈酸葵酯、枸橼酸、草酸、鞣质、树脂、葡萄糖、蔗糖、淀粉、维生素B1等；主要有能刺激肠管增加肠蠕动，利尿，抗早孕，终止妊娠（使胚胎子宫内膜脱离），对子宫可抑制收缩或加强收缩，镇痛，以及使心收缩力增强，大量应用则抑制心肌收缩等作用。

3. **甘草主治、化学成分及药理** 《神农本草经》曰甘草"主补五脏，安精神，定魂魄，止惊悸，除邪气，明目，开心，益智"。其有效成分主要是甘草酸、葡糖醛酸、18β-甘草次酸、24-羟基甘草次酸、甘草多糖、二十二烷、葡聚糖、去氧甘草次酸Ⅰ、去氧甘草次酸Ⅱ、18-α-羟基甘草次酸、甘草黄酮A、甘草查耳酮A及B、光甘草宁、阿魏酸、门冬酰胺、甘露醇、11-甘草脱氧次酸等；其药理作用主要有抗炎，镇静，催眠，降温，解热，抗心律失常，降脂及抗动脉粥样硬化，保肝，抗溃疡，抑制胃酸分泌，解除肠胃平滑肌痉挛，抗氧化，抗过敏，增强网状内皮系统的活性，增强NK细胞活性，抗病毒，抗菌，抗阿米巴原虫，抑制滴虫，解毒，抗肿瘤，镇咳，祛痰，对机体机能所处状态及尿液呈双向调节，抑制膀胱结石形成，抑制雌激素对子宫的增长，提高内耳听觉功能等。

4. **甘遂配甘草是否产生新的毒性** 甘遂苦、寒，有毒，功用以泻实为主；甘草平、甘，归十二经，解毒，以补虚。根据甘遂所含化学成分来看，其药物功效虽以泻实为主，但亦有补虚的作用；而甘草所含葡糖醛酸进入肝脏则能解甘遂之毒。再则，甘遂与甘草所含的其他有关成分，不属于配伍禁忌，其化学成分相互作用并未产生新的毒性。以此推测甘遂配甘草，甘草既能缓解甘遂之毒性，又能调控甘遂泻实而不伤正气。可见，甘遂反甘草也缺乏中医理论及科学实验依据。

5. **甘遂配甘草间的用量关系** 张仲景设甘遂半夏汤中用"甘遂，大者三枚约5g"，"甘草，炙，如指大一枚约5g"，甘遂与甘草用量比例为1∶1。可见张仲景用甘遂配甘草之所以能取得良好治疗作用而无毒性反应，是因为用方重视甘遂与甘草之间的用量比例，以此调配方药用量，既能避免甘遂药用之毒性，又能促进甘遂治病之作用，从而达到最佳治疗效果。

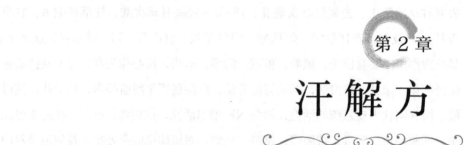

第 2 章

汗 解 方

汗解方是通过发汗或止汗的方法而达到治疗目的的方药，亦即无汗者当发，有汗者当止。汗解方辨治中医证型并不局限于太阳病（表证），更可用于肺病证、筋脉病证，以及皮肤病证，临证只要审明病变证机，即可以法选择方药。

桂枝汤

【方歌】 太阳中风桂枝汤，芍药甘草姜枣同，

解肌发表调营卫，内外兼治有奇功。

【组成】 桂枝三两（9g） 芍药三两（9g） 甘草炙，二两（6g） 生姜切，三两（9g） 大枣擘，十二枚

【解读方药】

1. 诠释用药要点 方中桂枝辛温解肌发汗；芍药酸寒益营，敛阴止汗；生姜辛温发汗解表，调理脾胃；大枣、甘草益气和中。

2. 剖析方药配伍 桂枝与生姜，属于相须配伍，增强解肌发汗，调理脾胃；桂枝与芍药、生姜，属于相反、相畏配伍，相反者，发敛同用，相畏者，芍药制约桂枝、生姜辛温发汗伤津，桂枝制约芍药敛阴留邪；大枣与甘草，属于相须配

伍，增强补益中气；芍药与大枣、甘草，属于相使配伍，芍药助大枣、甘草益气化血，大枣、甘草助芍药补血化气；桂枝与大枣、甘草，属于相使配伍，桂枝助大枣、甘草辛甘化阳，大枣、甘草助桂枝益气温中。

3. 权衡用量比例　桂枝与芍药的用量比例为 1 ： 1，提示发汗与敛汗间的用量关系，以治营弱卫强；桂枝与生姜为 1 ： 1，提示通经与发汗间的用量关系，以治卫强；甘草与大枣为 1 ： 5，提示益气与生津间的用量关系，以治气虚；桂枝与大枣、甘草为 3 ： 10 ： 2，提示辛温解肌与益气间的用量关系，以治阳虚；芍药与大枣、甘草为 3 ： 10 ： 2，提示益营敛阴与益气生津间的用量关系，以治营弱。

【经典导读】

（1）太阳中风，阳浮而阴弱。阳浮者，热自发；阴弱者，汗自出。啬啬恶寒，淅淅恶风，翕翕发热，鼻鸣，干呕者，桂枝汤主之。（12）

（2）太阳病，头痛，发热，汗出，恶风，桂枝汤主之。（13）

（3）太阳病，下之后，其气上冲者，可与桂枝汤，方用前法；若不上冲者，不得与之。（15）

（4）太阳病，初服桂枝汤，反烦不解者，先刺风池、风府，却与桂枝汤则愈。（24）

（5）太阳病，外证未解，不可下也，下之为逆；欲解外者，宜桂枝汤。（44）

（6）太阳病，先发汗不解，而复下之，脉浮者，不愈；浮为在外，而反下之，故令不愈；今脉浮，故在外，当须解外则愈，宜桂枝汤。（45）

（7）病常自汗出，此为荣气和，荣气和者，外不谐，以卫气不共荣气谐和故尔；以荣行脉中，卫行脉外，复发其汗，荣卫和则愈，宜桂枝汤。（53）

（8）病人脏无他病，时发热，自汗出而不愈者，此卫气不和也，先其时发汗则愈，宜桂枝汤。（54）

（9）伤寒，不大便六七日，头痛有热者，与承气汤；其小便清者，知不在里，仍在表也，当须发汗；若头痛者，必衄，宜桂枝汤。（56）

（10）伤寒，发汗已解，半日许复烦，脉浮数者，可更发汗，宜桂枝汤。（57）

（11）伤寒，医下之，续得下利清谷不止，身疼痛者，急当救里；后身疼痛，清便自调者，急当救表，救里宜四逆汤，救表宜桂枝汤。（91）（第一 14）

（12）太阳病，发热，汗出者，此为荣弱卫强，故使汗出，欲救邪风者，宜桂枝汤。（95）

（13）伤寒大下后，复发汗，心下痞，恶寒者，表未解也；不可攻痞，当先解表，表解乃可攻痞；解表宜桂枝汤，攻痞宜大黄黄连泻心汤。（164）

（14）阳明病，脉迟，汗出多，微恶寒者，表未解也，可发汗，宜桂枝汤。（234）

（15）病人烦热，汗出则解，又如疟状，日晡所发热者，属阳明也；脉实者，宜下之；脉浮虚者，宜发汗；下之，与大承气汤；发汗，宜桂枝汤。（240）

（16）太阴病，脉浮者，可发汗，宜桂枝汤。（276）

（17）下利，腹胀满，身体疼痛者，先温其里，乃攻其表。温里，宜四逆汤；攻表，宜桂枝汤。（372）

（18）吐利止而身痛不休者，当消息和解其外，宜桂枝汤小和之。（387）

（19）师曰：妇人得平脉，阴脉小弱，其人渴，不能食，无寒热，名妊娠，桂枝汤主之。于法六十日当有此证，设有医治逆者，却一月加吐下者，则绝之。（第二十 1）

（20）产后风，续之数十日不解，头微痛，恶寒，时时有热，心下闷，干呕，汗出，虽久，阳旦证续在耳，可与阳旦汤。（第二十一 8）

【应用指征】 本方以解肌发汗、调和营卫、益气敛阴为主，主治太阳中风证或脾胃虚弱证，常见症状：头痛，鼻鸣，心烦不解，不能食，干呕，心下闷，衄血，妊娠恶阻，发热，翕翕发热，烦热，啬啬恶寒或淅淅恶风，自汗出，身体疼痛，脉浮，或脉浮数，或脉迟。

【运用须知】 关注方药煎煮、服用方法及注意事项，即"上五味，㕮三味，以水七升，微火煮取三升，去滓。适寒温，服一升。服已须臾，啜热稀粥一升余，以助药力。温服令一时许，遍身染染微似有汗者益佳，不可令如水流漓，病必不除。若一服汗出病差，停后服，不必尽剂。若不汗，更服依前法。又不汗，后服小促其间，半日许，令三服尽。若病重者，一日一夜服，周时观之。服一剂尽，病证犹在者，更作服。若不汗出，乃服至二三剂。禁生冷，黏滑，肉面，五辛，酒酪，臭恶等物"。

【方证辨病】

（1）感冒、流行性感冒等，辨证要点为发热恶寒，头痛，口淡不渴，舌质淡、苔薄白。

（2）慢性胃炎、慢性胆囊炎、慢性肠炎、慢性肝炎等，辨证要点为脘腹不适，汗出，口淡不渴，舌质淡、苔薄白。

（3）心律不齐、房室传导阻滞、心肌缺血、风湿性心脏病等，辨证要点为心悸，心痛，口淡不渴，舌质淡、苔薄白。

（4）免疫功能低下、内分泌失调、代谢障碍等，辨证要点为倦怠乏力，头晕目眩，口淡不渴，舌质淡、苔薄白。

（5）面神经炎、多发性神经炎、末梢神经炎、神经性疼痛等，辨证要点为麻木，疼痛，头晕目眩，汗出，口淡不渴，舌质淡、苔薄白。

【医案助读】 谢某，女，38 岁，郑州人。有多年神经性头痛病史，服用中、西药，但头痛仍然反复发作，近因头痛加重前来诊治。刻诊：头痛甚于中午，汗出较多，倦怠乏力，手足厥冷，舌质淡、苔薄白，脉浮弱。辨为太阳中风证（卫强营弱、阳虚不固证），治当辛温解肌、通经止痛，给予桂枝汤与四逆汤合方加味：桂枝 10g，白芍 10g，生姜 10g，大枣 12 枚，生川乌 5g，干姜 5g，炙甘草 6g。6 剂，每日 1 剂，水煎服，每日分三服。二诊：头痛减轻，以前方 6 剂续服。三诊：汗出减少，以前方 6 剂续服。四诊：头痛基本消除，以前方 6 剂续服。五诊：手足温和，以前方 6 剂续服。六诊：诸症悉除，以前方 6 剂巩固疗效。随访 1 年，一切尚好。

【点评】 根据头痛甚于中午辨为太阳，再根据汗出、手足厥冷辨为阳虚不固，因倦怠乏力辨为气虚，以此辨为卫强营弱、阳虚不固证。方以桂枝汤辛温解肌，调和营卫；以四逆汤（无生附子，生川乌代，下同）温壮阳气，固护肌表。方药相互为用，以奏其效。

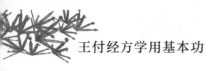

桂枝加葛根汤

【方歌】 桂枝汤中加葛根，解肌散邪能舒筋，

　　　　　汗出恶风项背强，临床活用别拘紧。

【组成】 葛根四两（12g） 桂枝去皮，二两（6g） 芍药二两（6g） 生姜切，三两（9g） 甘草炙，二两（6g） 大枣十二枚，擘 ［麻黄去节，三两（9g）］

【解读方药】

1. **诠释用药要点** 方中桂枝温阳解肌；葛根辛散柔筋生津；芍药益营敛汗；生姜辛散温通；大枣补益中气；甘草益气和中。

2. **剖析方药配伍** 桂枝、生姜与葛根，属于相反、相畏、相使配伍，相反者，葛根性凉，桂枝、生姜性温，相畏者，葛根制约桂枝、生姜辛散温通化热，桂枝、生姜制约葛根辛凉柔筋寒凝，相使者，葛根助桂枝、生姜温通舒筋，桂枝、生姜助葛根柔筋生津；芍药与葛根，属于相使配伍，芍药助葛根柔筋生津缓急，葛根助芍药益营柔筋缓急；桂枝与芍药，属于相反、相使配伍，相反者，散敛同用，相使者，芍药助桂枝通经止痛，桂枝助芍药益营缓急；芍药与生姜，属于相反、相畏配伍，相反者，敛散同用，相畏者，生姜制约芍药酸收恋邪，芍药制约生姜发散伤阴；大枣与甘草，属于相须配伍，增强补益中气；葛根、芍药与大枣、甘草，属于相使配伍，葛根、芍药助大枣、甘草益气柔筋缓急，大枣、甘草助葛根、芍药益营柔筋生津。

3. **权衡用量比例** 葛根与芍药的用量比例为2：1，提示辛散柔筋与酸敛柔筋间的用量关系，以治筋挛；桂枝与芍药为1：1，提示敛阴柔筋与温通经脉间的用量关系，以治营卫不调；葛根、芍药与大枣、甘草为4：2：10：2，提示柔筋缓急与益气缓急间的用量关系，以治项背拘急。

【经典导读】 太阳病，项背强几几，反汗出，恶风者，桂枝加葛根汤主之。（14）

【应用指征】 本方以辛温解肌、益营柔筋为主，主治太阳柔痉证，常见症状：项背强，汗出，恶风，口淡不渴，舌质淡红、苔薄白。

【运用须知】　关注方药煎煮、服用方法及注意事项，即"上六味，以水一斗，先煮葛根，减二升，去上沫，内诸药，煮取三升，去滓。温服一升，覆取微似汗，不须啜粥，余如桂枝法将息及禁忌"。

【方证辨病】

（1）颈椎增生、颈椎间管狭窄、落枕等，辨证要点为疼痛，颈项拘急，舌质淡、苔薄白。

（2）神经性头痛、三叉神经痛、单侧神经痛等，辨证要点为疼痛，颈项拘急，舌质淡、苔薄白。

麻黄汤

【方歌】　麻黄汤中用桂枝，杏仁甘草四般施，

　　　　　　发热恶寒头项痛，各科杂病因人宜。

【组成】　麻黄去节，三两（9g）　桂枝二两（6g）　杏仁去皮尖，七十个（12g）　甘草炙，一两（3g）

【解读方药】

1.**诠释用药要点**　方中麻黄辛温宣肺散寒；桂枝辛温通阳发汗；杏仁肃降肺气；甘草益气和中。

2.**剖析方药配伍**　麻黄与桂枝，属于相须配伍，辛温发汗，温肺散寒；麻黄与杏仁，属于相使配伍，麻黄治咳喘偏于宣散，杏仁治咳喘偏于肃降；麻黄与甘草，属于相反、相使配伍，相反者，麻黄宣发，甘草补益，相使者，甘草助麻黄宣肺益肺，麻黄助甘草化痰祛痰；杏仁与甘草，属于相使配伍，益肺降逆；桂枝与甘草，属于相使配伍，辛甘益气温通。

3.**权衡用量比例**　麻黄与桂枝的用量比例为 3∶2，提示宣发与温通间的用量关系，以治风寒；麻黄与杏仁为 3∶4，提示宣发与肃降间的用量关系，以治咳喘；麻黄与甘草为 3∶1，提示宣发与益气间的用量关系；桂枝与甘草为 2∶1，提示温通与益气间的用量关系。

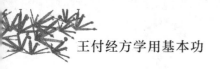

【经典导读】

（1）太阳病，或已发热，或未发热，必恶寒，体痛，呕逆，脉阴阳俱紧者，名为伤寒。（3）

（2）太阳病，头痛，发热，身疼，腰痛，骨节疼痛，恶风，无汗而喘者，麻黄汤主之。（35）

（3）太阳与阳明合病，喘而胸满者，不可下，宜麻黄汤。（36）

（4）太阳病，十日以去，脉浮细而嗜卧者，外已解也；设胸满胁痛者，与小柴胡汤；脉但浮者，与麻黄汤。（37）

（5）太阳病，脉浮紧，无汗，发热，身疼痛，八九日不解，表证仍在，此当发其汗，服药已微除；其人发烦，目瞑，剧者必衄，衄乃解；所以然者，阳气重故也，麻黄汤主之。（46）

（6）脉浮者，病在表，可发汗，宜麻黄汤。（51）

（7）脉浮而数者，可发汗，宜麻黄汤。（52）

（8）伤寒，脉浮紧，不发汗，因致衄者，麻黄汤主之。（55）

（9）脉但浮，无余证者，与麻黄汤；若不尿，腹满加哕者，不治。（232）

（10）阳明病，脉浮，无汗而喘者，发汗则愈，宜麻黄汤。（235）

【应用指征】 本方以辛温发汗、宣肺降逆为主，主治太阳伤寒证或风寒犯肺证，常见症状：发热，恶风，身疼痛，腰痛，骨节疼痛，无汗，发烦，目瞑，头痛，喘而胸满，衄血，脉浮，或脉浮紧，或脉浮而数。

【运用须知】 关注方药煎煮与服用方法，即"上四味，以水九升，先煮麻黄减二升，去上沫，内诸药，煮取二升半，去滓。温服八合，覆取微似汗，不需啜粥，余如桂枝法将息"。

【方证辨病】

（1）感冒、流行性感冒等，辨证要点为发热恶寒，头痛，舌质淡、苔薄白。

（2）慢性支气管炎、阻塞性肺疾病、支气管哮喘等，辨证要点为咳嗽，气喘，痰多色白，舌质淡、苔薄白。

（3）神经性皮炎、过敏性皮炎、日光性皮炎、药物性皮炎等，辨证要点为皮肤瘙痒，手足不温，舌质淡、苔薄白。

（4）风湿性关节炎、类风湿关节炎、骨质增生等，辨证要点为关节疼痛，因寒加重，舌质淡、苔薄白。

（5）神经性头痛、血管神经性头痛、面神经炎、末梢神经炎等，辨证要点为头痛，麻木，恶寒，舌质淡、苔薄白。

【医案助读】 沈某，女，64岁，郑州人。有多年末梢神经炎病史，近因脚趾、脚心麻木加重前来诊治。刻诊：脚趾、脚心麻木冰凉，行走似脚踩棉花感，舌质淡、苔薄白，脉沉弱。辨为寒浸筋脉、气血不荣证，治当温经散寒、益气补血，给予麻黄汤、四逆汤与当归补血汤合方加味：麻黄10g，桂枝6g，杏仁12g，生川乌10g，干姜10g，当归6g，黄芪30g，白芍15g，炙甘草12g。6剂，每日1剂，水煎服，每日分三服。二诊：脚趾、脚心冰凉好转，以前方6剂续服。三诊：脚趾、脚心冰凉又有好转，以前方6剂续服。四诊：脚趾、脚心麻木减轻，以前方6剂续服。五诊：脚趾、脚心冰凉止，行走似脚踩棉花感减轻，以前方6剂续服。六诊：诸症较前减轻，以前方6剂续服。之后，以前方治疗120余剂，脚趾、脚心略有麻木，行走如常人。随访1年，一切尚好。

【点评】 根据脚趾、脚心冰凉辨为寒，再根据脚趾、脚心麻木、脉沉弱辨为气血虚，以此辨为寒浸筋脉、气血不荣证。方以麻黄汤辛温散寒通阳；以四逆汤益气壮阳散寒；以当归补血汤补益气血，加白芍补血缓急。方药相互为用，以奏其效。

葛根汤

【方歌】 太阳刚痓葛根汤，桂枝汤中加葛黄，

辨治项强与口噤，审证无汗用之良。

【组成】 葛根四两（12g） 麻黄去节，三两（9g） 桂枝去皮，二两（6g） 生姜切，三两（9g） 甘草炙，二两（6g） 芍药二两（6g） 大枣擘，十二枚

【解读方药】

1.**诠释用药要点** 方中葛根辛散柔筋舒筋；麻黄发散温通；桂枝解肌通经；

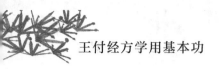

生姜辛散温通；芍药益营柔筋；大枣、甘草益气和中。

2. 剖析方药配伍 麻黄与桂枝、生姜，属于相须配伍，辛散温通；葛根与麻黄、桂枝、生姜，属于相须、相畏配伍，相须者，增强辛散通透，相畏者，葛根制约麻黄、桂枝、生姜辛温化热；葛根与芍药，属于相反、相使配伍，相反者，葛根辛散，芍药酸敛，相使者，葛根助芍药敛阴柔筋，芍药助葛根生津舒筋；大枣与甘草，属于相须配伍，益气缓急舒筋；芍药与大枣、甘草，属于相使配伍，芍药助大枣、甘草益气化阴缓急，大枣、甘草助芍药益血敛阴柔筋。

3. 权衡用量比例 葛根与麻黄的用量比例为 4：3，提示柔筋与发散间的用量关系，以治筋脉僵硬；葛根与芍药为 2：1，提示辛散柔筋与酸敛柔筋间的用量关系，以治筋急；葛根与甘草、大枣为 2：1：5，提示辛散与甘补间的用量关系；桂枝与芍药为 1：1，提示通经与柔筋间的用量关系，以治挛急。

【经典导读】

（1）太阳病，项背强几几，无汗，恶风，葛根汤主之。（31）

（2）太阳与阳明合病者，必自下利，葛根汤主之。（32）

（3）太阳病，无汗而小便反少，气上冲胸，口噤不得语，欲作刚痉，葛根汤主之。（第二 12）

【应用指征】 本方以辛散温通、益营柔筋为主，主治太阳刚痉证（寒湿扰筋证）或太阳伤寒证与寒利证相兼，常见症状：口噤不得语，项背强，气上冲胸，小便反少，自下利，无汗。

【运用须知】 关注方药煎煮与服用方法，即"上七味，以水一斗，先煮麻黄、葛根，减二升，去白沫，内诸药，煮取三升，去滓。温服一升，覆取微似汗，余如桂枝法将息及禁忌，诸汤皆仿此"。

【方证辨病】

（1）颞下颌关节功能紊乱综合征、骨筋膜间隔区综合征、梨状肌综合征、颈椎肌肉损伤、颈椎筋脉损伤、颈椎骨质增生、颈椎间管狭窄、颌关节炎等，辨证要点为筋脉拘急、疼痛或僵硬，舌质淡、苔白。

（2）急性结肠炎、慢性细菌性痢疾等，辨证要点为腹泻或大便溏泄不爽，舌质淡、苔白。

【医案助读】　冯某，男，48 岁，郑州人。有多年颞下颌关节功能紊乱综合征病史，服用中、西药，病情仍反复发作，近因病证加重前来诊治。刻诊：颞下颌关节区酸困胀痛，张口活动不利，手足不温，口淡不渴，舌质淡、苔白腻，脉沉。辨为寒湿浸淫扰筋证，治当辛散温通、益营柔筋，给予葛根汤与麻黄加术汤合方：葛根 12g，麻黄 10g，桂枝 6g，生姜 10g，白芍 6g，大枣 12 枚，杏仁 12g，白术 12g，生川乌 6g，天南星 10g，炙甘草 6g。6 剂，每日 1 剂，水煎服，每日分三服。二诊：酸困胀痛减轻，以前方 6 剂续服。三诊：张口较前流利，以前方 6 剂续服。四诊：酸困胀痛基本消失，以前方 6 剂续服。五诊：诸症基本消除，又以前方 12 剂续服。随访 1 年，一切尚好。

【点评】　根据酸困胀痛、张口运动不利辨为筋脉不利，再根据手足不温、苔白腻辨为寒湿浸淫，以此辨为寒湿浸淫扰筋证。方以葛根汤辛散温通，益营柔筋；以麻黄加术汤散寒除湿，加生川乌温通逐寒，天南星散寒通络止痛。方药相互为用，以奏其效。

桂枝麻黄各半汤

【方歌】　桂枝麻黄各半汤，太阳伤寒轻证方，

　　　　　因人而异治杂病，合方贵在用量上。

【组成】　桂枝去皮，一两十六铢（5.2g）　芍药　生姜切　甘草炙　麻黄去节，各一两（各 3g）　大枣擘，四枚　杏仁汤渍，去皮尖及两仁者，二十四个（4g）

【解读方药】

1. 诠释用药要点　方中桂枝辛温解肌发汗；麻黄辛温发汗解表，宣肺平喘；杏仁肃降肺气；芍药益营敛阴止汗；生姜发汗解表，调理脾胃；大枣、甘草益气和中。

2. 剖析方药配伍　桂枝与麻黄、生姜，属于相须配伍，发汗解肌，调理脾胃；杏仁与麻黄，属于相使配伍，麻黄使杏仁降中有宣，杏仁使麻黄宣中有降；芍药与桂枝、生姜，属于相反、相畏配伍，相反者，发敛同用，相畏者，芍药制

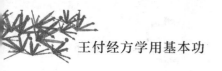

约桂枝、生姜辛温伤阴，桂枝、生姜制约芍药益营恋邪；大枣与甘草，属于相须配伍，增强补益中气；芍药与大枣、甘草，属于相使配伍，芍药使大枣、甘草益气生血，大枣、甘草使芍药益血化气；桂枝、麻黄与大枣、甘草，属于相使配伍，桂枝、麻黄助大枣、甘草辛甘益气化阳，大枣、甘草助桂枝、麻黄温散益气和中。

3.权衡用量比例　桂枝与麻黄、生姜的用量比例为5.2∶3∶3，提示解肌发汗与宣发发汗间的用量关系，以治风寒；桂枝、麻黄、生姜与芍药为5.2∶3∶3∶3，提示发汗解表与敛阴间的用量关系，以治寒伤营；桂枝、麻黄、生姜与芍药、大枣、甘草为5.2∶3∶3∶3∶3∶10，提示发汗解表与益气敛阴间的用量关系，以治营卫；麻黄与杏仁为3∶4，提示宣发与肃降间的用量关系，以治浊气逆行。

【经典导读】　太阳病，得之八九日，如疟状，发热恶寒，热多寒少，其人不呕，清便欲自可，一日二三度发，脉微缓者，为欲愈也；脉微而恶寒者，此阴阳俱虚，不可更发汗，更下，更吐也；面色反有热色者，未欲解也，以其不能得小汗出，身必痒，宜桂枝麻黄各半汤。（23）

【应用指征】　本方以辛温发汗，兼以益气为主，主治太阳伤寒轻证，常见症状：面热，发热恶寒，热多寒少，以其不能得小汗出，身必痒，舌质淡、苔薄白，脉浮。

【运用须知】　关注方药煎煮与服用方法，即"上七味，以水五升，先煮麻黄一二沸，去上沫，内诸药，煮取一升八合，去滓。温服六合，本云：桂枝汤三合，麻黄汤三合，并为六合。顿服，将息如上法"。

【方证辨病】

（1）感冒、流行性感冒等，辨证要点为发热恶寒，无汗，口淡不渴，舌质淡、苔薄白。

（2）心律不齐、房室传导阻滞、心肌缺血、风湿性心脏病等，辨证要点为心悸，心痛，无汗，口淡不渴，舌质淡、苔薄白。

（3）免疫功能低下、内分泌失调、代谢障碍等，辨证要点为倦怠乏力，头晕目眩，无汗，口淡不渴，舌质淡、苔薄白。

桂枝二麻黄一汤

【方歌】　桂枝二麻黄一汤，太阳中风轻证方，

各科杂病精辨证，用方巧在剂量上。

【组成】　桂枝去皮，一两十七铢（5.4g）　芍药一两六铢（3.7g）　麻黄去节，十六铢（2.1g）　生姜切，一两六铢（3.7g）　杏仁去皮尖，十六个（2.5g）　甘草炙，一两二铢（3.2g）　大枣擘，五枚

【解读方药】

1. 诠释用药要点　方中桂枝辛温解肌发汗；麻黄辛温发汗解表，宣肺平喘；杏仁肃降肺气；芍药益营敛阴止汗；生姜发汗解表，调理脾胃；大枣、甘草益气和中。

2. 剖析方药配伍　配伍思想与上方（桂枝麻黄各半汤）同。

3. 权衡用量比例　桂枝与麻黄、生姜的用量比例为 5.4：2.1：3.7，提示解肌发汗与宣散发汗间的用量关系，以治风寒；桂枝、麻黄、生姜与芍药为 5.4：2.1：3.7：3.7，提示辛温发散与敛阴间的用量关系；桂枝、麻黄、生姜与芍药、大枣、甘草为 5.4：2.1：3.7：3.7：3.2：12.5，提示发汗与益气敛阴间的用量关系，以调营卫；麻黄与杏仁为 2.1：2.5，提示宣发与降泄间的用量关系，以治浊逆。

【经典导读】　服桂枝汤，大汗出，脉洪大者，与桂枝汤，如前法；若形似疟，一日再发者，汗出必解，宜桂枝二麻黄一汤。（25）

【应用指征】　本方以辛温发汗、益气敛营为主，主治太阳中风轻证，常见症状：发热，恶寒，头痛，汗出，舌质淡、苔薄白。

【运用须知】　关注方药煎煮与服用方法，即"上七味，以水五升，先煮麻黄一二沸，去上沫，内诸药，煮取二升，去滓，温服一升，日再服。本云：桂枝汤二分，麻黄汤一分，合为二升，分再服。今合为一方，将息如前法"。

【方证辨病】

（1）感冒、流行性感冒等，辨证要点为发热恶寒，汗出，口淡不渴，舌质

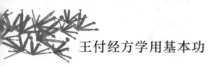

淡、苔薄白。

（2）慢性胃炎、慢性胆囊炎、慢性肠炎、慢性肝炎等，辨证要点为脘腹不适，汗出，口淡不渴，舌质淡、苔薄白。

（3）心律不齐、房室传导阻滞、心肌缺血、风湿性心脏病等，辨证要点为心悸，心痛，汗出，口淡不渴，舌质淡、苔薄白。

（4）免疫功能低下、内分泌失调、代谢障碍等，辨证要点为倦怠乏力，头晕目眩，汗出，口淡不渴，舌质淡、苔薄白。

桂枝二越婢一汤

【方歌】 桂枝二越婢一汤，可治太阳温病证，

辨治杂病审口渴，灵活运用在指征。

【组成】 桂枝去皮，十八铢（2.3g） 芍药十八铢（2.3g） 麻黄十八铢（2.3g） 甘草炙，十八铢（2.3g） 大枣擘，四枚 生姜切，一两二铢（3.3g） 石膏碎，绵裹，一两（3g）

【解读方药】

1. 诠释用药要点 方中桂枝辛温解肌发汗；麻黄辛温发汗解表，宣肺平喘；芍药酸寒益营，敛阴止汗；石膏清热生津；生姜发汗解表，调理脾胃；大枣、甘草益气和中。

2. 剖析方药配伍 桂枝与麻黄、生姜，属于相须配伍，增强发汗解肌，调理脾胃；石膏与芍药，属于相使配伍，石膏助芍药清热敛阴，芍药助石膏清热生津；石膏、芍药与桂枝、麻黄、生姜，属于相反、相畏配伍，相反者，寒热同用，相畏者，石膏、芍药制约桂枝、麻黄、生姜辛温发汗助热，桂枝、麻黄、生姜制约石膏、芍药清热寒凝；石膏与大枣、甘草，属于相反、相使配伍，相反者，寒温同用，相使者，石膏助大枣、甘草益气生津，大枣、甘草助石膏养阴生津；大枣与甘草，属于相须配伍，增强补益中气；芍药与大枣、甘草，属于相使配伍，芍药助大枣、甘草益气生血益阴，大枣、甘草助芍药益营化气；桂枝、麻黄与大枣、甘草，属于相使配伍，桂枝、麻黄助大枣、甘草辛甘化阳，大枣、甘

草助桂枝、麻黄益气和中。

3. 权衡用量比例 根据病变证机可调整石膏与芍药用量,即石膏15g,芍药5g,方药用量比例以调整后用量为妥。桂枝与麻黄、生姜的用量比例为2.3∶2.3∶3.3,提示解肌发汗与宣散发汗间的用量关系,以治营卫郁滞;石膏与芍药为3∶1,提示清热与敛阴间的用量关系,以治营卫郁热;石膏、桂枝与芍药、麻黄、生姜为15∶5∶2.3∶2.3∶3.3,提示清热敛阴与发汗解表间的用量关系,以治表里兼证;石膏与大枣、甘草为15∶10∶2.3,提示清热与益气间的用量关系,以治夹热;芍药与大枣、甘草为5∶10∶2.3,提示敛阴与益气间的用量关系,以治营弱;桂枝与大枣、甘草为2.3∶10∶2.3,提示解肌与益气间的用量关系,以治卫强。

【经典导读】 太阳病,发热恶寒,热多寒少;脉微弱者,此无阳也,不可发汗。宜桂枝二越婢一汤。(27)

【应用指征】 本方以辛温发汗、清热益阴,兼以益气为主,主治太阳温病证,常见症状:发热恶寒,热多寒少,口微渴,舌质红、苔薄黄。

【运用须知】 关注方药煎煮与服用方法,即"上七味,以水五升,煮麻黄一二沸,去上沫,内诸药,煮取二升,去滓。温服一升。本云:当裁为越婢汤、桂枝汤合之,饮一升。今合为一方,桂枝汤二分,越婢汤一分"。

【方证辨病】

(1)感冒、流行性感冒等,辨证要点为发热恶寒,口渴,舌质红、苔薄黄。

(2)心律不齐、房室传导阻滞、心肌缺血、风湿性心脏病等,辨证要点为心悸,心痛,汗出,口渴,舌质红、苔薄黄。

(3)免疫功能低下、内分泌失调、代谢障碍等,辨证要点为倦怠乏力,头晕目眩,汗出,口渴,舌质红、苔薄黄。

栝楼桂枝汤

【方歌】 桂枝汤中加楼根,解肌散邪能生津,

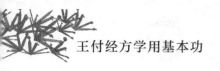

太阳柔痉津不足，辨治体强可柔筋。

【组成】 栝楼根二两（6g） 桂枝三两（9g） 芍药三两（9g） 甘草二两（6g） 生姜三两（9g） 大枣十二枚

【解读方药】

1. **诠释用药要点** 方中栝楼根养阴生津；桂枝解肌通经；芍药柔筋缓急；生姜调理脾胃，升阳透达；大枣、甘草益气和中。

2. **剖析方药配伍** 栝楼根与桂枝，属于相反、相使配伍，相反者，寒温同用，相使者，栝楼根助桂枝通经和筋，桂枝助栝楼根益阴通筋；栝楼根与芍药，属于相须配伍，增强养阴敛阴柔筋；桂枝与生姜，属于相须配伍，解肌通筋；栝楼根与大枣、甘草，属于相使配伍，益气养阴柔筋。

3. **权衡用量比例** 栝楼根与芍药的用量比例为 2∶3，提示养阴柔筋与益血柔筋间的用量关系，以治筋急；栝楼根与桂枝、生姜为 2∶3∶3，提示养阴柔筋与辛散温通间的用量关系；栝楼根与大枣、甘草为提示养阴柔筋与益气缓急间的用量关系，以治僵硬。

【经典导读】 太阳病，其证备，身体强，几几然，脉反沉迟，此为痉，栝楼桂枝汤主之。（第二 11）

【应用指征】 本方以解肌养阴、益气柔筋为主，主治太阳柔痉夹津亏证，常见症状：颈项僵硬，身体强，脉沉迟。

【运用须知】 关注方药煎煮、服用方法及注意事项，即"上六味，以水九升，煮取三升，分温三服，取微汗。汗不出，食顷，啜热粥发之"。

【方证辨病】

（1）颈椎增生、颈椎间管狭窄等，辨证要点为项颈拘急、僵硬，疼痛，舌质淡、苔白。

（2）慢性胃炎、慢性胆囊炎、慢性胰腺炎等，辨证要点为脘腹拘急，口渴，汗出，舌质淡、苔白。

（3）慢性膀胱炎、慢性肾炎、慢性输尿管炎等，辨证要点为小便不利，少腹拘急，口渴，汗出，舌质淡、苔白。

越婢汤

【方歌】　越婢汤六两麻黄，生姜大枣和甘草，

石膏半斤不可少，风水夹热效果好。

【组成】　麻黄六两（18g）　石膏半斤（24g）　生姜三两（9g）　甘草二两（6g）　大枣十五枚

【解读方药】

1. 诠释用药要点　方中麻黄发汗解表利水；生姜辛散行水；石膏清泻郁热；大枣、甘草补益中气。

2. 剖析方药配伍　麻黄与石膏，属于相反、相畏配伍，相反者，麻黄辛温发汗行水，石膏寒凉清热生津，相畏者，麻黄制约石膏寒清凝滞，石膏制约麻黄发汗利水助热；麻黄与生姜，属于相须配伍，增强发汗行水消肿；大枣与甘草，属于相须配伍，增强益气健脾制水；麻黄与大枣、甘草，属于相反、相畏配伍，麻黄发散利水，大枣、甘草益气并制约麻黄发散伤气；石膏与大枣、甘草，属于相反、相畏配伍，石膏清热，大枣、甘草益气并制约石膏寒凉伤胃。

3. 权衡用量比例　麻黄与石膏的用量比例为 3∶4，提示宣发利水与清热间的用量关系，以治郁热；麻黄与生姜为 2∶1，以治风水；麻黄与大枣、甘草为 3∶6∶1，提示宣发利水与益气间的用量关系；石膏与大枣、甘草为 4∶6∶1，提示清热与益气间的用量关系，以治热益正。

【经典导读】　风水，恶风，一身悉肿，脉浮，不渴，续自汗出，无大热，越婢汤主之。（第十四　23）

【应用指征】　本方以发表通阳、清热散水为主，主治太阳风水夹热证，常见症状：恶风，一身悉肿，不渴（口微渴），续自汗出，无大热，眼睑水肿，小便不利，脉浮。

【运用须知】　关注方药煎煮、服用方法及加减用药，即"上五味，以水六升，先煮麻黄，去上沫，内诸药，煮取三升，分温三服。恶风者加附子一枚，炮；风水加术四两"。

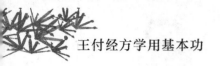

【方证辨病】

（1）肾小球肾炎、肾盂肾炎、肾病综合征等，辨证要点为眼睑水肿，口渴，舌质淡红、苔薄黄。

（2）脂溢性皮炎、接触性皮炎、湿疹等，辨证要点为丘疹渗出黄水，瘙痒，舌质淡红、苔薄黄。

第 3 章

通 泄 方

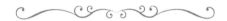

通泄方是通过疏通导泄的方法而达到治疗目的的方药，亦即不通者当通，阻滞者当泄。通泄方辨治中医证型并不局限于大便不通，更可用于瘀血证、痰饮证，以及其他相关病证，临证只要审明病变证机，即可以法选择方药。

大承气汤

【方歌】 大承气汤用大黄，枳实厚朴芒硝囊，

阳明热结及杂病，攻下热结力能当。

【组成】 大黄酒洗，四两（12g） 厚朴炙，去皮，半斤（24g） 枳实炙，五枚（5g）

芒硝三合（9g）

【解读方药】

1.诠释用药要点 方中大黄苦寒硬攻，泻热通便；芒硝咸寒软坚，泻热通便；枳实辛寒行气降浊；厚朴苦温行气下气。

2.剖析方药配伍 大黄与芒硝，属于相使、相须配伍，大黄苦寒助芒硝软坚，芒硝咸寒助大黄硬攻，相互作用，增强泻下热结；枳实与厚朴，属于相反、相须配伍，相反者，寒温同用，制约其偏性，相须者，增强行气除胀；枳实与大

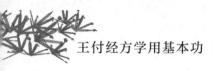

黄、芒硝，属于相使配伍，苦寒行气泻热；厚朴与大黄、芒硝属于相反、相使配伍，相反者，寒温同用，相使者，寒因温而通，气因温而行。

3. 权衡用量比例　大黄与芒硝的用量比例为 4∶3，提示苦寒与咸寒间的用量关系，以治热结；大黄与厚朴为 1∶2，提示苦寒泻下与苦温行气间的用量关系；厚朴与枳实为 5∶1，提示苦温行气与苦寒行气间的用量关系，以治气滞。

【经典导读】

（1）阳明病，脉迟，虽汗出，不恶寒者，其身必重，短气，腹满而喘，有潮热者，此外欲解，可攻里也，手足濈然汗出者，此大便已硬也，大承气汤主之；若汗多，微发热恶寒者，外未解也，其热不潮，未可与承气汤；若腹大满不通者，可与小承气汤，微和胃气，勿令致大泄下。(208)

（2）阳明病，潮热，大便微硬者，可与大承气汤；不硬者，不可与之；若不大便六七日，恐有燥屎，欲知之法，少与小承气汤，汤入腹中，转矢气者，此有燥屎也，乃可攻之；若不转矢气者，此但初头硬，后必溏，不可攻之；攻之必胀满不能食也；欲饮水者，与水则哕；其后发热者，必大便复硬而少也，以小承气汤和之；不转矢气者，慎不可攻也。(209)

（3）伤寒，若吐、若下后，不解，不大便五六日，上至十余日，日晡所发潮热，不恶寒，独语如见鬼状。若剧者，发则不识人，循衣摸床，惕而不安，微喘直视，脉弦者生，涩者死。微者，但发热谵语者，大承气汤主之。若一服利，则止后服。(212)

（4）阳明病，谵语，有潮热，反不能食者，胃中必有燥屎五六枚也。若能食者，但硬耳。宜大承气汤下之。(215)

（5）汗出谵语者，以有燥屎在胃中，此为风也。须下者，过经乃可下之；下之若早，语言必乱，以表虚里实故也。下之愈，宜大承气汤。(217)

（6）二阳并病，太阳证罢，但发潮热，手足漐漐汗出，大便难而谵语者，下之则愈，宜大承气汤。(220)

（7）阳明病，下之，心中懊憹而烦，胃中有燥屎者，可攻；腹微满，初头硬，后必溏，不可攻之；若有燥屎者，宜大承气汤。(238)

（8）病人烦热，汗出则解，又如疟状，日晡所发热者，属阳明也；脉实者，

宜下之；脉浮虚者，宜发汗；下之，与大承气汤；发汗，宜桂枝汤。（240）

（9）大下后，六七日不大便，烦不解，腹满痛者，此有燥屎也；所以然者，本有宿食故也，宜大承气汤。（241）

（10）病人小便不利，大便乍难乍易，时有微热，喘冒不能卧者，有燥屎也，宜大承气汤。（242）

（11）得病二三日，脉弱，无太阳、柴胡证，烦躁，心下硬，至四五日，虽能食，以小承气汤少少与，微和之，令小安；至六日，与承气汤一升。若不大便六七日，小便少者，虽不能食，但初头硬，后必溏，未定成硬，攻之必溏，须小便利，屎定硬，乃可攻之，宜大承气汤。（251）

（12）伤寒六七日，目中不了了，睛不和，无表里证，大便难，身微热者，此为实也，急下之，宜大承气汤。（252）

（13）阳明病，发热，汗多者，急下之，宜大承气汤。（253）

（14）发汗不解，腹满痛者，急下之，宜大承气汤。（254）

（15）腹满不减，减不足言，当下之，宜大承气汤。（255）

（16）阳明少阳合病，必下利。其脉不负者，为顺也；负者，失也，互相克贼，名为负也；脉滑而数者，有宿食也，当下之，宜大承气汤。（256）

（17）少阴病，得之二三日，口燥，咽干者，急下之，宜大承气汤。（320）

（18）少阴病，自利清水，色纯青，心下必痛，口干燥者，可下之，宜大承气汤。（321）

（19）少阴病，六七日，腹胀，不大便者，急下之，宜大承气汤。（322）

（20）痉为病，胸满，口噤，卧不着席，脚挛急，必齘齿，可与大承气汤。（第二　13）

（21）腹满不减，减不足言，当须下之，宜大承气汤。（第十　13）

（22）问曰：人病有宿食，何以别之？师曰：寸口脉浮而大，按之反涩，尺中亦微而涩，故知有宿食，大承气汤主之。（第十　21）

（23）脉数而滑者，实也，此有宿食，下之愈，宜大承气汤。（第十　22）

（24）下利，三部脉皆平，按之心下坚者，急下之，宜大承气汤。（第十七　37）

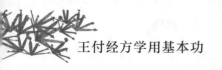

（25）下利，脉迟而滑者，实也，利未欲止，急下之，宜大承气汤。（第十七 38）

（26）下利，脉反滑者，当有所去，下乃愈，宜大承气汤。（第十七 39）

（27）下利，已差，至其年月日时复发者，以病不尽故也，当下之，宜大承气汤。（第十七 40）

（28）下利，不饮食者，有宿食也，当下之，宜大承气汤。（第十 23）

（29）病解能食，七八日更发热者，此为胃实，大承气汤主之。（第二十一 3）

（30）产后七八日，无太阳证，少腹坚硬，此恶露不尽。不大便，烦躁，发热，切脉微实，再倍发热，日晡时烦躁者，不食，食则谵语，至夜即愈，宜大承气汤主之。热在里，结在膀胱也。（第二十一 7）

【应用指征】 本方以泻热行气为主，主治阳明热结证、阳明热极证、阳明热痉证，常见症状：直视，目中不了了，睛不和，口燥，咽干，口噤，必龂齿，心中懊憹而烦，烦不解，食则谵语，独语如见鬼状，发则不识人，循衣摸床，惕而不安，胸满，喘冒不能卧，微喘，不欲食，按之心下坚，心下必痛，腹满，腹满痛，腹胀，少腹坚硬，手足濈然汗出，脚挛急，小便不利，或小便少，不大便五六日，上至十余日，或大便乍难乍易，或下利，自利清水，色纯青，恶露不尽，身必重，短气，时有微热，身有微热，发热，发潮热，日晡所发潮热，不恶寒，汗多，日晡时烦躁，烦热，汗出则解，又如疟状，卧不着席，脉迟，或脉实，或脉微实，或脉弦，或寸口脉浮而大，按之反涩，尺中亦微而涩，或三部脉皆平，或脉滑，或脉迟而滑，或脉数而滑。

【运用须知】 关注方药煎煮、服用方法及注意事项，"上四味，以水一斗，先煮二物，取五升，去滓，内大黄，更煮取二升，去滓。内芒硝，更上微火一两沸，分温再服。得下，余勿服"。

大承气汤辨治大便不通，若为急性病，大便得通，则当停止用药；若是慢性病，大便得通，还要巩固疗效，否则病易复发。

【方证辨病】

（1）肠梗阻、肠扭转、肠蠕动迟缓症等，辨证要点为大便干结，或腹痛，或腹胀，舌质红、苔黄。

（2）青春痘、痈疡、疔毒、病毒性疱疹等，辨证要点为局部红热，疼痛，舌质红、苔黄。

（3）大叶性肺炎、腺病毒性肺炎、成人呼吸窘迫综合征、急性肺水肿等，辨证要点为咳嗽，气喘，大便干结，舌质红、苔黄。

（4）精神分裂症、抑郁症、癔症等，辨证要点为烦躁不安，大便干结，舌质红、苔黄。

（5）肌肉损伤综合征、筋脉损伤综合征、肌腱炎、腱鞘炎等，辨证要点为肌肉疼痛、麻木，关节僵硬，活动受限，舌质红、苔黄。

【医案助读】　马某，女，33 岁，郑州人。有 4 年右侧腱鞘炎病史，屡屡服用中、西药，可治疗效果不明显，近半年症状加重，故前来诊治。刻诊：腱鞘灼热疼痛，时有麻木，关节僵硬，活动受限，关节轻微肿胀，大便干结，4～5 日 1 次，舌质红、苔薄黄，脉沉实。辨为阳明热结伤筋证，治当清泻热结，兼益经筋，给予大承气汤与芍药甘草汤合方：大黄 12g，芒硝 10g，枳实 5g，厚朴 24g，芍药 45g，炙甘草 45g。6 剂，水煎服，每日 1 剂，每日分三服。二诊：腱鞘灼热减轻，大便 2 天 1 次且通畅，以前方 6 剂续服。三诊：腱鞘未再出现麻木，以前方 6 剂续服。四诊：关节肿胀明显减轻，以前方 6 剂续服。五诊：腱鞘灼热疼痛基本消除，以前方 6 剂续服。六诊：大便溏泄 1 天 2 次，减大黄为 6g，芒硝为 5g，以前方 6 剂续服。七诊：诸症基本消除，又以前方治疗 12 剂。随访 1 年，一切尚好。

【点评】　根据腱鞘灼热疼痛、大便干结辨为热结，再根据关节僵硬、活动受限辨为热伤经筋；因关节肿胀辨为热壅经脉，以此辨为阳明热结伤筋证。方以大承气汤攻泻热结，以芍药甘草汤（重用）益气补血，柔筋缓急。方药相互为用，以奏其效。

小承气汤

【方歌】　小承气汤用大黄，枳实厚朴合成方，

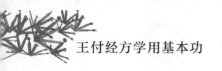

辨治杂病诸般证，行气泻热效非常。

【组成】 大黄酒洗，四两（12g） 厚朴炙，去皮，二两（6g） 枳实炙，大者三枚（5g）

【解读方药】

1. **诠释用药要点** 方中大黄清泻热结，推陈致新；枳实行气消痞，破积除滞；厚朴温通气机。

2. **剖析方药配伍** 大黄与枳实，属于相使配伍，增强泻热行气；大黄与厚朴，属于相反、相畏、相使配伍，相反者，寒温同用，相畏者，厚朴制约大黄寒泻凝滞，相使者，大黄使厚朴温通泻热，厚朴使大黄泻热行气；枳实与厚朴，属于相反、相须配伍，相反者，寒温同用，相须者，增强行气消胀。

3. **权衡用量比例** 大黄与枳实的用量比例为 12 : 5，提示泻热与苦寒行气间的用量关系，以治热结气滞；大黄与厚朴为 2 : 1，提示清热与苦温行气间的用量关系；大黄与枳实、厚朴为 12 : 5 : 6，以治热结。

【经典导读】

（1）阳明病，脉迟，虽汗出，不恶寒者，其身必重，短气，腹满而喘，有潮热者，此外欲解，可攻里也。手足濈然汗出者，此大便已硬也，大承气汤主之；若汗多，微发热恶寒者，外未解也，其热不潮，未可与承气汤；若腹大满不通者，可与小承气汤，微和胃气，勿令致大泄下。（208）

（2）阳明病，潮热，大便微硬者，可与大承气汤，不硬者，不可与之；若不大便六七日，恐有燥屎，欲知之法，少与小承气汤，汤入腹中，转矢气者，此有燥屎也，乃可攻之；若不转矢气者，此但初头硬，后必溏，不可攻之，攻之必胀满不能食也；欲饮水者，与水则哕；其后发热者，必大便复硬而少也，以小承气汤和之；不转矢气者，慎不可攻也。（209）

（3）阳明病，其人多汗，以津液外出，胃中燥，大便必硬，硬则谵语，小承气汤主之；若一服，谵语止者，更莫复服。（213）

（4）阳明病，谵语，发潮热，脉滑而疾者，小承气汤主之；因与承气汤一升，腹中转气者，更服一升；若不转气者，勿更与之；明日又不大便，脉反微涩者，里虚也，为难治，不可更与承气汤也。（214）

（5）太阳病，若吐，若下，若发汗后，微烦，小便数，大便因硬者，与小承气汤和之愈。（250）

（6）得病二三日，脉弱，无太阳柴胡证，烦躁，心下硬，至四五日，虽能食，以小承气汤少少与，微和之，令小安；至六日，与承气汤一升；若不大便六七日，小便少者，虽不能食，但初头硬，后必溏，未定成硬，攻之必溏，须小便利，屎定硬，乃可攻之，宜大承气汤。（251）

（7）下利，谵语者，有燥屎也，宜小承气汤。（374）（第十七　41）

【应用指征】　本方以行气泻热为主，主治阳明热结气滞证或阳明热结轻证，常见症状：心烦，烦躁，谵语，心下硬，腹大满不通，小便数，下利（热结旁流），大便硬，发热，发潮热，多汗，脉滑而疾。

【运用须知】　关注方药煎煮、服用方法及注意事项，即"上三味，以水四升，煮取一升二合，去滓。分温二服。初服当更衣，不尔者，尽饮之，若更衣者，勿服之"。

【方证辨病】

（1）急慢性胃炎、急性阑尾炎、胃切除后排空延迟症、胆囊炎、慢性肝炎、肠梗阻、手术后肠麻痹、细菌性痢疾、胃植物球、胃柿石等，辨证要点为脘腹胀痛，嗳气，大便不畅，舌质红、苔黄。

（2）冠心病、高血压、高脂血症等，辨证要点为头晕目眩，胸闷，大便不畅，舌质红、苔黄。

（3）胸膜炎、腹膜炎等，辨证要点为腹痛，胸痛，大便不畅，舌质红、苔黄。

调胃承气汤

【方歌】　调胃承气硝黄草，辨治阳明及心烦，

蒸蒸发热及腹满，清泻益气心腹安。

【组成】　大黄酒洗，四两（12g）　芒硝半升（12g）　甘草炙，二两（6g）

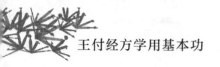

【解读方药】

1.诠释用药要点 方中大黄泻热通便；芒硝软坚泻热；甘草益气和中。

2.剖析方药配伍 大黄与芒硝，属于相须配伍，增强泻热通腑；大黄、芒硝与甘草，属于相反、相畏配伍，相反者，大黄、芒硝泻实，甘草益气，相畏者，甘草制约大黄、芒硝泻热伤正。

3.权衡用量比例 大黄与芒硝的用量比例为1：1，提示硬攻与软坚间的用量关系，以治热结；大黄、芒硝与甘草为2：2：1，提示泻热与益气间的用量关系，以治热结伤气。

【经典导读】

（1）伤寒，脉浮，自汗出，小便数，心烦，微恶寒，脚挛急，反与桂枝欲攻其表，此误也；若胃气不和，谵语者，少与调胃承气汤。（29）

（2）发汗后，恶寒者，虚故也；不恶寒，但热者，实也，当和胃气，与调胃承气汤。（70）

（3）太阳病未解，脉阴阳俱停，必先振栗，汗出而解。但阳脉微者，先汗出而解；但阴脉微者，下之而解。若欲下之，宜调胃承气汤。（94）

（4）伤寒十三日，过经谵语者，以有热故也，当以汤下之；若小便利者，大便当硬，而反下利，脉调和者，知医以丸药下之，非其治也；若自下利者，脉当微厥，今反和者，此为内实也，调胃承气汤主之。（105）

（5）太阳病，过经十余日，心下温温欲吐，而胸中痛，大便反溏，腹微满，郁郁微烦，先此时自极吐下者，与调胃承气汤；若不尔者，不可与。但欲呕，胸中痛，微溏者，此非柴胡汤证，以呕，故知极吐下也。（123）

（6）阳明病，不吐，不下，心烦者，可与调胃承气汤。（207）

（7）太阳病三日，发汗不解，蒸蒸发热者，属胃也，调胃承气汤主之。（248）

8.伤寒，吐后，腹胀满者，与调胃承气汤。（249）

【应用指征】 本方以泻热通便，兼以益气为主，主治阳明热结缓证或阳明热结夹虚证，常见症状：心烦，谵语，胸中痛，郁郁微烦，心下温温欲吐，腹胀满，或腹微满，小便利，大便硬，或下利，蒸蒸发热。

【运用须知】　关注方药煎煮、服用方法及注意事项，即"上三味，以水三升，煮取一升，去滓。内芒硝，更上火微煮，令沸，少少温服之（编者注：此用法是伤寒论第 29 条所言）。温顿服之（此四字是《伤寒论》第 207 条所言）"。

【方证辨病】

（1）急性胃炎、急性胆囊炎、急性食管炎等，辨证要点为烧心，热痛，舌质红、苔薄黄。

（2）习惯性便秘、产后便秘、药物性便秘等，辨证要点为大便干结，舌质红、苔薄黄。

（3）冠心病、高血压、高脂血症等，辨证要点为头晕目眩，面赤，舌质红、苔薄黄。

厚朴大黄汤

【方歌】　支饮厚朴大黄汤，六两大黄四枳实，

　　　　　厚朴一尺除痰饮，泻热行气化痰实。

【组成】　大黄六两（18g）　厚朴一尺（30g）　枳实四枚（4g）

【解读方药】

1. 诠释用药要点　方中厚朴苦温下气，芳香化饮；大黄泻热涤饮；枳实行气降逆化饮。

2. 剖析方药配伍　厚朴与枳实，属于相反、相使配伍，相反者，厚朴性温，枳实性寒，相使者，厚朴助枳实苦降化饮，枳实助厚朴芳香化湿；大黄与厚朴、枳实，属于相使配伍，厚朴、枳实助大黄泻热涤饮，大黄助厚朴、枳实行气化饮。

3. 权衡用量比例　大黄与厚朴的用量比例为 6∶10，提示泻热涤饮与下气化湿间的用量关系，以治热饮气滞；厚朴与枳实为 15∶2，提示清热行气化饮与温通行气化湿间的用量关系，以治气滞饮停。

【经典导读】　支饮，胸满者，厚朴大黄汤主之。（第十二　26）

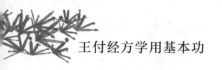

【应用指征】 本方以泻热下气涤饮为主，主治阳明热结支饮证，常见症状：胸满，胸闷，心中痞，舌质红、苔黄腻。

【运用须知】 关注方药煎煮、服用方法及注意事项，即"上三味，以水五升，煮取二升。分温再服"。

【方证辨病】

（1）慢性支气管炎、大叶性肺炎、支气管扩张、支气管哮喘等，辨证要点为咳嗽，气喘，痰多，大便干结，舌质红、苔黄腻。

（2）习惯性便秘、老年性便秘、产后便秘等，辨证要点为腹胀，大便干结，舌质红、苔黄腻。

（3）肠梗阻、肠扭转等，辨证要点为腹胀，大便干结，舌质红、苔黄腻。

厚朴三物汤

【方歌】 气闭厚朴三物汤，八两厚朴四大黄，

枳实五枚合成方，方药用量最优良。

【组成】 大黄酒洗，四两（12g） 厚朴炙，去皮，八两（24g） 枳实炙，五枚（5g）

【解读方药】

1. 诠释用药要点 方中厚朴苦温下气；大黄泻热涤浊；枳实行气降逆。

2. 剖析方药配伍 厚朴与枳实，属于相反、相使配伍，相反者，厚朴性温，枳实性寒，相使者，厚朴助枳实降气，枳实助厚朴下气；大黄与厚朴、枳实，属于相使配伍，厚朴、枳实助大黄泻热通腑，大黄助厚朴、枳实行气除胀。

3. 权衡用量比例 大黄与厚朴的用量比例为 1：2，提示泻热与温通行气间的用量关系，以治气滞热结；厚朴与枳实为近 5：1，提示清热行气与温通行气间的用量关系，以治腹胀。

【经典导读】 痛而闭者，厚朴三物汤主之。（第十 11）

【应用指征】 本方以泻热下气为主，主治阳明热结气滞证，常见症状：腹痛，腹胀，大便不通，舌质红、苔黄。

【运用须知】　关注方药煎煮、服用方法及注意事项，即"上三味，以水一斗二升，先煮二味，取五升，内大黄，煮取二升。温服一升。以利为度"。

【方证辨病】

（1）习惯性便秘、老年性便秘、产后便秘等，辨证要点为腹胀，大便干结，舌质红、苔黄。

（2）肠梗阻、肠扭转等，辨证要点为腹胀，大便干结，汗出，舌质红、苔黄。

麻子仁丸

【方歌】　麻子仁丸治脾约，麻仁杏仁芍药宜，

　　　　　枳朴大黄齐加入，便秘溲数皆能医。

【组成】　麻仁二升（48g）　芍药半斤（24g）　枳实炙，半斤（24g）　大黄去皮，一斤（48g）　厚朴炙，去皮，一尺（30g）　杏仁去皮尖，熬，别作脂，一升（24g）

【解读方药】

1. **诠释用药要点**　方中麻仁运脾润肠；大黄泻热通便；杏仁泻肺润肠；芍药补血泻肝；枳实、厚朴行气除胀；蜂蜜润肠通便。

2. **剖析方药配伍**　麻仁与大黄，属于相使配伍，麻仁助大黄清润通便，大黄助麻仁运脾泻热；麻仁与芍药，属于相使配伍，麻仁助芍药敛阴润肠，芍药助麻仁补血化阴；麻仁与杏仁，属于相使配伍，麻仁运脾润肠，杏仁泻肺润肠；枳实与厚朴，属于相反、相须配伍，相反者，寒温同用，相须者，行气通便；大黄与枳实、厚朴，属于相使配伍，泻热行气通便；大黄与杏仁，属于相反、相使配伍，相反者，寒温同用，相使者，泻热润肠通便；大黄与蜂蜜，属于相反、相畏、相使配伍，相反者，大黄泻热，蜂蜜益气，相畏者，蜂蜜制约大黄苦寒伤胃，相使者，增强泻热运脾润肠。

3. **权衡用量比例**　麻仁与大黄的用量比例为 1∶1，提示泻热与运脾间的用量关系，以治脾约不运；枳实与厚朴为 4∶5，提示苦寒行气与苦温行气间的

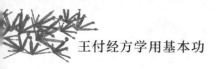

用量关系，以治浊气壅滞；麻仁与杏仁为 2 : 1，提示运脾润肠与泻肺润肠间的用量关系，以治大便干结；大黄与枳实、厚朴为 8 : 4 : 5，提示泻热与行气间的用量关系，以治热结。

【经典导读】 趺阳脉浮而涩，浮则胃气强，涩则小便数，浮涩相搏，大便则硬，其脾为约，麻子仁丸主之。（247）（第十一 15）

【应用指征】 本方以运脾泻热、行气通便为主，主治脾约证，常见症状：小便数，大便硬，腹胀，口臭，舌质红、苔黄，脉浮涩。

【运用须知】 关注方药煎煮、服用方法及注意事项，即"上六味，蜜和丸，如梧桐子大。饮服十丸，日三服，渐加，以知为度"。

【方证辨病】

（1）药物性便秘、习惯性便秘、产后便秘、痔疮术后便秘、手术后肠麻痹、胃柿石、功能性肠梗阻等，辨证要点为大便干结，小便频数，口渴，舌质红、苔薄黄。

（2）冠心病、高血压、高脂血症等，辨证要点为心痛，胸闷，大便干结，小便频数，口渴，舌质红、苔薄黄。

【医案助读】 杨某，男，73 岁，郑州人。有 10 余年高脂血症病史，近因头痛、头晕前来诊治。刻诊：形体肥胖，喜食肥腻，头痛，头晕目眩，大便干结，口苦口臭，失眠多梦，舌质红、苔黄厚，脉沉滑。总胆固醇 6.58mmol/L，三酰甘油 2.01mmol/L，高密度脂蛋白 2.80mmol/L。辨为脾胃痰热证，治当清泻积热、通降肠胃，给予麻子仁丸与小陷胸汤合方加味：麻仁 15g，生白芍 24g，枳实 24g，大黄 15g，厚朴 30g，杏仁 24g，黄连 3g，全瓜蒌 30g，姜半夏 12g，龙骨 12g。6 剂，每日 1 剂，水煎服，每日分三服。二诊：头痛减轻，大便变溏，减大黄为 12g，以前方 6 剂续服。三诊：口苦口臭减轻，以前方 6 剂续服。四诊：头晕目眩未再发作，以前方 6 剂续服。五诊：头痛止，以前方 6 剂续服。六诊：经复查总胆固醇、三酰甘油、高密度脂蛋白值均已恢复正常，以前方 6 剂续服。之后，为了巩固疗效，又以前方变汤剂为散剂，每次 6g，每日分三服，治疗 3 个月。随访 1 年，一切尚好。

【点评】 根据喜食肥腻、大便干结辨为积热，再根据头痛、头晕目眩辨为积热上攻，因苔黄厚、脉沉滑辨为痰热，以此辨为脾胃痰热证。方以麻子仁丸泻热行气，以小陷胸汤清热燥湿化痰，加龙骨清热安神。方药相互为用，以奏其效。

三物备急丸

【方歌】　仲景三物备急丸，大黄巴豆与干姜，

脘腹疼痛如针刺，面青口噤功效强。

【组成】　大黄　干姜　巴豆各等分（各3g）

【解读方药】

1. 诠释用药要点　方中巴豆攻逐寒结；干姜温阳散寒；大黄泻下通便。

2. 剖析方药配伍　巴豆与干姜，属于相使配伍，温阳逐寒通下；巴豆与大黄，属于相反、相畏、相使配伍，相反者，巴豆性热，大黄性寒，相畏者，大黄制约巴豆温热化燥，相使者，大黄助巴豆通下。

3. 权衡用量比例　巴豆、干姜、大黄用量相等，提示温药与寒凉药间的用量关系，以治寒结。

【应用指征】　本方以温阳逐寒通便为主，主治寒结证，常见症状：腹痛，腹胀，手足不温，畏寒怕冷，舌质淡、苔薄白，脉沉紧。

【运用须知】　关注方药煎煮、服用方法及注意事项，即"上皆须精新，多少随意。先捣大黄、干姜，下筛为散。别研巴豆，如脂，内散中，合捣千杵。即尔用之为散，亦好下蜜为丸，密器贮之，莫令歇气。若中恶客忤，心腹胀满刺痛，口噤气急，停尸卒死者，以暖水、苦酒服大豆许三枚，老小量之，扶头起，令得下喉，须臾未醒，更与三枚，腹中鸣转，得吐利便愈。若口已噤，可先和成汁，倾口中令从齿间得入至良"。

【方证辨病】

（1）肠梗阻、慢性阑尾炎、慢性结肠炎等，辨证要点为大便干结，舌质淡、苔白腻。

（2）慢性盆腔炎、慢性附件炎、输卵管粘连不通等，辨证要点为疼痛，大便

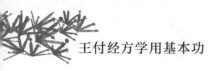

干结，舌质淡、苔白腻。

大黄附子汤

【方歌】 大黄附子汤细辛，阳虚寒结便不通，

手足不温或发热，寒热合用在温通。

【组成】 大黄三两（9g） 附子炮，三枚（15g） 细辛二两（6g）

【解读方药】

1. 诠释用药要点 方中附子温壮阳气，驱逐阴寒；大黄泻下通便；细辛温阳散寒止痛。

2. 剖析方药配伍 附子与细辛，属于相使配伍，附子助细辛通阳止痛，细辛助附子壮阳止痛；附子、细辛与大黄，属于相反、相畏配伍，相反者，寒热同用，相畏者，大黄性寒制约附子、细辛温热化燥，附子、细辛辛热制约大黄苦寒凝滞。

3. 权衡用量比例 附子与大黄的用量比例为5∶3，提示温阳与寒下间的用量关系，重用附子温壮阳气，以治寒结；附子与细辛为5∶2，提示温阳与止痛间的用量关系，用细辛兼以止痛，以治寒凝；附子、细辛与大黄的用量比例为5∶2∶3，提示温阳止痛与寒下间的用量关系。

【经典导读】 胁下偏痛，发热，其脉紧弦，此寒也，以温药下之，宜大黄附子汤。（第十 15）

【应用指征】 本方以温阳通下为主，主治寒结证，常见症状：大便不通，胁下偏痛，发热，舌质淡、苔白腻，脉紧弦。

【运用须知】 关注方药煎煮与服用方法，即"上三味，以水五升，煮取二升。分温三服。若强人煮取二升半，分温三服。服后如人行四五里，进一服"。

服用大黄附子汤，应重视第一次服药与第二次服药的时间间隔。

【方证辨病】

（1）肠蠕动迟缓症、肠梗阻、肠扭转等，辨证要点为腹痛拒按，腹胀，舌质淡、苔白腻。

（2）慢性盆腔炎、附件炎、子宫内膜炎等，辨证要点为腹痛拒按，舌质淡、苔白腻。

（3）冠心病、高血压、高脂血症等，辨证要点为心痛，头痛，头晕，大便不畅，舌质淡、苔白腻。

【医案助读】 夏某，女，50岁，郑州人。有20年慢性盆腔炎病史，近因症状加重前来诊治。刻诊：小腹拘急疼痛，手足不温，带下量多色白，时夹黄色，大便干结，舌质淡红、苔薄白，脉沉略弱。辨为寒结湿蕴夹虚证，治当温阳散寒、除湿止带，给予大黄附子汤与薏苡附子败酱散合方加味：大黄10g，附子15g，细辛6g，薏苡仁30g，败酱草15g，山药24g，车前子15g，炙甘草10g。6剂，水煎服，每日1剂，每日分三服。二诊：大便通畅，带下减少，以前方6剂续服。三诊：手足转温，以前方6剂续服。四诊：小腹拘急疼痛消除，以前方6剂续服。五诊：诸症基本消除，又以前方30余剂。随访半年，一切尚好。

【点评】 根据小腹拘急疼痛、手足不温辨为寒，再根据带下色白量多辨为寒湿，因大便干结辨为寒结，因苔薄白、脉沉略弱辨为寒夹虚，以此辨为寒结湿蕴夹虚证。方以大黄附子汤温阳散寒；以薏苡附子败酱散温阳除湿，加山药益气止带，车前子利湿止带，炙甘草益气缓急。方药相互为用，以奏其效。

蜜煎导

【方歌】 蜜煎导滋润益阴，内服外用皆可宜，
辨治阴虚诸般疾，随证加味功效奇。

【组成】 食蜜七合（50mL）

【解读方药】 方中蜂蜜滋阴生津润燥。

【经典导读】 阳明病，自汗出，若发汗，小便自利者，此为津液内竭，虽硬不可攻之，当须自欲大便，宜蜜煎导而通之；若土瓜根及大猪胆汁，皆可为导。（233）

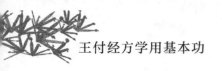

【应用指征】 本方以滋阴润燥为主，主治肠燥津亏证或阴津亏虚证，常见症状：自汗出，大便干结，腹胀。

【运用须知】 关注方药制作与使用方法，即"上一味，于铜器内，微火煎，当须凝如饴状，搅之勿令焦著，欲可丸，并手捻作挺，令头锐，大如指，长二寸许，当热时急作，冷则硬，以内谷道中，以手急抱，欲大便时乃去之"。此乃世界医学史上直肠给药与灌肠疗法之先驱。

【方证辨病】

（1）习惯性便秘、老年人便秘、产后便秘、出血引起的便秘等，辨证要点为大便干结，肌肤枯燥，口渴，舌质红、少苔，或苔薄。

（2）色素斑、代谢紊乱等，辨证要点为面色不荣，色素沉着，口渴，舌质红、少苔，或苔薄。

土瓜根汁方

【方歌】 仲景土瓜根汁方，清热润燥能化瘀，

辨治燥热诸般疾，瘀热津少皆能愈。

【组成】 土瓜根二十两（60g）（编者注：原方无用量，此乃编者所加）

【解读方药】 方中土瓜根汁清热益阴，生津润燥。

【经典导读】 见上方（蜜煎导）。（233）

【应用指征】 本方以清热生津为主，主治燥热伤津证，常见症状：自汗出，大便干结。

【运用须知】 关注方药制作与服用方法，即"上一味，以水四升，煮取二升，去滓。本方之用有二法：温服一升，分二服。又纳灌肛门内，以手急抱，欲大便时乃去之"。

【方证辨病】

（1）习惯性便秘、老年人便秘、产后便秘、出血性便秘、痔疮等，辨证要点为大便干结，肌肤枯燥，舌质红、苔薄。

（2）慢性附件炎、慢性盆腔炎、前列腺炎等，辨证要点为疼痛，肌肤枯燥，舌质黯瘀紫、苔薄。

猪胆汁方

【方歌】　大猪胆汁醋调方，辨治津亏燥热证，

　　　　　杂病燥热亦可用，治病加味须调整。

【组成】　猪胆一枚

【解读方药】

1.诠释用药要点　方中猪胆汁清热育阴，润肠通便；醋生津泻热，滋阴润肠。

2.剖析方药配伍　猪胆汁与醋，属于相使配伍，猪胆汁助醋生津润燥，醋助猪胆汁泻热生津。

【经典导读】　见蜜煎导。（233）

【应用指征】　本方以泻热生津为主，主治燥热证，常见症状：小便自利，自汗出。

【运用须知】　关注方药制作与服用方法，即"大猪胆一枚，泻汁，和少许法醋，以灌谷道内，如一食顷，当大便出宿食恶物，甚效"。

【方证辨病】

（1）习惯性便秘、老年人便秘、产后便秘、出血便秘、痔疮等，辨证要点为大便干结，肌肤枯燥，舌质红、少苔，或苔薄黄。

（2）神经性皮炎、过敏性皮炎等，辨证要点为瘙痒，皮肤干燥，口渴，舌质红、少苔，或苔薄黄。

猪膏发煎

【方歌】　猪膏发煎治杂病，针对燥热或阴吹，

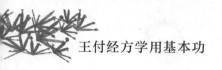

瘀血发黄病难治，乱发化瘀效力准。

【组成】 猪膏半斤（24g） 乱发如鸡子大，三枚（10g）

【解读方药】

1. **诠释用药要点** 方中猪膏（即猪脂油）生津润燥，清热通便，凉血育阴；乱发化瘀散结，利湿退黄，通利血脉。

2. **剖析方药配伍** 猪膏与乱发，属于相反、相畏配伍，相反者，猪膏滋润，乱发化瘀，相畏者，猪膏制约乱发化瘀伤阴，乱发制约猪膏润燥恋湿。

3. **权衡用量比例** 猪膏与乱发的用量比例为12∶5，提示滋润与化瘀间的用量关系，以治阴虚瘀结。

【经典导读】

（1）诸黄，猪膏发煎主之。（第十五 17）

（2）胃气下泄，阴吹而正喧，此谷气之实也，猪膏发煎导之。（第二十二 22）

【应用指征】 本方以润燥化瘀为主，主治燥热瘀血证，常见症状：阴吹而正喧，诸黄。

【运用须知】 关注方药制作与服用方法，即"上二味，和膏中煎之，发消药成。分再服"。

【方证辨病】

（1）习惯性便秘、老年人便秘、产后便秘、出血便秘、痔疮等，辨证要点为大便干结，肌肤枯燥，舌质黯红瘀紫、苔薄。

（2）子宫内膜炎、宫颈炎、围绝经期综合征等，辨证要点为前阴矢气有声，舌质黯红或瘀紫、苔薄。

十枣汤

【方歌】 十枣汤攻逐水饮，大戟甘遂与芫花，

悬饮水肿痰湿证，大枣煎汤效最佳。

【组成】 芫花熬 甘遂 大戟各等分

【解读方药】

1. **诠释用药要点**　方中大戟偏于泻脏腑之水饮；甘遂偏于泻经隧之水饮；芫花偏于泻胸胁脘腹之水饮；大枣补益中气，缓急解毒。

2. **剖析方药配伍**　大戟与甘遂、芫花，属于相须配伍，增强攻逐全身上下、内外之水饮；大枣与大戟、甘遂、芫花，属于相反配伍，大戟、甘遂、芫花攻逐水饮，大枣既能顾护胃气，又能缓解攻逐药毒性峻性。

3. **权衡用量比例**　大戟、甘遂与芫花用量相等，以治水结；大戟、甘遂、芫花与大枣的用量比例为 1 ：1 ：1 ：50，提示攻饮与益气缓急间的用量关系。

【经典导读】

（1）太阳中风，下利呕逆，表解者，乃可攻之。其人漐漐汗出，发作有时，头痛，心下痞硬满，引胁下痛，干呕，短气，汗出，不恶寒者，此表解里未和也，十枣汤主之。（152）

（2）病悬饮者，十枣汤主之。（第十二　22）

（3）咳家，其脉弦，为有水，十枣汤主之。（第十二　32）

（4）夫有支饮家，咳，烦，胸中痛者，不卒死，至一百日或一岁，宜十枣汤。（第十二　33）

【应用指征】　本方以攻逐水饮为主，主治水结证，常见症状：头痛，咳嗽，心烦，胸中痛，引胁下痛，心下痞硬满，干呕，呕逆，下利，漐漐汗出，发作有时，短气，不恶寒，脉弦。

【运用须知】　关注方药煎煮、服用方法及注意事项，即"上三味，等分，分别捣为散，以水一升半，先煮大枣肥者十枚，取八合，去滓。内药末，强人服一钱匕（1.5～1.8g），羸人服半钱，温服之，平旦服。若下少病不除者，明日更服，加半钱，得快下利后，糜粥自养"。

【方证辨病】

（1）胸膜炎、腹膜炎等，辨证要点为疼痛，舌质淡、苔白腻。

（2）心脏病水肿、肾脏病水肿、内分泌水肿等，辨证要点为肢体水肿，或肿胀，舌质淡、苔腻。

（3）肥胖症、皮质醇增多症等，辨证要点为肥胖，肿胀，舌质淡、苔腻。

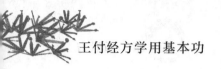

【医案助读】 甘某，女，42岁，郑州人。有多年内分泌失调水肿病史，曾多次检查，均未发现明显器质性病变，经多次治疗未能有效消除水肿，被诊为内分泌失调水肿，近因水肿加重前来诊治。刻诊：手背、足踝、足背肿胀，握手紧硬，足部重着，口淡不渴，舌质淡红、苔薄黄腻，脉沉。辨为痰水蕴结证，治当涤饮逐痰、利水消肿，给予十枣汤与猪苓汤合方加味：大戟1g，甘遂1g，芫花1g，猪苓10g，茯苓10g，泽泻10g，滑石10g，阿胶珠10g，海藻20g，大枣10枚，生甘草10g。6剂，每日1剂，水煎服，每日分三服。二诊：水肿减轻，以前方6剂续服。三诊：握手紧硬好转，以前方6剂续服。四诊：水肿较前又有减轻，以前方6剂续服。五诊：手背肿胀消除，足踝、足背仍有轻度肿胀，以前方6剂续服。六诊：诸症基本消除，以前方治疗12剂。随访1年，一切尚好。

【点评】 根据肿胀、重着辨为痰湿，再根据舌质淡红、苔薄黄腻辨为痰热，以此辨为痰水蕴结证。方以十枣汤攻逐水饮；以猪苓汤利水清热，兼防利水伤阴，加海藻软坚散结消肿，生甘草益气和中。方药相互为用，以奏其效。

大陷胸汤

【方歌】 大陷胸汤芒大黄，甘遂为末效力彰，
　　　　心胸胁肋脘腹痛，泻热破结服之康。

【组成】 大黄去皮，六两（18g）　芒硝一升（24g）　甘遂一钱匕（1.5g）

【解读方药】

1. 诠释用药要点　方中甘遂攻逐水饮；大黄荡涤热饮；芒硝软坚散结，泻热涤饮。

2. 剖析方药配伍　大黄与芒硝，属于相须配伍，大黄助芒硝泻热软坚，芒硝助大黄泻热涤饮；甘遂与大黄、芒硝，属于相使配伍，甘遂助大黄、芒硝攻逐热结，大黄、芒硝助甘遂荡涤热饮。

3. 权衡用量比例　大黄与芒硝的用量比例为3：4，提示硬攻与软坚间的用量关系，以治热结；大黄与甘遂为近12：1，提示泻热与逐饮间的用量关系，

以治饮结，若甘遂用量偏大则会引起泻下太过；芒硝与甘遂为 16∶1，提示软坚与逐饮间的用量关系，以治热饮内结，若甘遂用量偏大则会引起泻下不止。

【经典导读】

（1）太阳病，脉浮而动数，浮则为风，数则为热，动则为痛，数则为虚，头痛，发热，微盗汗出，而反恶寒者，表未解也。医反下之，动数变迟，膈内拒痛，胃中空虚，客气动膈，短气躁烦，心中懊恼，阳气内陷，心下因硬，则为结胸，大陷胸汤主之；若不结胸，但头汗出，余处无汗，剂颈而还，小便不利者，身必发黄。（134）

（2）伤寒六七日，结胸热实，脉沉而紧，心下痛，按之石硬者，大陷胸汤主之。（135）

（3）伤寒十余日，热结在里，复往来寒热者，与大柴胡汤；但结胸，无大热者，此为水结在胸胁也，但头微汗出者，大陷胸汤主之。（136）

（4）太阳病，重发汗而复下之，不大便五六日，舌上燥而渴，日晡所发潮热，从心下至少腹硬满而痛，不可近者，大陷胸汤主之。（137）

（5）伤寒五六日，呕而发热者，柴胡汤证具，而以他药下之，柴胡证仍在者，复与柴胡汤。此虽已下之，不为逆，必蒸蒸而振，却发热汗出而解；若心下满而硬痛者，此为结胸也，大陷胸汤主之；但满而不痛者，此为痞，柴胡不中与之，宜半夏泻心汤。（149）

【应用指征】　本方以泻热涤饮为主，主治水饮热结证，常见症状：但头微汗出，舌上燥而渴，躁烦，心中懊恼，膈内拒痛，心下因硬，心下痛，按之石硬，从心下至少腹硬满而痛不可近，不大便五六日，短气，日晡所发潮热，无大热，脉沉而紧。

审结胸病变部位，可在胸部，亦可在胃脘，更可在腹部，不能仅仅局限于胸。

【运用须知】　关注方药煎煮、服用方法及注意事项，即"上三味，以水六升，先煮大黄，取二升，去滓。内芒硝，煮一两沸，内甘遂末，温服一升。得快利，止后服"。

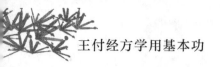

【方证辨病】

（1）结核性胸膜炎、结核性腹膜炎等，辨证要点为胸痛，腹痛，牵引疼痛，舌质红、苔黄腻。

（2）肾脏病水肿、心脏病水肿等，辨证要点为肢体水肿，舌质红、苔黄腻。

（3）肠梗阻、肠扭转等，辨证要点为腹痛，舌质红、苔黄腻。

大陷胸丸

【方歌】 大陷胸丸用大黄，芒硝杏仁与葶苈，

甘遂研末加白蜜，峻药缓攻功效奇。

【组成】 大黄半斤（24g） 葶苈子熬，半升（12g） 芒硝半升（12g） 杏仁去皮尖，熬黑，半升（12g） 甘遂末一钱匕（1.5g） 白蜜二合（约40mL）

【解读方药】

1. 诠释用药要点 方中大黄攻下实热，荡涤饮结；葶苈子清热泻肺，行水泻饮；芒硝软坚散结；杏仁温化降逆，通调水道；蜂蜜益气缓急。

2. 剖析方药配伍 大黄与芒硝，属于相须配伍，大黄助芒硝泻热软坚，芒硝助大黄泻热通下；葶苈子与杏仁，属于相使配伍，葶苈子助杏仁降泄湿浊，杏仁助葶苈子行水通下；甘遂与葶苈子、杏仁，属于相使配伍，甘遂助葶苈子、杏仁降利水饮，葶苈子、杏仁助甘遂通利水饮；蜂蜜与大黄、芒硝、甘遂、葶苈子、杏仁，属于相反、相畏配伍，相反者，补泻同用，蜂蜜益气和中，相畏者，蜂蜜制约大黄、芒硝、甘遂、葶苈子峻猛伤正。

3. 权衡用量比例 大黄与芒硝的用量比例为2：1，提示硬攻与软坚间的用量关系，以治热结；大黄、芒硝与甘遂为近16：8：1，提示泻热与逐饮间的用量关系，以治水热胶结；葶苈子与甘遂为8：1，提示通调水道与逐饮间的用量关系，以治水结；葶苈子与杏仁为1：1，提示清热涤饮与温化降逆间的用量关系，以治饮逆。

【经典导读】 结胸者，项亦强，如柔痉状，下之则和，宜大陷胸丸。（131）

【应用指征】 本方以泻热攻饮为主，主治水饮热结证，常见症状：项亦强，如柔痉状，胸痛，腹痛，心下痞硬，舌质红、苔黄腻。

【运用须知】 关注方药制作、服用方法及注意事项，即"上四味，捣筛二味，内杏仁、芒硝，合研如脂，和散，取如弹丸一枚，别捣甘遂一钱匕，白蜜二合，水二升，煮取一升，温顿服之。一宿乃下，如不下，更服，取下为效，禁如药法"。

运用大陷胸丸，并非是单一丸剂，而是丸剂配合汤剂，以此选用剂型，才是治疗最佳选择。

【方证辨病】 同大陷胸汤，见上方。

> 大陷胸汤与大陷胸丸：大陷胸汤用甘遂末，一钱匕冲服，大陷胸丸用甘遂一钱匕，用蜂蜜煎煮，合并服用；汤者，以甘遂末一次服用，取其峻猛之性；丸者，以蜂蜜煎煮甘遂，取其和缓之性。再则，大陷胸汤治热饮，重用芒硝以软坚，大陷胸丸治热饮，重用大黄以泻热。

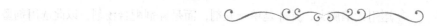

第4章
寒热方

寒热方是通过寒、热药并用的方法而达到治疗目的的方药，亦即寒者当温，热者当清，寒热并见者当寒热并治。寒热方辨治中医证型并不局限于寒热兼证，更可用于大热证或顽固性热证而少用热药以制约寒药伤阳，以及大寒证或顽固性寒证少用热药以制约热药暗伤气阴，临证只要审明病变证机，即可以法选择方药。

乌梅丸

【方歌】 乌梅丸中细辛桂，人参附子椒姜随，

黄连黄柏及当归，寒热夹虚最有为。

【组成】 乌梅三百枚（500g） 黄连十六两（48g） 细辛六两（18g） 干姜十两（30g） 当归四两（12g） 黄柏六两（18g） 桂枝去皮，六两（18g） 人参六两（18g） 附子炮，去皮，六两（18g） 蜀椒出汗，四两（12g）

【解读方药】

1. 诠释用药要点 方中乌梅、苦酒（醋）酸敛涌泄；黄连、黄柏清热燥湿；人参补益元气；当归补血活血；附子、细辛、干姜、桂枝、蜀椒温通阳气。又，乌梅、苦酒酸以安蛔；黄连、黄柏苦能下蛔；蜀椒、细辛、附子、干姜、桂枝辛

能伏蛔；人参、当归之甘，甘则能动；蜂蜜益气和中。

2. 剖析方药配伍 乌梅与苦酒，属于相须配伍，增强酸甘益阴泻热，兼以收敛；乌梅、苦酒与黄连、黄柏，属于相使配伍，酸苦合用，益阴泻热；乌梅、苦酒与附子、干姜、蜀椒、桂枝、细辛，属于相反、相畏配伍，相反者，敛散同用，相畏者，酸收药制约温热药伤阴，温热药制约酸收药恋邪；乌梅与人参、当归，属于相使配伍，酸甘化阴，益气补血；黄连、黄柏与蜂蜜，属于相畏配伍，蜂蜜制约黄连、黄柏苦燥伤阴；蜂蜜与附子、干姜、桂枝、细辛、蜀椒，属于相畏配伍，蜂蜜制约辛热药伤气；人参、当归与蜂蜜，属于相须配伍，增强补益气血之功。

3. 权衡用量比例 乌梅与黄连、黄柏的用量比例为 50 ： 4.8 ： 1.8，提示酸敛与苦寒间的用量关系，以治蛔厥或郁热；乌梅与附子、干姜、桂枝、细辛、蜀椒为 50 ： 1.8 ： 3 ： 1.8 ： 1.8 ： 1.2，提示酸敛与温阳间的用量关系，以治蛔厥或夹寒；乌梅与人参、当归为 50 ： 1.8 ： 1.2，提示酸敛与益气补血间的用量关系，以治气血虚。

运用乌梅丸，若非辨治蛔厥证，可根据病变寒、热主次而酌情调整方药用量比例。

【经典导读】

（1）伤寒脉微而厥，至七八日肤冷，其人躁无暂安时者，此为脏厥，非蛔厥也。蛔厥者，其人当吐蛔。今病者静，而复时烦者，此为脏寒。蛔上入其膈，故烦，须臾复止，得食而呕，又烦者，蛔闻食臭出，其人常自吐蛔。蛔厥者，乌梅丸主之；又主久利。（338）

（2）蛔厥者，当吐蛔，今病者静而复时烦，此为脏寒。蚘上入膈，故烦，须臾复止，得食而呕，又烦者，蛔闻食臭出，其人当自吐蛔。（第十九 7）

（3）蛔厥者，乌梅丸主之。（第十九 8）

【应用指征】 本方以安蛔驱蛔、清热温阳、益气补血为主，主治蛔厥证或寒热夹杂证，常见症状：心烦，得食而呕，吐蛔，久利。

【运用须知】 关注方药煎煮、服用方法及注意事项，即"上十味，异捣筛，合治之，以苦酒渍乌梅一宿，去核，蒸之五斗米下，饭熟捣成泥，和药令相得，内臼中，与蜜，杵二千下，丸如梧桐子大。先食饮，服十丸，日三服。稍加至

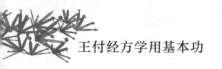

二十丸，禁生冷、滑物、食臭等"。

【方证辨病】

（1）胆道蛔虫症等，辨证要点为疼痛剧烈，手足不温，舌质淡红、苔薄。

（2）风湿性关节炎、类风湿关节炎等，辨证要点为关节疼痛，手足不温，舌质红、苔薄黄。

（3）盆腔炎、附件炎、子宫内膜炎、输卵管粘连不通等，辨证要点为腹痛，手足不温，舌质红、苔薄黄。

（4）复发性口腔溃疡、慢性角膜炎、慢性咽炎等，辨证要点为疼痛，手足不温，舌质红、苔薄黄。

【医案助读】 吴某，女，46岁，郑州人。有多年类风湿关节炎病史，近因疼痛加重前来诊治。刻诊：手指关节变形疼痛，活动受限，因凉加重，口渴，舌质红、苔黄腻，脉沉略弱。辨为寒凝夹热证，治当温阳散寒，兼清郁热，给予乌梅丸与四妙丸合方加味：乌梅20g，黄连6g，细辛6g，干姜10g，当归12g，黄柏24g，桂枝6g，红参6g，附子6g，花椒5g，苍术24g，薏苡仁30g，怀牛膝30g。6剂，每日1剂，水煎服，每日分三服。二诊：口渴减轻，减乌梅为10g，以前方6剂续服。三诊：疼痛略有减轻，以前方6剂续服。四诊：诸症较前好转，以前方6剂续服。五诊：疼痛基本解除，以前方6剂续服。六诊：关节较前活动自如，以前方6剂续服。七诊：症状表现基本消除，以前方6剂续服。之后，为了巩固疗效，又以前方变汤剂为散剂，每次6g，每日分三服，治疗8个月。随访1年，一切尚好。

【点评】 根据关节疼痛、因凉加重辨为寒，再根据口渴、舌质红辨为热，因苔黄腻辨为湿热，以此辨为寒凝夹热证。方以乌梅丸清热散寒，寒热并治；以四妙丸清热化湿，活血通脉。方药相互为用，以奏其效。

干姜黄连黄芩人参汤

【方歌】 干姜连芩人参汤，胃热脾寒服之良，

　　　　　寒格食入口即吐，辨治杂病效非常。

【组成】　干姜　黄连　黄芩　人参各三两（各9g）

【解读方药】

1. **诠释用药要点**　方中干姜温暖脾胃；黄连、黄芩清热燥湿；人参补益中气。

2. **剖析方药配伍**　黄连与黄芩，属于相须配伍，增强清热燥湿；人参与干姜，属于相使配伍，干姜助人参益气化阳，人参助干姜温阳化气；黄连、黄芩与干姜、人参，属于相反、相畏配伍，相反者，黄连、黄芩清热，干姜、人参温补，相畏者，黄连、黄芩制约干姜、人参温热伤阴，干姜、人参制约黄连、黄芩清热伤阳。

3. **权衡用量比例**　干姜与人参的用量比例为 1 ∶ 1，提示温阳与益气间的用量关系，以治虚寒；干姜、人参与黄连、黄芩的用量比例为 1 ∶ 1 ∶ 1 ∶ 1，提示温阳益气与清热间的用量关系，以治寒热夹杂。

【经典导读】　伤寒，本自寒下，医复吐下之，寒格，更逆吐下；若食入口即吐，干姜黄连黄芩人参汤主之。（359）

【应用指征】　本方以益气温阳、清热燥湿为主，主治气虚寒热夹杂证，常见症状：食入口即吐，喜饮热食，舌质淡红、苔薄黄，脉沉弱。

【运用须知】　关注方药煎煮与服用方法，即"上四味，以水六升，煮取二升，去滓。分温再服"。

【方证辨病】

（1）慢性胃炎、慢性肠胃炎、胃及十二指肠溃疡、慢性胰腺炎、慢性胆囊炎等，辨证要点为脘腹疼痛，喜饮热食，舌质淡、苔黄略腻。

（2）风湿性心脏病、冠心病、心律不齐等，辨证要点为心痛，因寒加重，舌质淡红、苔黄。

黄连汤

【方歌】　黄连汤中甘草姜，大枣人参半桂枝，

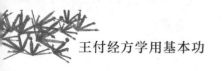

脘腹疼痛欲呕吐，寒热并用重温脾。

【组成】 黄连三两（9g）　甘草炙，三两（9g）　干姜三两（9g）　桂枝去皮，三两（9g）　人参二两（6g）　半夏洗，半升（12g）　大枣擘，十二枚

【解读方药】

1. 诠释用药要点　方中黄连清热燥湿；半夏降逆和胃；干姜温阳，醒脾和胃；桂枝通阳和胃；人参、大枣、甘草补益中气。

2. 剖析方药配伍　黄连与干姜，属于相反配伍，寒热同用，黄连清热燥湿，干姜温中散寒；半夏与干姜，属于相使配伍，半夏助干姜温中散寒，干姜助半夏温中降逆；人参与大枣、甘草，属于相须配伍，增强补益中气；黄连与人参、大枣、甘草，属于相畏配伍，人参、大枣、甘草益气制约黄连清热伤胃，黄连清热制约人参、大枣、甘草补益助热；桂枝与人参、大枣、甘草，属于相使配伍，辛甘化阳，温补脾胃。

3. 权衡用量比例　黄连与干姜的用量比例为1：1，提示清热与温中间的用量关系，以治寒热；半夏与干姜为4：3，提示降逆与温中间的用量关系，以治寒郁；桂枝与人参、大枣、甘草为3：2：10：3，提示通阳与益气间的用量关系，以治气虚夹寒；黄连与人参、大枣、甘草为3：2：10：3，提示清热与益气间的用量关系，以治气虚夹热。

【经典导读】　伤寒，胸中有热，胃中有邪气，腹中痛，欲呕吐者，黄连汤主之。（173）

【应用指征】　本方以清热和胃、温中益气为主，主治胃热脾寒证或胸热胃寒证，常见症状：欲呕吐，腹中痛，胸闷，腹胀。

【运用须知】　关注方药煎煮与服用方法，即"上七味，以水一斗，煮取六升，去滓。温服一升，日三服，夜二服"。

【方证辨病】

（1）慢性胃炎、慢性肝炎、慢性胰腺炎、胃食管反流病、食管炎等，辨证要点为脘腹疼痛，喜饮热食，舌质红、苔黄腻。

（2）胸膜炎、腹膜炎等，辨证要点为腹痛，腹胀，手足不温，口渴，舌质淡红、苔薄黄。

【医案助读】 许某，男，59岁，郑州人。有多年胃食管反流病病史，近因病证加重前来诊治。刻诊：胸骨后烧心，泛酸，胸膈烦热，胃胀，恶心，食凉加重，手足不温，畏寒怕冷，口苦，口渴欲饮热水，舌质淡红、苔薄黄，脉略浮。辨为胃寒胸热证，治当清宣郁热、温中降逆、和胃制酸，给予黄连汤、栀子豉汤与戊己丸合方加味：黄连10g，干姜10g，桂枝10g，红参6g，姜半夏12g，大枣12枚，生白芍12g，吴茱萸12g，香豆豉10g，栀子15g，黄芩15g，炙甘草10g。6剂，每日1剂，水煎服，每日分三服。二诊：胸骨后烧心减轻，以前方6剂续服。三诊：泛酸减轻，以前方6剂续服。四诊：口苦、口渴基本消除，以前方6剂续服。五诊：胸骨后烧心、胸膈烦热基本消除，以前方6剂续服。六诊：诸症基本消除，以前方变汤剂为散剂，每次6g，每日分三服，治疗3个月。随访1年，一切尚好。

【点评】 根据胸骨后烧心、胸膈烦热辨为热扰，再根据胃胀、食凉加重辨为寒扰，因舌质淡红、口渴欲饮热水辨为寒夹热，以此辨为胃寒胸热证。方以黄连汤温胃降逆，清热除烦；以栀子豉汤清透郁热；以戊己丸制酸缓急，加黄芩清泻郁热。方药相互为用，以奏其效。

半夏泻心汤

【方歌】 半夏泻心黄连芩，甘草干姜枣人参，

辨治杂病最相宜，寒热夹虚细斟酙。

【组成】 半夏洗，半升（12g） 黄芩三两（9g） 人参三两（9g） 干姜三两（9g） 甘草三两（9g） 黄连一两（3g） 大枣擘，十二枚

【解读方药】

1. 诠释用药要点 方中黄连、黄芩清热燥湿；半夏醒脾燥湿降逆；干姜温中和胃；人参、大枣、炙甘草补益中气。

2. 剖析方药配伍 黄连与黄芩，属于相须配伍，增强清热燥湿；干姜与半夏，属于相使配伍，干姜助半夏降逆止呕，半夏助干姜温中散寒；人参与大枣、

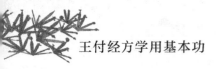

甘草，属于相须配伍，健脾益气，生化气血；黄连、黄芩与干姜、半夏，属于相反、相畏配伍，黄连、黄芩苦寒清热燥湿并制约干姜、半夏温中化热，干姜、半夏温中降逆并制约黄连、黄芩苦寒伤阳；黄连、黄芩与人参、大枣、炙甘草，属于相反、相畏配伍，人参、大枣、甘草制约黄连、黄芩清热燥湿伤胃，黄连、黄芩制约人参、大枣、甘草补益化热；半夏、干姜与人参、大枣、甘草，属于相使配伍，半夏、干姜助人参、大枣、甘草益气化阳，人参、大枣、甘草助半夏、干姜健脾醒脾，益气开胃。

3. 权衡用量比例　黄连与黄芩的用量比例为 1 : 3，增强清热燥湿，以治湿热；半夏与干姜为 4 : 3，提示醒脾燥湿与温中散寒间的用量关系，以治寒湿；黄连、黄芩与干姜、半夏为 1 : 3 : 3 : 4，提示清热燥湿与温阳燥湿间的用量关系，以治寒热夹杂；黄连、黄芩与人参、大枣、甘草为 1 : 3 : 3 : 10 : 3，提示清热燥湿与健脾益气间的用量关系，以治湿热气虚；干姜、半夏与人参、大枣、甘草为 3 : 4 : 3 : 10 : 3，提示温中燥湿与健脾益气间的用量关系，以治寒伤阳气。

根据半夏泻心汤组成，既可辨治中虚湿热证，又可辨治中虚寒湿证，还可辨治中虚寒热夹杂证。辨治中虚湿热证，可酌情加大黄连、黄芩用量，干姜、半夏之温可制约黄连、黄芩苦寒伤胃；辨治中虚寒湿证，可酌情加大干姜、半夏用量，黄连、黄芩之寒可制约干姜、半夏温热化燥；辨治中虚寒热夹杂证，因病变证机可酌情调整黄连、黄芩与干姜、半夏用量比例。

【经典导读】

（1）见第 3 章大陷胸汤有关条文。（149）

（2）呕而肠鸣，心下痞者，半夏泻心汤主之。（第十七　10）

【应用指征】　本方清热燥湿、温中散寒、补益脾胃，主治脾胃虚弱、寒热夹杂证，常见症状：心下满而不痛，心下痞，呕吐，肠鸣，喜食温热，舌质淡红、苔薄黄，脉虚弱。

辨治"痞"应注意以下两点。第一，痞满壅滞之"痞"，即满而不痛；第二，痞塞不通之"痞"，即心下满痛。半夏泻心汤既能辨治慢性萎缩性胃炎"心下满而不痛"，又能辨治红斑性胃炎等引起的心下满痛。

半夏泻心汤的辨治要点是脾胃虚弱，寒热夹杂，湿浊蕴结。如病者仅有恶心呕吐而无痞满或疼痛，其病变证机是中气虚弱，寒热夹杂，即可选用半夏泻心汤；若病者仅有不思饮食，大便溏泄且无痞满或疼痛，其病变证机符合运用半夏泻心汤主治，即可以法用之；复如病者仅有心下拘急，或嗳腐吞酸且无痞满或疼痛，其病变证机符合运用半夏泻心汤主治，用之即能取得良好治疗效果。

【运用须知】 关注方药煎煮与服用方法，即"上七味，以水一斗，煮取六升，去滓，再煎取三升。温服一升，日三服"。

运用半夏泻心汤，既要重视煎煮时间，又要重视服用方法，尤其是辨治慢性萎缩性胃炎伴有不典型增生者，药后即使症状得以明显改善或消失，还要坚持治疗数月，才能取得预期最佳治疗效果。

【方证辨病】

（1）慢性胃炎、慢性肠炎、慢性胆囊炎、慢性胰腺炎、慢性肝炎等，病变证机以寒为主，辨证要点为脘腹疼痛，恶心，呕吐，舌质淡、苔白或腻为主，其治应酌情加大干姜、半夏用量。

（2）慢性胃炎、慢性肠炎、慢性胆囊炎、慢性胰腺炎、慢性肝炎等，病变证机以热为主，辨证要点为脘腹疼痛，恶心，呕吐，舌质红、苔黄或腻为主，其治应酌情加大黄连、黄芩用量。

（3）慢性胃炎、慢性肠炎、慢性胆囊炎、慢性胰腺炎、慢性肝炎等，病变证机以虚为主，辨证要点为脘腹疼痛，恶心，呕吐，倦怠乏力，舌质淡红、苔薄，脉虚弱为主，其治应酌情加大人参、大枣、甘草用量。

（4）慢性胃炎、慢性肠炎、慢性胆囊炎、慢性胰腺炎、慢性肝炎等，病变证机以寒热夹杂为主，辨证要点为脘腹疼痛，喜温怕冷，倦怠乏力，舌质红、苔薄黄，脉虚弱为主，其治应根据寒热而调整黄连、黄芩与干姜、半夏用量比例。

【医案助读】 洪某，女，59 岁，郑州人。有 10 年慢性胰腺炎伴假性囊肿病史，近因病情加重前来诊治。刻诊：左腹部持续性隐痛，腹胀，不思饮食，恶心，嗳气，厌食油腻，倦怠乏力，大便溏泄，舌质淡红、苔薄黄腻，脉沉弱。辨为脾胃虚弱、湿热蕴结证，治当补益脾胃、清热燥湿，给予半夏泻心汤、芍药甘草汤与枳术汤合方加味：黄连 10g，黄芩 10g，半夏 12g，干姜 10g，大枣 10 枚，

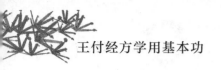

白芍10g，枳实12g，白术12g，栀子15g，炙甘草10g。6剂，每日1剂，水煎服，每日分三服。二诊：腹胀好转，以前方6剂续服。三诊：隐痛减轻，以前方6剂续服。四诊：饮食转佳，大便基本正常，以前方6剂续服。五诊：舌苔趋于正常，以前方6剂续服。六诊：诸症基本消除，以前方6剂续服。之后，为了巩固疗效，以前方治疗120剂，经复查，假性囊肿消失。随访1年，一切尚好。

【点评】 根据不思饮食、倦怠乏力辨为脾胃气虚，再根据腹胀、恶心辨为湿壅，因苔黄厚腻辨为湿热，以此辨为脾胃虚弱、湿热蕴结证。方以半夏泻心汤（加大黄连用量）补益脾胃，清热燥湿；以芍药甘草汤缓急止痛；以枳术汤行气除胀，加栀子清热燥湿。方药相互为用，以奏其效。

生姜泻心汤

【方歌】 生姜泻心诸般痞，芩连姜夏枣草参，
随证加减灵活用，寒热夹虚因人审。

【组成】 生姜切，四两（12g） 甘草炙，三两（9g） 人参三两（9g） 干姜一两（3g） 黄芩三两（9g） 半夏洗，半升（12g） 黄连一两（3g） 大枣擘，十二枚

【解读方药】

1.诠释用药要点 方中黄连、黄芩清热燥湿；半夏醒脾燥湿；干姜温暖脾胃；生姜调理脾胃；人参、大枣、甘草补益中气。

2.剖析方药配伍 黄连与黄芩，属于相须配伍，增强清热燥湿；黄连、黄芩与甘草，属于相反、相畏配伍，黄连、黄芩苦寒清热燥湿，甘草益气并制约苦寒药伤胃；生姜与干姜，属于相须配伍，增强辛热温阳散寒；半夏与生姜、干姜，属于相使配伍，半夏醒脾和胃偏于降逆，生姜、干姜醒脾和胃偏于宣散；人参与大枣、甘草，属于相须配伍，增强健脾益气，生化气血。

3.权衡用量比例 黄连与黄芩的用量比例为1：3，以治湿热；半夏与生姜、干姜为4：4：1，提示降逆与宣散间的用量关系，以治内寒；人参与大枣、甘草为3：10：3，以治中气虚弱；黄连、黄芩与甘草为1：3：3，提示苦

寒清热与益气顾胃间的用量关系，以治中虚夹热。可参照半夏泻心汤调整用量比例。

【经典导读】 伤寒，汗出，解之后，胃中不和，心下痞硬，干噫食臭，胁下有水气，腹中雷鸣，下利者，生姜泻心汤主之。（157）

【应用指征】 本方以清热燥湿、温暖脾胃、补益中气为主，主治中虚湿热证或中虚寒热夹杂证，常见症状：心下痞硬，干噫食臭，腹中雷鸣，下利，倦怠乏力。

【运用须知】 关注方药煎煮与服用方法，即"上八味，以水一斗，煮六升，去滓。再煮取三升，温服一升，日三服。附子泻心汤，本云加附子，半夏泻心汤、甘草泻心汤，同体别名耳。生姜泻心汤，本云理中人参黄芩汤，去桂枝、术，加黄连并泻肝法"。

【方证辨病】

（1）慢性胃炎、慢性肠炎、慢性肝炎、慢性胰腺炎、食管炎、慢性痢疾等，辨证要点为脘腹不适，手足不温，喜食热食，舌质红、苔黄。

（2）病毒性心肌炎，细菌性心肌炎等，辨证要点为心烦，心痛，因寒加重，舌质红、苔薄黄。

> 半夏泻心汤、甘草泻心汤与生姜泻心汤：半夏泻心汤是辨治中虚寒热痞证的基础方，甘草泻心汤偏于益气，病证表现以中虚为主；生姜泻心汤偏于宣散降逆，病证表现以上逆或水气为主。

【医案助读】 侯某，女，46 岁，郑州人。有多年慢性细菌性痢疾病史，近因病证加重前来诊治。刻诊：腹痛，恶心，腹中水声，便夹脓血，因食凉及劳累加重，肛门灼热，手足不温，口淡不渴，舌质淡红、苔黄略腻，脉虚弱。辨为脾胃虚弱、寒热夹杂证，治当健脾益气、温阳散寒、清热燥湿，给予生姜泻心汤与白头翁汤合方加味：红参 10g，干姜 3g，黄芩 10g，姜半夏 12g，大枣 12 枚，白头翁 30g，黄柏 10g，黄连 10g，秦皮 10g，生姜 12g，赤石脂 24g，炙甘草 10g。6 剂，每日 1 剂，水煎服，每日分三服。二诊：腹痛减轻，以前方 6 剂续服。

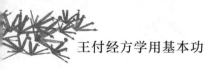

三诊：大便脓血及肛门灼热解除，以前方6剂续服。四诊：苔腻减少，以前方6剂续服。五诊：诸症基本消除，以前方6剂续服。六诊：诸症较前好转，以前方6剂续服。七诊：诸症悉除，为了巩固疗效，又以前方治疗12剂。随访1年，一切尚好。

【点评】 根据食凉加重辨为寒，再根据肛门灼热辨为热，因劳累加重、脉虚弱辨为气虚，以此辨为脾胃虚弱、寒热夹杂证。方以生姜泻心汤健脾益气，散寒清热；以白头翁汤清热解毒止痢，加赤石脂温涩止痢。方药相互为用，以奏其效。

甘草泻心汤

【方歌】 甘草泻心调用量，辨治杂病在灵活，

半夏泻心是基础，针对诸疾及狐蜮。

【组成】 甘草炙，四两（12g） 黄芩三两（9g） 半夏洗，半升（12g） 大枣擘，十二枚 黄连一两（3g） 干姜三两（9g） 人参三两（9g）

【解读方药】

1. **诠释用药要点** 方中甘草益气缓急；黄连、黄芩清热燥湿；干姜温中散寒；半夏醒脾燥湿降逆；人参、大枣补益中气。

2. **剖析方药配伍** 黄连与黄芩，属于相须配伍，增强清热燥湿；半夏与干姜，属于相使配伍，醒脾降逆，温中散寒；人参、大枣与甘草，属于相须配伍，增强健脾益气，化生气血；黄连、黄芩与干姜、半夏，属于相反、相畏配伍，相反者，寒热同用，相畏者，黄连、黄芩制约干姜、半夏温降助热，干姜、半夏制约黄连、黄芩寒清凝滞；甘草与黄连、黄芩，属于相反、相畏配伍，相反者，补泻同用，相畏者，甘草益气制约苦寒药伤胃；甘草与干姜、半夏，属于相使配伍，益气助阳，散寒降逆。

3. **权衡用量比例** 黄连与黄芩的用量比例为1∶3，以治湿热；半夏与干姜为4∶3，提示醒脾降逆与温阳间的用量关系，以治气逆；人参、大枣与甘草为3∶10∶4，提示益气与缓急间的用量关系，以治中虚；黄连、黄芩与干姜、

半夏为 1∶3∶3∶4，提示清热与温阳间的用量关系，以治寒热夹杂；甘草与黄连、黄芩为 4∶1∶3，提示益气顾胃与苦寒清热间的用量关系，以治气虚夹热；甘草与干姜、半夏为 4∶3∶4，提示益气与温降间的用量关系，以治气虚夹寒。可参照半夏泻心汤调整用量比例。

【经典导读】

（1）伤寒、中风，医反下之，其人下利日数十行，谷不化，腹中雷鸣，心下痞硬而满，干呕，心烦不得安；医见心下痞，谓病不尽，复下之，其痞益甚，此非结热；但以胃中虚，客气上逆，故使硬也，甘草泻心汤主之。（158）

（2）狐惑之为病，状如伤寒，默默欲眠，目不得闭，卧起不安，蚀于喉为惑，蚀于阴为狐，不欲饮食，恶闻食臭，其面目乍赤、乍黑、乍白；蚀于上部则声喝（一作嗄），甘草泻心汤主之。（第三 10）

【应用指征】 本方以益气温阳、清热燥湿为主，主治中虚寒热夹杂证或湿热疫毒证，常见症状：面目乍赤、乍黑、乍白，目不得闭，心烦不得安，默默欲眠，声音嘶哑，阴部溃烂，心下痞，心下痞硬而满，干呕，不欲饮食，恶闻食臭，腹中雷鸣，下利日数十行，谷不化，卧起不安，发热恶寒。

【运用须知】 关注方药煎煮与服用方法，即"上七味，以水一斗，煮取六升，去滓。再煎煮三升，温服一升，日三服"。

【方证辨病】

（1）慢性胃炎、慢性肠炎、慢性胆囊炎、慢性胰腺炎等，辨证要点为脘腹疼痛，恶心，呕吐，劳累加重。若证机以寒为主，可见舌质淡、苔白或腻，应加大干姜、半夏用量。若证机以热为主，可见舌质红、苔黄或腻，应加大黄连、黄芩用量。若证机以虚为主，可见舌质淡红、苔薄，脉虚弱，应加大人参、大枣、甘草用量。若证机以寒热夹杂为主，可见舌质红、苔薄黄，脉虚弱，应根据寒热轻重而调整黄连、黄芩与干姜、半夏用量。

（2）口腔疱疹、复发性口腔溃疡、结膜溃疡、贝赫切特综合征（白塞综合征）等，辨证要点为溃烂，口水多，疼痛，因劳累加重或诱发，舌质红、苔薄黄，脉虚弱为主。

【医案助读】 成某，女，52 岁，郑州人。有多年口腔疱疹病史，近 1 年来

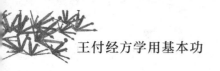

口腔疱疹加重，经朋友介绍前来诊治。刻诊：口腔两颊部及口唇有多处疱疹，疼痛剧烈，口中流苦黄水，因劳累加重，大便干结，舌质淡红、苔薄黄，脉沉弱。辨为气虚湿热证，治当补益中气、清热燥湿，给予甘草泻心汤与苦参汤合方加味：黄芩10g，姜半夏12g，大枣12枚，黄连10g，干姜9g，红参10g，苦参20g，大黄6g，芒硝3g，炙甘草12g。6剂，每日1剂，水煎服，每日分三服。二诊：大便通畅，疼痛减轻，以前方6剂续服。三诊：疱疹明显减轻。四诊：诸症基本消除，以前方6剂续服。五诊：诸症悉除，为了巩固疗效，又服用前方20余剂。随访1年，一切尚好。

【点评】 根据疱疹疼痛剧烈、苔薄黄辨为热，再根据口中流苦黄水辨为湿热，因劳累加重、脉沉弱辨为气虚，以此辨为气虚湿热证。方以甘草泻心汤补益脾胃、清热燥湿，兼防寒药伤阳；以苦参汤清热燥湿，加大黄、芒硝清泻热结，软坚散结。方药相互为用，以奏其效。

附子泻心汤

【方歌】 附子泻心汤大黄，黄连黄芩合成方，

寒热夹杂诸般疾，通泻郁热能益阳。

【组成】 大黄二两（6g） 黄连一两（3g） 黄芩一两（3g） 附子炮，去皮，破，别煮取汁，一枚（5g）

【解读方药】

1. **诠释用药要点** 方中附子温壮阳气；大黄清泻积热；黄连、黄芩清热燥湿。

2. **剖析方药配伍** 黄连与黄芩，属于相须配伍，增强清热燥湿；大黄与黄连、黄芩，属于相使配伍，大黄助黄连、黄芩清热于内，黄连、黄芩助大黄泻热于下；附子与大黄、黄连、黄芩，属于相反、相畏配伍，相反者，寒热同用，相畏者，大黄、黄连、黄芩制约附子温热化燥，附子制约大黄、黄连、黄芩泻热寒凝。

3. **权衡用量比例** 大黄与黄连、黄芩的用量比例为2：1：1，提示泻热与清热间的用量关系，以治积热；附子与大黄、黄连、黄芩为近2：2：1：1，

提示温阳与泻热间的用量关系，以治寒热。

【经典导读】　心下痞，而复恶寒汗出者，附子泻心汤主之。（155）

【应用指征】　本方以温阳散寒、清热燥湿为主，主治湿热阳虚证，常见症状：心下痞，复恶寒汗出，手足不温，舌质红、苔黄。

【运用须知】　关注方药煎煮与服用方法，即"上四味，切三味，以麻沸汤二升渍之，须臾，绞去汁，内附子汁，分温再服"。

运用附子泻心汤，一要重视煎药方法，二要重视服药方法，三要重视随症变化应用。

【方证辨病】

（1）慢性胃炎、慢性肠炎、食管炎等，辨证要点为烧心，手足不温，舌质淡红、苔薄。

（2）痤疮、神经性皮炎、荨麻疹、毛囊炎、蜂窝组织炎、脂溢性皮炎等，辨证要点为心痛，胸闷，舌质淡红、苔黄腻。

【医案助读】　孙某，男，21岁，洛阳人。有4年痤疮病史，服用中、西药未能有效控制，近因痤疮加重前来诊治。刻诊：面部痤疮，大的如黄豆，小的如绿豆，根基发红，顶部黄白，甚于两颊部，大便干结，手足不温，舌质淡红、苔黄略腻，脉浮。辨为湿热阳虚证，治当清热燥湿、温阳透散，给予附子泻心汤与栀子干姜汤合方加味：附子10g，大黄12g，黄连6g，黄芩6g，栀子15g，干姜6g，石膏50g，连翘30g，生甘草10g。6剂，水煎服，每日1剂，每日分三服。二诊：大便通畅，以前方6剂续服。三诊：痤疮根基色泽变淡，大便变溏，减大黄为6g，以前方6剂续服。四诊：痤疮根基色泽变淡，以前方6剂续服。五诊：小的痤疮基本消退，以前方6剂续服。六诊：手足温和，痤疮基本消退，以前方6剂续服。之后，为了巩固疗效，以前方变汤剂为丸剂，每次10g，每日分三服，治疗3个月。随访1年，一切尚好。

【点评】　根据痤疮根基发红辨为湿热，再根据手足不温、舌质淡红辨为湿热夹阳虚，以此辨为湿热阳虚证。方以附子泻心汤清泻热结，温阳透发；以栀子干姜汤清泻郁热，温阳散寒，加石膏清泻内热，连翘清热散结，生甘草清热解毒，益气和中。方药相互为用，以奏其效。

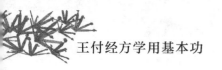

栀子干姜汤

【方歌】 清温栀子干姜汤，寒热夹杂基础方，

心胸烦热大便溏，平调寒热诸疾康。

【组成】 栀子擘，十四枚（14g） 干姜二两（6g）

【解读方药】

1. 诠释用药要点 方中栀子清泻郁热；干姜温中散寒。

2. 剖析方药配伍 栀子与干姜，属于相反、相畏配伍，相反者，栀子清热，干姜温中，相畏者，栀子制约干姜温中化热，干姜制约栀子清热伤胃。

3. 权衡用量比例 栀子与干姜的用量比例为 7：3，提示清热与温中间的用量关系，以治寒热。

【经典导读】 伤寒，医以丸药大下之，身热不去，微烦者，栀子干姜汤主之。（80）

【应用指征】 本方以清热除烦、温中散寒为主，主治寒热夹杂证，常见症状：心烦，身热，大便溏泄，食凉加重，舌质淡红、苔薄黄。

【运用须知】 关注方药煎煮、服用方法及注意事项，即"上二味，以水三升半，煮取一升半，去滓。分二服，温进一服。得吐者，止后服"。

【方证辨病】

（1）食道炎、急性胃炎、急慢性胆囊炎、慢性胰腺炎等，辨证要点为脘腹胀满，胸脘烦热，喜食热食，舌质淡红、苔黄白夹杂。

（2）病毒性心肌炎、细菌性心肌炎、心肌缺血、心律不齐等，辨证要点为身热，心烦，心悸，手足不温，舌质淡红、苔薄黄。

麻黄升麻汤

【方歌】 麻黄升麻汤当归，知母黄芩葳蕤芍，

天冬桂枝茯苓草，石膏白术干姜好。

【组成】　麻黄去节，二两半（7.5g）　升麻一两一分（3.7g）　当归一两一分（3.7g）　知母十八铢（2.2g）　黄芩十八铢（2.2g）　葳蕤十八铢（2.2g）　芍药六铢（0.8g）　天冬去心，六铢（0.8g）　桂枝去皮，六铢（0.8g）　茯苓六铢（0.8g）　甘草炙，六铢（0.8g）　石膏碎，绵裹，六铢（0.8g）　白术六铢（0.8g）　干姜六铢（0.8g）

【解读方药】

1. **诠释用药要点**　方中麻黄宣散郁滞；升麻透发郁阳；黄芩清热燥湿；石膏清热泻火；知母清热益阴；当归补血活血；葳蕤滋补阴津；芍药补血敛阴；天冬滋阴生津；桂枝温通阳气；茯苓益气渗湿；白术健脾燥湿；干姜温中散寒；甘草益气和中。

2. **剖析方药配伍**　麻黄与升麻，属于相使配伍，辛散宣发，透达郁阳；石膏与知母、黄芩，属于相须配伍，增强清泻郁热；当归与芍药，属于相须配伍，增强补血敛阴；葳蕤与天冬，属于相须配伍，增强滋补阴津；白术与甘草，属于相须配伍，增强健脾益气；干姜与桂枝，属于相须配伍，增强温阳散寒；石膏、知母与干姜、桂枝，属于相反配伍，寒清热而不凝，温通阳而不燥。

3. **权衡用量比例**　麻黄与升麻的用量比例为 7.5：3.7，提示辛温宣发与辛凉透散间的用量关系，以治阳郁；石膏与知母、黄芩为 1：3：3，提示甘寒清热与苦寒清热间的用量关系，以治郁热；当归与芍药为 3.7：0.8，提示甘温补血与酸寒补血间的用量关系，以治伤肝血；白术与甘草为 1：1，提示健脾与缓急间的用量关系，以治脾虚；干姜与桂枝为 1：1，提示温阳与温通间的用量关系，以治阳虚；葳蕤与天冬为 3：1，以治阴伤生热。

【经典导读】　伤寒六七日，大下后，寸脉沉而迟，手足厥逆，下部脉不至，喉咽不利，唾脓血，泄利不止者，为难治，麻黄升麻汤主之。（357）

【应用指征】　本方以发越郁阳、温暖阳气为主，主治肝热阳郁证与脾寒阳虚证相兼，常见症状：喉咽不利，唾脓血，手足厥逆，泄利不止，寸脉沉而迟，下部脉不至。

运用麻黄升麻汤，不能局限于肝热脾寒证，若是肺热脾寒证或胸热脾寒证，均可以法选用之。

【运用须知】　关注方药煎煮、服用方法及注意事项，即"上十四味，以水一

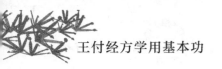

斗，先煮麻黄一两沸，去上沫，内诸药，煮取三升，去滓。分温三服。相去如炊三斗米顷，令尽，汗出愈"。

运用麻黄升麻汤，应重视第一次与第二、三次之间的服药时间。

【方证辨病】

（1）慢性结肠炎、溃疡性结肠炎、慢性肝炎、慢性胃炎等，辨证要点为下利，手足不温，口淡不渴，舌质红、苔薄黄。

（2）大叶性肺炎、慢性支气管炎、肺脓肿等，辨证要点为咳嗽，因寒加重，痰色黄白夹杂，口微渴，舌质淡红、苔薄黄。

【医案助读】 石某，女，42岁，郑州人。有多年支气管扩张病史，近因咳喘、咯吐脓血前来诊治。刻诊：咳喘、咯吐脓血，痰稠色黄，手足不温，口干不欲饮水，大便溏泄，食凉加重，舌质淡红、苔黄略腻，脉沉弱。辨为肺热脾寒夹气虚证，治当清宣肺热、温脾散寒，兼以益气，给予麻黄升麻汤加味：麻黄15g，升麻8g，当归8g，知母5g，黄芩5g，葳蕤5g，白芍2g，天冬2g，桂枝2g，茯苓2g，石膏2g，白术2g，干姜2g，藕节30g，炙甘草2g。6剂，每日1剂，水煎服，每日分三服。二诊：咳喘减轻，痰量减少，以前方6剂续服。三诊：咯吐脓血止，以前方6剂续服。四诊：大便恢复正常，以前方6剂续服。五诊：咳喘基本消除，以前方6剂续服。六诊：诸症基本消除，以前方6剂续服。之后，为了巩固疗效，又以前方治疗30余剂。随访1年，一切尚好。

【点评】 根据咳喘、咯吐脓血、痰稠色黄辨为肺热，再根据大便溏泄、食凉加重辨为脾寒，因脉沉弱辨为气虚，以此辨为肺热脾寒夹气虚证。方以麻黄升麻汤清宣肺热，温脾散寒，兼以益气，加藕节凉血止血。方药相互为用，以奏其效。

小柴胡汤

【方歌】 小柴胡汤治杂病，半夏人参甘草芳，
更有黄芩大枣姜，清调疏益效非常。

【组成】　柴胡半斤（24g）　黄芩三两（9g）　人参三两（9g）　半夏洗，半升（12g）　甘草炙，三两（9g）　生姜切，三两（9g）　大枣擘，十二枚

【解读方药】

1.诠释用药要点　方中柴胡清疏少阳；黄芩清泄少阳；半夏醒脾和中降逆；生姜宣散郁结；人参、甘草、大枣益气补中。

2.剖析方药配伍　柴胡与黄芩，属于相使配伍，柴胡清热偏于透解，黄芩清热偏于内消；半夏与生姜，属于相使配伍，理脾和胃，宣降气机，半夏偏于降逆，生姜偏于宣发；人参与大枣、甘草，属于相须配伍，增强补益中气；柴胡、黄芩与半夏、生姜，属于相反、相畏配伍，相反者，柴胡、黄芩清热，半夏、生姜温中，寒药用量大于温热药，相畏者，半夏、生姜制约柴胡、黄芩寒清凝滞；柴胡与人参，属于相反、相使配伍，相反者，寒热同用，相使者，柴胡清热升清，人参益气升清；柴胡、黄芩与甘草，属于相畏配伍，甘草制约柴胡、黄芩苦寒清热伤胃。

3.权衡用量比例　柴胡与黄芩的用量比例为8∶3，提示辛透与苦清间的用量关系，以治少阳胆热；半夏与生姜为4∶3，提示降逆与宣散间的用量关系，以治浊气壅滞；人参与大枣、甘草为3∶10∶3，提示大补与缓急间的用量关系，以治气虚；柴胡、黄芩与生姜、半夏为8∶3∶3∶4，提示清热与温降散寒间的用量关系；人参与柴胡为3∶8，提示益气与清热间的用量关系，以治热伤气。

【经典导读】

（1）太阳病，十日以去，脉浮细而嗜卧者，外已解也；设胸满胁痛者，与小柴胡汤；脉但浮者，与麻黄汤。（37）

（2）伤寒五六日中风，往来寒热，胸胁苦满，嘿嘿不欲饮食，心烦，喜呕，或胸中烦而不呕，或渴，或腹中痛，或胁下痞硬，或心下悸，小便不利，或不渴，身有微热，或咳者，小柴胡汤主之。（96）

（3）血弱气尽，腠理开，邪气因入，与正气相搏，结于胁下。正邪分争，往来寒热，休作有时，嘿嘿不欲饮食。脏腑相连，其痛必下，邪高痛下，故使呕也，小柴胡汤主之。服柴胡汤已，渴者，属阳明，以法治之。（97）

（4）伤寒四五日，身热，恶风，颈项强，胁下满，手足温而渴者，小柴胡汤

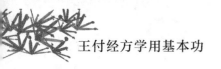

主之。(99)

(5)伤寒，阳脉涩，阴脉弦，法当腹中急痛，先与小建中汤；不差者，小柴胡汤主之。(100)

(6)伤寒，中风，有柴胡证，但见一证便是，不必悉具。凡柴胡汤病证而下之，若柴胡证不罢者，复与柴胡汤，必蒸蒸而振，却复发热汗出而解。(101)

(7)太阳病，过经十余日，反二三下之，后四五日，柴胡证仍在者，先与小柴胡汤；呕不止，心下急，郁郁微烦者，为未解也，与大柴胡汤下之则愈。(103)

(8)妇人中风，七八日续得寒热，发作有时，经水适断者，此为热入血室，其血必结，故使如疟状，发作有时，小柴胡汤主之。(144)(第二十二　1)

(9)伤寒五六日，头汗出，微恶寒，手足冷，心下满，口不欲食，大便硬，脉细者，此为阳微结，必有表，复有里也；脉沉，亦在里也，汗出为阳微。假令纯阴结，不得复有外证，悉入在里，此为半在里半在外也。脉虽沉紧，不得为少阴病，所以然者，阴不得有汗。今头汗出，故知非少阴也，可与小柴胡汤。设不了了者，得屎而解。(148)

(10)伤寒五六日，呕而发热者，柴胡汤证具，而以他药下之，柴胡证仍在者，复与柴胡汤。此虽已下之，不为逆，必蒸蒸而振，却发热汗出而解。若心下满而硬痛者，此为结胸也，大陷胸汤主之。但满而不痛者，此为痞，柴胡不中与之，宜半夏泻心汤。(149)

(11)阳明病，发潮热，大便溏，小便自可，胸胁满不去者，与小柴胡汤。(229)

(12)阳明病，胁下硬满，不大便而呕，舌上白胎者，可与小柴胡汤；上焦得通，津液得下，胃气因和，身濈然汗出而解。(230)

(13)阳明中风，脉弦浮大而短气，腹都满，胁下及心痛，久按之气不通，鼻干，不得汗，嗜卧，一身及目悉黄，小便难，有潮热，时时哕，耳前后肿。刺之小差，外不解。病过十日，脉续浮者，与小柴胡汤。(231)

(14)少阳之为病，口苦，咽干，目眩也。(263)

(15)本太阳病不解，转入少阳者，胁下硬满，干呕，不能食，往来寒热，

尚未吐下，脉沉紧者，与小柴胡汤。（266）

（16）呕而发热者，小柴胡汤主之。（379）（第十七 15）

（17）伤寒差以后，更发热，小柴胡汤主之；脉浮者，以汗解之；脉沉实者，以下解之。（394）

（18）诸黄，腹痛而呕者，宜柴胡汤。必小柴胡汤。（第十五 21）

（19）产妇郁冒，其脉微弱，呕不能食，大便反坚，但头汗出。所以然者，血虚而厥，厥而必冒。冒家欲解，必大汗出。以血虚下厥，孤阳上出，故头汗出。所以产妇喜汗出者，亡阴血虚，阳气独盛，故当汗出，阴阳乃复。大便坚，呕不能食，小柴胡汤主之。（第二十一 2）

【应用指征】 本方以清热调气益气为主，主治少阳胆热气郁证、热入血室证或胆热发黄证，常见症状：（产妇）郁冒，目眩，头汗出，咽干，口苦，颈项强，心烦，心下悸，心痛，嘿嘿，厥（神志昏厥），胸满，胁痛，胸胁苦满，胸中烦而不呕，胁下满，胁下痞硬，胁下硬满，胁下及心痛，咳嗽，喜呕或干呕，不能食，心下满，口不欲食，呕而发热，腹中痛，腹中急痛，小便不利或小便自可，大便硬或大便溏，手足冷或手足温，厥（四肢厥冷）而必冒，经水适断，热入血室，渴或不渴，身热，身有微热，发热，发潮热，往来寒热，休作有时，汗出，诸黄，一身及目悉黄，阳脉涩，阴脉弦，或脉微弱，或脉沉紧，或脉细。

【运用须知】 关注方药煎煮、服用方法及加减用药，即"上七味，以水一斗二升，煮取六升，去滓。再煎取三升，温服一升，日三服。若胸中烦而不呕，去半夏、人参，加瓜蒌实一枚；若渴，去半夏，加人参合前成四两半，瓜蒌根四两；若腹中痛，去黄芩，加芍药三两；若胁下痞硬，去大枣，加牡蛎四两；若心下悸，小便不利，去黄芩，加茯苓四两；若不渴，外有微热，去人参，加桂枝三两，温覆微汗愈；若咳，去人参、大枣、生姜，加五味子半升，干姜二两"。

【方证辨病】

（1）慢性胃炎、胃及十二指肠溃疡、慢性肝炎、原发性肝癌、脂肪肝、胆囊炎、胰腺炎、肝硬化等，辨证要点为胁痛，情绪低落，口苦，舌质红、苔薄黄。

（2）病毒性心肌炎、冠心病、高血压、传染性单核细胞增多症、心律失常、室性心动过速等，辨证要点为心悸，心痛，情绪低落，口苦，舌质红、苔薄黄。

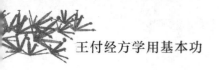

（3）糖尿病、甲状腺功能亢进症、网状内皮组织增生症、胶原病等，辨证要点为口苦，口渴，情绪异常，舌质红、苔薄黄。

（4）抑郁症、焦虑症、癫痫、精神分裂症等，辨证要点为胸胁苦闷，情绪低落，口苦，舌质红、苔薄黄。

（5）经前期紧张综合征、围绝经期综合征、产褥期精神障碍症等，辨证要点为月经不调，情绪异常，口苦，舌质红、苔薄黄。

（6）慢性肾小球肾炎、肾病综合征、肾绞痛、尿毒症、肾盂肾炎等，辨证要点为小便不利，胸胁胀闷，口苦，情绪异常，舌质红、苔薄黄。

【医案助读】 彭某，女，49岁，郑州人。有3年围绝经期综合征病史，近因病证加重前来诊治。刻诊：月经无定期，经期情绪低落、心烦急躁，甚于夜间，时时发热，乳房胀痛，欲骂人且能控制，倦怠乏力，头晕目眩，口苦，欲饮水，舌质红、苔薄黄，脉沉。辨为热入血室夹气虚证，治当清热益气、疏肝理气，给予小柴胡汤、栀子豉汤与四逆散合方加味：柴胡24g，黄芩10g，姜半夏12g，红参10g，大枣12枚，生姜10g，栀子15g，淡豆豉10g，枳实12g，白芍12g，香附15g，川芎10g，炙甘草10g。6剂，每日1剂，水煎服，每日分三服。二诊：时时发热消退，以前方6剂续服。三诊：倦怠乏力、头晕目眩好转，以前方6剂续服。四诊：经期情绪好转，以前方6剂续服。五诊：月经来临，心烦急躁减轻，以前方6剂续服。六诊：经期乳房胀痛基本消除，以前方6剂续服。之后，又以前方治疗90余剂，诸症基本消除。为了巩固疗效，以前方变汤剂为散剂，每次6g，每日分三服，治疗3个月。随访1年，一切尚好。

【点评】 根据经期情绪低落、心烦急躁加重辨为热入血室，再根据欲骂人且能控制辨为热扰心神，因口苦、欲饮水辨为郁热，倦怠乏力、头晕目眩辨为气虚，因夜间加重辨为热入血室，以此辨为热入血室夹气虚证。方以小柴胡汤清热调气，补益中气；以栀子豉汤清热除烦；以四逆散疏肝解郁，调理气机，加香附疏肝行气，川芎行气活血。方药相互为用，以奏其效。

柴胡加芒硝汤

【方歌】　小柴胡汤加芒硝，辨治少阳及阳明，

　　　　内伤杂病诸般疾，康复诸疾方药精。

【组成】　柴胡二两十六铢（8g）　黄芩一两（3g）　人参一两（3g）　甘草炙，一两（3g）　生姜切，一两（3g）　半夏二十铢（2.1g）　大枣擘，四枚　芒硝二两（6g）

【解读方药】

1. 诠释用药要点　方中柴胡清胆热，疏胆气；黄芩清泄胆热；半夏醒脾和胃，降泄浊逆；生姜醒脾和胃降逆；芒硝清泻郁热；人参、大枣、甘草补益中气。

2. 剖析方药配伍　柴胡与黄芩，属于相使配伍，辛散透热，苦寒泻热，兼疏气机；黄芩与芒硝属于相使配伍，清热散结，导热下行；柴胡与黄芩、芒硝，属于相使配伍，使热既从外透又从内泻；半夏与生姜，属于相使配伍，辛开苦降，调理脾胃；柴胡、黄芩、芒硝与半夏、生姜，属于相反配伍，寒以清热，温以通阳，相互为用，制其偏性；柴胡、黄芩、芒硝与人参、大枣、甘草，属于相反配伍，清泻不伤中气，补益不恋郁热；半夏、生姜与人参、大枣、甘草，属于相使配伍，辛开苦降，补益正气。

3. 权衡用量比例　柴胡与黄芩的用量比例为 8：3，提示透热与清热间的用量关系，以治郁热；黄芩与芒硝为 1：2，提示清热与泻热间的用量关系；柴胡、黄芩与芒硝为 8：3：6，提示辛散与清泻间的用量关系，以治热结；半夏与生姜为 2.1：3，提示降泄与宣散间的用量关系；柴胡、黄芩、芒硝与人参、大枣、甘草为 8：3：6：3：10：3，提示清透郁热与益气间的用量关系，以治虚实夹杂。

因柴胡加芒硝汤用量偏小，临证可根据病变证机在原方用量基础上加大 2～3 倍。

【经典导读】　伤寒十三日不解，胸胁满而呕，日晡所发潮热，已而微利，此本柴胡证。下之以不得利，今反利者，知医以丸药下之，此非其治也。潮热者，实也。先宜服小柴胡汤以解外，后以柴胡加芒硝汤主之。（104）

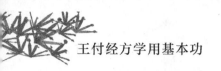

【应用指征】 本方以清疏少阳，兼泻阳明为主，主治少阳郁热证或少阳阳明热证，常见症状：胸胁满，呕吐，日晡所发潮热，胁痛，腹胀，舌质红、苔薄黄。

【运用须知】 关注方药煎煮与服用方法，即"上八味，以水四升，煮取二升，去滓。内芒硝，更煮微沸，分温再服。不解，更作"。

【方证辨病】

（1）免疫功能低下、免疫机能缺陷、内分泌失调等，辨证要点为低热，乏力，大便不畅，情绪急躁，舌质红、苔薄黄。

（2）胆结石、肝硬化、急慢性胆囊炎、急慢性胃炎、急慢性胰腺炎等，辨证要点为心下支结或疼痛，大便干结，情绪急躁，舌质红、苔薄黄。

【医案助读】 柴某，女，28岁，郑州人。低热（37.3℃）一年余，曾被诊断为免疫功能低下，经省、市级多家医院诊治，但未能达到预期治疗目的，近由亲戚介绍前来诊治。刻诊：低热，倦怠乏力，头晕目眩，情绪低落，不欲言语，大便干结，口渴欲饮，舌质红、苔薄黄，脉沉弱。辨为郁热内结、气机郁滞证，治当清泻胆热、调理气机，给予柴胡加芒硝汤与桂枝汤合方加味：柴胡24g，黄芩10g，姜半夏12g，芒硝6g，红参10g，大枣12枚，桂枝10g，生姜10g，白芍12g，炙甘草6g。6剂，每日1剂，水煎服，每日分三服。二诊：低热好转，以前方6剂续服。三诊：大便通畅，以前方6剂续服。四诊：低热消除，大便略溏，减芒硝为3g，以前方6剂续服。五诊：情绪好转，大便正常，以前方6剂续服。六诊：诸症悉除，以前方6剂续服。随访1年，一切尚好。

【点评】 根据情绪低落、不欲言语辨为胆气郁滞，再根据低热辨为营卫不和；因倦怠乏力辨为气虚，又因大便干结、舌质红、苔薄黄辨为郁热内结，以此辨为郁热内结、气机郁滞证。方以柴胡加芒硝汤清泻郁热，调理气机；以桂枝汤调和营卫，辛散透热。方药相互为用，以奏其效。

柴胡加龙骨牡蛎汤

【方歌】 柴胡加龙骨牡蛎，人参黄芩铅生姜，桂枝茯苓黄半夏，大枣煎煮效力强。

【组成】 柴胡四两（12g） 龙骨一两半（4.5g） 黄芩一两半（4.5g） 生姜切，一两半（4.5g） 铅丹一两半（4.5g） 人参一两半（4.5g） 桂枝去皮，一两半（4.5g） 茯苓一两半（4.5g） 半夏洗，二合半（6g） 大黄二两（6g） 牡蛎熬，一两半（4.5g） 大枣擘，六枚

【解读方药】

1. **诠释用药要点** 方中柴胡清胆热，调气机；龙骨重镇安神；黄芩清泻郁热；茯苓宁心安神，兼益心气；牡蛎清热，潜阳安神；铅丹泻热解毒，镇惊降逆；桂枝通阳化气；半夏醒脾降逆；生姜和胃调中；人参、大枣益气补中。

2. **剖析方药配伍** 柴胡与黄芩，属于相使配伍，透热于外，清热于内；半夏与生姜，属于相使配伍，辛开苦降，调理气机；龙骨、牡蛎与铅丹，属于相使配伍，潜阳敛阴，重镇安神，兼以化痰；人参与大枣，属于相须配伍，补益中气；茯苓与人参、大枣，属于相使配伍，增强益气安神，兼以渗利；桂枝与生姜，属于相须配伍，辛散温通，调理脾胃；大黄与柴胡、黄芩，属于相使配伍，增强清解郁热；大黄与桂枝，属于相反配伍，温通不助热，寒清不凝结；大黄与大枣，属于相畏配伍，大枣益气制约大黄泻热伤气。

3. **权衡用量比例** 柴胡与黄芩的用量比例为4∶1.5，提示透热与清热间的用量关系，以治郁热；半夏与生姜为4∶3，提示降逆与宣散间的用量关系，以治郁结；龙骨、牡蛎与铅丹为1∶1∶1，提示潜阳安神与泻热安神间的用量关系，以治心烦；人参与大枣为1.5∶5，提示大补与缓补间的用量关系，以治气虚；茯苓与人参、大枣为1.5∶1.5∶5，提示渗利安神与益气安神间的用量关系；大黄与柴胡、黄芩为4∶8∶3，提示泻热与清透间的用量关系，以治积热；大黄与桂枝为4∶3，提示寒泻与温通间的用量关系；大黄与大枣为2∶5，提示寒泻与甘缓间的用量关系。

因柴胡加龙骨牡蛎汤用量偏小，临证可根据病变证机在原方用量基础上加大2～3倍。

【经典导读】 伤寒八九日，下之，胸满烦惊，小便不利，谵语，一身尽重，不可转侧者，柴胡加龙骨牡蛎汤主之。（107）

【应用指征】 本方以清胆调气、清心安神为主，主治心胆郁热证，常见症状：

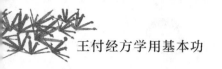

失眠，多梦，头晕目眩，胸满烦惊，谵语，一身尽重，不可转侧，小便不利。

【运用须知】 关注方药煎煮与服用方法，即"上十二味，以水八升，煮取四升，内大黄，切如棋子，更煮一两沸，去滓。温服一升。本云：柴胡汤，今加龙骨等"。

【方证辨病】

（1）癫痫、精神分裂症、抑郁症、强迫症、梅尼埃病、神经性头痛等，辨证要点为情绪低落，默默不语，心烦急躁，乏力，舌质淡红、苔薄黄。

（2）高血压、频发性室性期前收缩、冠心病、病毒性心肌炎等，辨证要点为心悸，心痛，表情沉默，舌质淡红、苔薄黄。

（3）围绝经期综合征、甲状腺功能亢进症、弥漫性甲状腺肿等，辨证要点为情绪低落，心烦急躁，失眠多梦，舌质淡红、苔薄黄。

【医案助读】 杨某，女，54岁，郑州人。有6年围绝经期综合征病史，经常服用中、西药，但未能达到预期治疗目的，近由病友介绍前来诊治。刻诊：胸胁烦满，胆小易惊，心烦急躁，肢体困重，精神抑郁，面部烘热，头昏头沉，口苦，舌质红、苔黄厚腻，脉沉滑。辨为心胆气郁、痰热蕴结证，治当调理心胆、清热化痰，给予柴胡加龙骨牡蛎汤与小陷胸汤合方加味：柴胡24g，龙骨10g，黄芩10g，生姜10g，朱砂（冲服）3g，红参10g，桂枝10g，茯苓10g，姜半夏12g，大黄6g，牡蛎10g，黄连10g，全瓜蒌30g，大枣12枚。6剂，每日1剂，水煎服，每日分三服。二诊：心烦急躁有所缓解，以前方6剂续服。三诊：面部烘热消除，胸胁烦满减轻，以前方6剂续服。四诊：肢体困重、头昏头沉减轻，以前方6剂续服。五诊：精神好转，胆小易惊基本消除，以前方6剂续服。六诊：肢体困重、头昏头沉基本消除，以前方6剂续服。之后，为了巩固治疗效果，又以前方治疗150余剂。随访1年，一切尚好。

【点评】 根据胆小易惊、口苦辨为心胆郁热，再根据心烦急躁、精神抑郁辨为心胆气郁；因肢体困重、头昏头沉辨为痰蕴，又因面部烘热、苔黄厚腻辨为痰热，以此辨为心胆气郁、痰热蕴结证。方以柴胡加龙骨牡蛎汤（因药房无铅丹，以朱砂代）清解郁热，调达气机，安神定志；以小陷胸汤清热化痰，降逆宽胸。方药相互为用，以奏其效。

柴胡桂枝干姜汤

【方歌】　柴胡桂枝干姜汤，栝楼牡蛎芩甘草，

小便不利头汗出，辨治杂病功效好。

【组成】　柴胡半斤（24g）　桂枝去皮，三两（9g）　干姜二两（6g）　栝楼根四两（12g）　黄芩三两（9g）　牡蛎熬，三两（9g）　甘草炙，二两（6g）

【解读方药】

1. **诠释用药要点**　方中柴胡清胆热，调气机；黄芩清泄胆热；栝楼根清热利饮；牡蛎软坚散结；桂枝通阳化饮；干姜温阳化饮；甘草益气和中，顾护脾胃。

2. **剖析方药配伍**　柴胡与黄芩，属于相使配伍，清透泻热；桂枝与干姜，属于相使配伍，温阳通阳化饮；天花粉（栝楼根）与牡蛎，属于相使配伍，养阴之中以敛阴，敛阴之中以生津；桂枝、干姜与天花粉、牡蛎，属于相反、相使配伍，相反者，温阳化饮与敛阴益阴同用，相使者，阳得阴化气，阴得阳生津，杜绝饮生之源；甘草与柴胡、黄芩，属于相畏配伍，甘草益气制约苦寒药伤阳；甘草与桂枝、干姜，属于相使配伍，温阳益气化阳；甘草与天花粉、牡蛎属于相使配伍，气以化阴，阴以化气。

3. **权衡用量比例**　柴胡与黄芩的用量比例为 8：3，提示透热与清热间的用量关系，以治郁热；桂枝与干姜为 3：2，提示通阳化饮与温阳化饮间的用量关系，以治阳郁；天花粉与牡蛎为 4：3，提示益阴与敛阴间的用量关系，以治津伤；桂枝、干姜与天花粉、牡蛎为 3：2：4：3，提示温阳通阳化饮与益阴敛阴间的用量关系；甘草与柴胡、黄芩为 2：8：3，提示益气与清透间的用量关系；甘草与桂枝、干姜为 2：3：2，提示益气与温阳通阳间的用量关系；甘草与天花粉、牡蛎为 2：4：3，提示益气与益阴敛阴间的用量关系。

【经典导读】　伤寒五六日，已发汗而复下之，胸胁满微结，小便不利，渴而不呕，但头汗出，往来寒热，心烦者，此为未解也，柴胡桂枝干姜汤主之。（147）

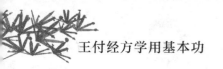

【应用指征】 本方以清热调气、温阳化饮，兼以益阴为主，主治少阳阳郁伤阴证或阳郁津伤水饮证，常见症状：头汗出，心烦，胸胁满微结，小便不利，往来寒热，渴而不呕。

审病变证机仅有阳郁水气，桂枝、干姜即发挥温阳化水作用；若病变证机无水气，用之则温阳通阳；若病变证机夹有阴津损伤，天花粉、牡蛎即发挥养阴敛阴作用；若病变证机无夹阴伤，用之既能制约温热药伤津，又能助柴胡、黄芩清热益阴。

【运用须知】 关注方药煎煮与服用方法，即"上七味，以水一斗二升，煮取六升，去滓，再煎取三升，温服一升，日三服。初服微烦，复服，汗出便愈"。

服药若出现微烦，则为正邪斗争的标志；再次服药汗出，则是邪退病愈的标志。

【方证辨病】

（1）内分泌性疾病、免疫性疾病等，辨证要点为低热，心烦，口渴，小便不利，舌质淡红、苔薄黄。

（2）肾病综合征、肾小球肾炎、心脏病心衰等，辨证要点为肢体颜面水肿，口渴，小便不利，舌质淡红、苔薄黄。

（3）抑郁症、精神分裂症、癔症等，辨证要点为心烦急躁，坐卧不安，口渴，头汗出，舌质淡红、苔薄黄。

【医案助读】 徐某，女，28岁，郑州人。有多年抑郁症病史，虽服用中、西药，但未能有效控制病情，近因病情加重前来诊治。刻诊：情绪低落，不欲言语，心烦失眠，淡漠人生，头汗出，胸胁胀闷，小便急，手足不温，口苦，口干欲饮水，舌质淡红、苔薄黄，脉沉弦。辨为少阳胆热气郁夹阴伤证，治当清热调气、温阳益阴，给予柴胡桂枝干姜汤与四逆散合方加味：柴胡24g，桂枝10g，干姜6g，天花粉12g，黄芩10g，牡蛎10g，白芍12g，枳实12g，酸枣仁40g，知母10g，炙甘草6g。6剂，水煎服，每日1剂，每日分三服。二诊：心烦失眠好转，以前方6剂续服。三诊：手足转温，口苦减轻，以前方6剂续服。四诊：头汗出止，情绪转佳，以前方6剂续服。五诊：胸胁胀闷、心烦失眠基本消除，以前方6剂续服。六诊：诸症较前又有好转，以前方6剂续服。之后，为了巩固疗效，又以前方治疗 110 余剂。随访 1 年，一切尚好。

【点评】 根据头汗出、口苦辨为郁热，再根据情绪低落、不欲言语辨为胆气内郁；因手足不温、舌质淡红辨为阳郁，又因口干欲饮水、小便急辨为阴伤，以此辨为少阳胆热气郁夹阴伤证。方以柴胡桂枝干姜汤清胆热，通阳气，兼益阴；以四逆散疏肝理气，调理气机，加酸枣仁养心安神，知母清热益阴。方药相互为用，以奏其效。

黄芩加半夏生姜汤

【方歌】 黄芩加半夏生姜，大枣甘草芍药加，
辨治胆胃有呕逆，清温补益效最佳。

【组成】 黄芩三两（9g）　芍药二两（6g）　甘草炙，二两（6g）　大枣擘，十二枚　半夏洗，半升（12g）　生姜切，一两半（4.5g）

【解读方药】

1. 诠释用药要点　方中黄芩清热燥湿；芍药益营缓急；半夏降逆和胃；生姜醒脾和胃；大枣、甘草补益中气。

2. 剖析方药配伍　黄芩与芍药，属于相反配伍，补泻同用，黄芩清热止利，芍药敛阴缓急；半夏与生姜，属于相使配伍，半夏助生姜和胃，生姜助半夏降逆；大枣与甘草，属于相须配伍，增强补益中气；黄芩与大枣、甘草，属于相反、相畏配伍，大枣、甘草益气制约黄芩清热伤胃，黄芩清热制约大枣、甘草补益助热；芍药与大枣、甘草，属于相使配伍，益气生血，缓急止痛；半夏、生姜与大枣、甘草，属于相使配伍，醒脾和胃，补益中气。

3. 权衡用量比例　黄芩与芍药的用量比例为 3：2，提示清热与补血间的用量关系，以治热利；半夏与生姜为近 3：1，提示降逆与宣发间的用量关系，以治呕逆；芍药与大枣、甘草为 1：5：1，提示补血缓急与益气缓急间的用量关系，以治气血虚；半夏、生姜与大枣、甘草为 4：1.5：10：2，提示醒脾和胃与益气缓急间的用量关系，以治胃气不降。

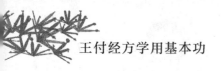

【经典导读】 太阳与少阳合病，自下利者，与黄芩汤；若呕者，黄芩加半夏生姜汤主之。（172）

【应用指征】 本方以清热止利、补血缓急、降逆止呕为主，主治胆热胃寒证，常见症状：呕吐，口苦，腹痛，下利，倦怠乏力，舌质淡红、苔薄黄。

【运用须知】 关注方药煎煮与服用方法，即"上六味，以水一斗，煮取三升，去滓。温服一升，日再夜一服"。

【方证辨病】

（1）细菌性痢疾、急慢性肠炎、溃疡性结肠炎等，辨证要点为腹泻，肛门灼热，恶心呕吐，面色不荣，口苦，舌质淡红、苔黄腻。

（2）慢性胃炎、慢性胆囊炎、慢性胰腺炎等，辨证要点为脘腹疼痛，脘腹怕冷，口苦，舌质淡红、苔黄腻。

小青龙加石膏汤

【方歌】 小青龙汤加石膏，寒饮郁肺夹郁热，

肺胀咳喘又烦躁，温肺化饮清郁热。

【组成】 麻黄去节，三两（9g） 芍药三两（9g） 细辛三两（9g） 干姜三两（9g） 甘草炙，三两（9g） 桂枝去皮，三两（9g） 五味子半升（12g） 半夏洗，半升（12g） 石膏二两（6g）

【解读方药】

1. 诠释用药要点 方中麻黄解表散寒，宣肺平喘；桂枝解表化饮，温肺化饮；半夏降肺温肺，化饮止咳，燥湿醒脾；干姜温肺散寒，温阳化饮；细辛温阳化饮；五味子收敛肺气；芍药补血敛阴；石膏清泻肺热；甘草补益中气。

2. 剖析方药配伍 麻黄与桂枝、细辛，属于相须配伍，增强治表散寒，治里温肺；麻黄与干姜，属于相使配伍，温肺宣肺化饮；干姜与细辛，属于相使配伍，温肺化饮；五味子与干姜、细辛，属于相反、相畏配伍，相反者，五味子敛阴，干姜、细辛化饮，相畏者，五味子制约干姜、细辛温化伤阴；麻黄与半

夏，属于相使配伍，麻黄治肺偏于宣发，半夏治肺偏于降泄；麻黄与五味子，属于相反、相畏配伍，五味子收敛制约麻黄宣发耗散，麻黄宣散制约五味子敛肺留邪；麻黄与芍药，属于相反、相畏配伍，相反者，麻黄宣发，芍药益血，相畏者，芍药制约麻黄宣发伤血；麻黄与甘草，属于相反、相畏配伍，相反者，麻黄宣发，甘草补益，相畏者，甘草制约麻黄宣肺伤气；五味子与芍药，属于相使配伍，敛阴益血；石膏与芍药，属于相使配伍，芍药助石膏清热，石膏助芍药敛阴；石膏与麻黄、桂枝、细辛，属于相反、相畏配伍，石膏清热，麻黄、桂枝、细辛散寒，相互为用，制其偏性；五味子与甘草，属于相使配伍，酸甘化阴，益气缓急。

3.权衡用量比例 麻黄与桂枝、细辛的用量比例为 1：1：1，提示宣肺与化饮间的用量关系，以治寒邪；麻黄与半夏为 3：4，提示宣肺与降逆间的用量关系，以治咳喘；芍药与五味子为 3：4，提示补血与敛阴间的用量关系；五味子与干姜、细辛为 4：3：3，提示敛肺与温肺化饮间的用量关系；五味子与甘草为 4：3，提示敛肺与益气间的用量关系；石膏与芍药为 2：3，提示清热与敛阴间的用量关系，以治郁热；石膏与麻黄、桂枝、细辛为 2：3：3：3，提示清热与宣肺化饮间的用量关系，以治寒夹热。

【经典导读】 肺胀，咳而上气，烦躁而喘，脉浮者，心下有水，小青龙加石膏汤主之。(第七 14)

【应用指征】 本方以解表散寒、温肺化饮，兼以清热为主，主治太阳伤寒证与寒饮郁肺夹热证相兼或寒饮郁肺夹热证，常见症状：烦躁，咳而上气，气喘，脉浮。

【运用须知】 关注方药煎煮、服用方法及注意事项，即"上九味，以水一斗，先煮麻黄，去上沫，内诸药，煮取三升。强人服一升，羸者减之，日三服，小儿服四合"。

【方证辨病】

(1)慢性支气管炎、支气管哮喘、支气管扩张、慢性阻塞性肺疾病等，辨证要点为咳喘，痰多清稀色白，无汗，舌质红、苔薄黄或黄白夹杂。

(2)肾病综合征水肿、急性肾小球肾炎、输尿管炎等，辨证要点为肢体水

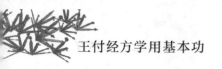
肿，手足不温，无汗，舌质红、苔薄黄或黄白夹杂。

（3）过敏性鼻炎、鼻窦炎、额窦炎等，辨证要点为鼻塞，头痛，无汗，舌质红、苔薄黄或黄白夹杂。

（4）过敏性皮炎、神经性皮炎、脂溢性皮炎等，辨证要点为瘙痒，因寒加重，无汗，舌质淡红、苔薄黄。

【医案助读】 海某，男，68岁，郑州人。有多年慢性阻塞性肺疾病病史，近因病证加重前来诊治。刻诊：咳嗽，气喘，因寒及动则加重，痰多清稀色白，时夹黏稠黄痰，倦怠乏力，口渴欲饮热水，舌质淡红、苔白腻，脉虚弱。辨为肺虚寒痰夹热证，治当益肺温阳、宣降肺气，兼益肺气，给予小青龙加石膏汤、葶苈大枣泻肺汤与海蛤汤合方加味：麻黄10g，桂枝10g，干姜10g，细辛10g，白芍10g，姜半夏12g，五味子12g，海马10g，蛤蚧1对，石膏45g，葶苈子10g，大枣10枚，炙甘草10g。6剂，每日1剂，水煎服，每日分三服。二诊：动则咳喘减轻，以前方6剂续服。三诊：倦怠乏力好转，减海马为5g，以前方6剂续服。四诊：痰量减少，未再出现黏稠黄痰，减石膏为30g，以前方6剂续服。五诊：诸症明显好转，减去海马、蛤蚧，以前方6剂续服。六诊：诸症基本消除，以前方6剂续服。之后，又以前方治疗120余剂，病情稳定，诸症未再发作。为了巩固疗效，以前方变汤剂（仍用海马、蛤蚧）为散剂，每次6g，每日分三服，治疗半年。随访1年，诸症缓解，未再发作。

【点评】 根据咳喘、因寒加重辨为寒，再根据咳喘因动则加重、脉虚弱辨为气虚，因黏稠黄痰、口渴欲饮热水辨为寒夹热，以此辨为肺虚寒痰夹热证。方以小青龙加石膏汤辛温散寒，宣肺降逆，兼清郁热；以葶苈大枣泻肺汤清热降肺益气；以海蛤汤益气补阳，摄纳肺肾。方药相互为用，以奏其效。

厚朴麻黄汤

【方歌】 厚朴麻黄汤石膏，细辛小麦五味子，

　　　　干姜杏仁与半夏，寒饮夹热服之宜。

【组成】 厚朴五两（15g） 麻黄四两（12g） 石膏如鸡子大（48g） 杏仁半升（12g） 半夏半升（12g） 干姜二两（6g） 细辛二两（6g） 小麦一升（24g） 五味子半升（12g）

【解读方药】

1. **诠释用药要点** 方中厚朴下气平喘；麻黄宣肺平喘；石膏清泻肺热；杏仁降肺平喘；半夏降肺燥湿；干姜温肺化饮；细辛宣肺化饮；五味子收敛肺气；小麦补益肺气。

2. **剖析方药配伍** 厚朴与麻黄，属于相须配伍，厚朴助麻黄宣肺平喘，麻黄助厚朴下气降逆；干姜与细辛，属于相使配伍，温肺宣肺化饮；石膏与干姜、细辛，属于相反、相畏配伍，相反者，石膏清郁热，干姜、细辛散肺寒，相畏者，石膏制约干姜、细辛散寒助热，干姜、细辛制约石膏清热寒凝；麻黄与细辛，属于相须配伍，增强温肺化饮，止咳平喘；半夏与杏仁，属于相须配伍，增强降逆化痰，止咳平喘；麻黄、细辛与杏仁、半夏，属于相反、相使配伍，相反者，麻黄、细辛宣肺，半夏、杏仁降肺，相使者，宣中有降，降中有宣；麻黄与五味子，属于相反、相畏配伍，五味子收敛制约麻黄宣散耗伤，麻黄宣散制约五味子收敛助邪；五味子与干姜、细辛，属于相畏配伍，五味子制约干姜、细辛温肺化饮伤阴，干姜、细辛制约五味子益肺恋邪；五味子与半夏、杏仁，属于相反、相使配伍，相反者，五味子益阴，半夏、杏仁化痰，相使者，五味子使半夏、杏仁降中有敛，半夏、杏仁使五味子敛中有降；小麦与五味子，属于相使配伍，小麦助五味子益气化阴，五味子助小麦益阴化气。

3. **权衡用量比例** 厚朴与麻黄的用量比例为 5：4，提示下气降逆与宣肺间的用量关系，以治胸满；麻黄、干姜与细辛为 2：1：1，提示宣肺平喘与温肺化饮间的用量关系，以治肺郁；五味子与干姜、细辛为 2：1：1，提示益阴敛阴与温肺化饮间的用量关系，以治咳喘；五味子与半夏、杏仁为 1：1：1，提示益阴与化痰间的用量关系；石膏与麻黄、干姜、细辛为 8：2：1：1，提示清热与温宣间的用量关系，以治寒夹热；麻黄与小麦为 1：2，提示宣发与益气间的用量关系；石膏与小麦为 2：1，提示清热与益气间的用量关系，以治郁热。

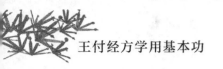

【经典导读】 咳而脉浮者，厚朴麻黄汤主之。（第七 8）

【应用指征】 本方以温肺降逆、宣肺散寒，兼清郁热为主，主治寒饮夹热证，常见症状：咳嗽，胸满，胸闷，咯痰，舌质淡红、苔黄白夹杂，脉浮。

【运用须知】 关注方药煎煮、服用方法及加减用药、注意事项，即"上九味，以水一斗二升，先煮小麦熟，去滓。内诸药，煮取三升，温服一升，日三服"。

【方证辨病】

（1）慢性支气管炎、支气管哮喘、支气管扩张、阻塞性肺疾病、间质性肺疾病等，辨证要点为咳嗽，气喘，痰多色白或夹黄，舌质淡红、苔黄。

（2）胸膜炎、胸膜粘连等，辨证要点为咳嗽，胸痛，因寒加重，口渴，舌质淡红、苔薄黄。

【医案助读】 周某，女，55岁，郑州人。有多年慢性支气管炎病史，近因咳喘加重前来诊治。刻诊：咳嗽，气喘，因寒加重，痰多色白，时咯黄痰，胸满，胸闷，口渴欲饮热水，舌质淡红、苔薄黄，脉浮。辨为寒饮郁肺夹热证，治当温肺散寒、下气止逆、兼清郁热，给予厚朴麻黄汤与葶苈大枣泻肺汤合方加味：厚朴15g，麻黄12g，石膏48g，杏仁12g，姜半夏12g，干姜6g，细辛6g，小麦24g，五味子12g，葶苈子10g，大枣10枚，黄芩10g，炙甘草10g。6剂，每日1剂，水煎服，每日分三服。二诊：咳嗽减轻，以前方6剂续服。三诊：咯痰减少，以前方6剂续服。四诊：胸满、胸闷基本解除，以前方6剂续服。五诊：气喘止，以前方6剂续服。六诊：诸症基本消除，以前方变汤剂为散剂，每次6g，每日分三服，治疗4个月。随访1年，一切尚好。

【点评】 根据咳喘、因寒加重辨为寒，再根据口渴欲饮热水、苔薄黄辨为寒夹热，因胸满、胸闷辨为气郁，以此辨为寒饮郁肺夹热证。方以厚朴麻黄汤温肺止逆，兼清郁热；以葶苈大枣泻肺汤清热降肺止逆，加黄芩清泻郁热，炙甘草兼益肺气。方药相互为用，以奏其效。

越婢加半夏汤

【方歌】 越婢汤中加半夏，清热散水温肺佳，

　　　　咳而上气其人喘，目如脱状脉浮大。

【用法】 麻黄六两（18g）　石膏半斤（24g）　生姜三两（9g）　大枣十五枚　甘草二两（6g）　半夏半升（12g）

【解读方药】

1. **诠释用药要点**　方中麻黄发汗解表化痰；生姜辛散宣肺行水；石膏清泻郁热；半夏醒脾燥湿化痰；大枣、甘草补益中气。

2. **剖析方药配伍**　麻黄与石膏，属于相反、相畏配伍，相反者，麻黄辛温发汗化痰，石膏寒凉清泻郁热，相畏者，麻黄制约石膏寒清凝滞，石膏制约麻黄发散助热；麻黄与生姜，属于相须配伍，增强发汗行水，化痰消肿；麻黄与半夏，属于相使配伍，麻黄助半夏化痰止咳，半夏助麻黄化痰降逆；半夏与大枣、甘草，属于相使配伍，半夏使大枣、甘草健脾化湿，大枣、甘草使半夏醒脾燥湿。

3. **权衡用量比例**　麻黄与石膏的用量比例为 3∶4，提示宣发与清热间的用量关系，以治郁热；麻黄与生姜为 2∶1，以治肿胀；麻黄与半夏为 3∶2，提示宣发与降逆间的用量关系，以治咳喘；半夏与大枣、甘草为 2∶6∶1，提示降逆与益气间的用量关系。

【经典导读】 咳而上气，此为肺胀，其人喘，目如脱状，脉浮大者，越婢加半夏汤主之。（第七　13）

【应用指征】 本方以温肺化饮、清热散水为主，主治寒饮郁肺夹热水气证，常见症状：咳而上气，气喘，目如脱状，舌质淡红、苔薄黄，脉浮大。

【运用须知】 关注方药煎煮与服用方法，即"上六味，以水六升，先煮麻黄，去上沫，内诸药，煮取三升，分温三服"。

【方证辨病】

（1）肾小球肾炎、肾盂肾炎、肾病综合征等，辨证要点为眼睑水肿，咳嗽，

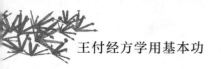
口渴，舌质淡红、苔薄黄。

（2）脂溢性皮炎、接触性皮炎、荨麻疹、湿疹等，辨证要点为丘疹渗黄水，瘙痒，困倦，舌质淡红、苔薄黄。

（3）慢性支气管炎、支气管肺炎、流行性感冒等，辨证要点为咳嗽，痰色黄白夹杂，舌质淡红、苔薄黄。

【医案助读】 程某，男，63岁，郑州人。有多年慢性支气管炎病史，近因咳喘加重前来诊治。刻诊：咳嗽，气喘，因寒加重，痰多黄白夹杂，咯痰不爽，胸闷，颜面肿胀，口渴欲饮热水，舌质淡红、苔黄腻，脉浮略数。辨为寒饮郁肺夹热水气证，治当温肺化饮、清热散水，给予越婢加半夏汤、小陷胸汤与葶苈大枣泻肺汤合方加味：麻黄18g，石膏24g，生姜10g，大枣15枚，姜半夏12g，黄连3g，全瓜蒌30g，葶苈子10g，杏仁15g，厚朴15g，生甘草6g。6剂，每日1剂，水煎服，每日分三服。二诊：咳喘减轻，以前方6剂续服。三诊：咯痰减少，以前方6剂续服。四诊：胸闷好转，以前方6剂续服。五诊：颜面肿胀减轻，以前方6剂续服。六诊：诸症较前又有减轻，以前方6剂续服。七诊：诸症基本消除，为了巩固疗效，又以前方治疗30余剂。之后，以前方变汤剂为散剂，每次6g，每日分三服，治疗2个月。随访1年，一切尚好。

【点评】 根据咳喘因寒加重辨为寒，再根据痰多黄白夹杂、口渴欲饮热水辨为寒夹热，因颜面肿胀辨为水气浸淫，又因咯痰不爽、苔黄腻辨为水气痰热，以此辨为寒饮郁肺夹热水气证。方以越婢加半夏汤温肺清热，宣利水气；以小陷胸汤清热降逆，燥湿化痰；以葶苈大枣泻肺汤泻肺行水，加杏仁降肺化痰，厚朴下气化湿。方药相互为用，以奏其效。

越婢加术汤

【方歌】 越婢加术汤麻黄，石膏甘草大枣姜，
辨治面目身黄肿，行水清热病可康。

【组成】 麻黄六两 (18g)　石膏半斤 (24g)　生姜三两 (9g)　大枣十五枚　甘草二

两（6g）　白术四两（12g）

【解读方药】

1.诠释用药要点　方中麻黄发汗解表利水；生姜辛散行水；石膏清泻郁热；白术健脾益气制水；大枣、甘草补益中气。

2.剖析方药配伍　麻黄、石膏、生姜配伍关系见上方（越婢加半夏汤）。麻黄与白术，属于相反、相使配伍，相反者，麻黄泻实，白术治虚，相使者，麻黄助白术宣发制水，白术助麻黄燥湿散水；白术与大枣、甘草，属于相须配伍，益气健脾制水，杜绝水湿变生之源。

3.权衡用量比例　麻黄与石膏的用量比例为 3 ∶ 4，提示宣发利水与清热间的用量关系，以治郁热；麻黄与生姜为 2 ∶ 1，以治风水；麻黄与白术为 3 ∶ 2，提示宣发利水与益气间的用量关系；麻黄与大枣、甘草为 3 ∶ 6 ∶ 1，提示宣发利水与益气间的用量关系；白术与大枣、甘草为 2 ∶ 6 ∶ 1，提示健脾燥湿与益气缓急间的用量关系，以治水求本。

【经典导读】

（1）里水者，一身面目黄肿，其脉沉，小便不利，故令病水。假如小便自利，此亡津液，故令渴也。越婢加术汤主之。（第十四　5）

（2）里水，越婢加术汤主之；甘草麻黄汤亦主之。（第十四　25）

【应用指征】　本方以清宣郁热、散水消肿为主，主治阳郁水气证，常见症状：一身面目黄肿，小便不利，咳喘，腹胀，不思饮食，脉沉。

【运用须知】　关注方药煎煮、服用方法及加减用药，即"上六味，以水六升，先煮麻黄去沫，内诸药，煮取三升，分温三服。恶风者，加附子一枚，炮"。

【方证辨病】

（1）肾小球肾炎、肾盂肾炎、肾病综合征等，辨证要点为眼睑水肿，倦怠乏力，口渴，舌质淡红、苔薄黄。

（2）荨麻疹、脂溢性皮炎、接触性皮炎、湿疹等，辨证要点为丘疹渗黄水，瘙痒，困倦，舌质淡红、苔薄黄。

（3）慢性胃炎、慢性胆囊炎、慢性胰腺炎等，辨证要点为脘腹不适，肢体肿胀，舌质淡红、苔薄黄。

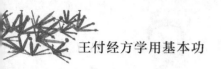
（4）支气管炎、支气管肺炎、流行性感冒等，辨证要点为咳嗽，咯黄痰，舌质淡红、苔薄黄。

【医案助读】 白某，男，72岁，郑州人。有多年肺源性心脏病病史，近因咳喘、水肿加重前来诊治。刻诊：咳嗽，气喘，心悸，胸闷，颜面及四肢水肿，身体烦热，舌质红、苔薄黄，脉沉。辨为心肺阳郁水气证，治当清宣郁热、散水消肿，给予越婢加术汤与猪苓汤合方加味：麻黄18g，石膏24g，生姜10g，大枣15枚，炙甘草6g，白术12g，茯苓10g，泽泻10g，猪苓10g，滑石10g，阿胶10g，杏仁15g，葶苈子15g。6剂，每日1剂，水煎服，每日分三服。二诊：水肿略有消退，以前方6剂续服。三诊：咳喘、心悸减轻，以前方6剂续服。四诊：水肿较前减轻，以前方6剂续服。五诊：胸闷消除，以前方6剂续服。六诊：诸症基本消除，以前方6剂续服。七诊：为了巩固疗效，又以前方治疗30余剂，病情稳定。之后，以前方变汤剂（每剂加蛤蚧1对）为散剂，每次6g，每日分三服，治疗半年。随访1年，一切尚好。

【点评】 根据身体烦热、舌质红辨为郁热，再根据颜面及四肢水肿辨为水热浸淫，因咳嗽、心悸辨为郁热在心肺，以此辨为心肺阳郁水气证。方以越婢加术汤清宣郁热，散水消肿；以猪苓汤清热利水消肿，加杏仁降肺止逆，葶苈子泻肺行水消肿，散剂加蛤蚧益气摄纳，治病求本。方药相互为用，以奏其效。

第 5 章
表 里 方

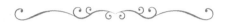

　　表里方是通过治表药与治里药并用的方法而达到治疗目的的方药，亦即表证当治表，里证当治里，表里兼证者当表里同治。表里方辨治中医证型并不局限于表里兼证，更可用于表证而酌情配伍治里药以兼顾脏腑与表之间的关系、里证酌情配伍治表药以使里邪向外透达，临证只要审明病变证机，即可以法选择方药。

大青龙汤

【方歌】　大青龙汤桂麻黄，杏草石膏姜枣藏，

　　　　　表实无汗里烦躁，解表清热杂病方。

【组成】　麻黄去节，六两（18g）　桂枝去皮，二两（6g）　甘草炙，二两（6g）　杏仁去皮尖，四十枚（7g）　生姜切，三两（9g）　大枣擘，十枚　石膏碎，如鸡子大（48g）

【解读方药】

　　1. **诠释用药要点**　方中麻黄解表散寒；石膏清泻蕴热；桂枝温散通经，助卫守营；杏仁肃降肺气，止咳平喘；生姜解表散寒，和胃宣肺；甘草、大枣补益中气。

　　2. **剖析方药配伍**　麻黄与桂枝、生姜，属于相须配伍，麻黄助桂枝、生

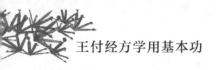

姜通经发汗，桂枝、生姜助麻黄发汗宣散；麻黄与杏仁，属于相使配伍，麻黄治肺偏于宣，杏仁治肺偏于降，宣降肺气；石膏与麻黄、桂枝、生姜，属于相反配伍，辛温药散寒于表，寒凉药清热于里，各奏其功；甘草与大枣，属于相须配伍，益气顾正；甘草、大枣与麻黄、桂枝、生姜，属于相反、相畏配伍，相反者，补泻同用，相畏者，益气药制约发汗药伤正；甘草、大枣与石膏，属于相反、相畏配伍，相反者，补泻同用，相畏者，益气药制约清热药伤胃。

3.**权衡用量比例** 麻黄与桂枝的用量比例为3∶1，以治表寒，若桂枝用量偏大，则会引起大汗出；麻黄与杏仁为近2∶1，若杏仁用量偏大则会影响麻黄发汗；麻黄与石膏为3∶8，若麻黄用量偏大则会引起大汗出，若石膏用量偏大则会影响麻黄发汗；甘草、大枣与麻黄、桂枝、生姜为2∶10∶6∶2∶3，提示益气与发散间的用量关系；甘草、大枣与石膏为1∶5∶8，提示益气与泻热间的用量关系。

【经典导读】

（1）太阳中风，脉浮紧，发热，恶寒，身疼痛，不汗出而烦躁者，大青龙汤主之。若脉微弱，汗出恶风者，不可服之。服之则厥逆，筋惕肉瞤，此为逆也。（38）

（2）伤寒，脉浮缓，身不痛，但重，乍有轻时，无少阴证者，大青龙汤发之。（39）

（3）病溢饮者，当发其汗，大青龙汤主之；小青龙汤亦主之。（第十二 23）

【应用指征】 本方以解表散寒、清泻里热为主，主治太阳伤寒证与里热证相兼或太阳营卫湿郁证，常见症状：发热，恶寒，身疼痛，不汗出，烦躁，病溢饮，身不痛，但重，乍有轻时，脉浮缓，或脉浮紧。

运用大青龙汤，若是辨治表里兼证，麻黄、桂枝、生姜、杏仁，以解表散寒，石膏清泻里热，大枣、甘草益气，制约解表药清里药伤气；若是辨治太阳营卫湿郁证，因治湿当大发其汗，大发其汗又易伤津，故配石膏制约麻黄以微微汗出。

【运用须知】 关注方药煎煮、服用方法及注意事项，即"上七味，以水九升，先煮麻黄，减二升，去上沫，内诸药，煮取三升，去滓，温服一升。取微似汗，汗出多者，温粉粉之。一服汗者，停后服。若复服，汗多亡阳，遂虚，恶风，烦躁，不得眠也"。

药以治病，用之不当，药以致病，即使症状相同，确立方药则异，提示治病用方贵在审证求机，因变而以法论治。

【方证辨病】

（1）感冒、流行性感冒、感染性疾病等，辨证要点为发热，身体疼痛，舌质淡红、苔黄。

（2）支气管炎、大叶性肺炎、支气管扩张等，辨证要点为咳嗽，因寒加重，舌质淡红、苔黄。

（3）肌肉风湿、关节风湿等，辨证要点为身体疼痛，因寒加重，舌质淡红、苔薄黄。

【医案助读】 杨某，男，62岁，郑州人。有10余年肌肉风湿病史，服用中、西药即能缓解症状表现，停药则诸症复发，近因肌肉疼痛加重前来诊治。刻诊：全身肌肉酸困疼痛，阴雨天加重，畏寒怕冷，口腔溃烂灼痛，口干，舌质红、苔薄黄，脉浮缓。辨为营卫寒湿、郁热浸扰证，治当散寒通经，兼清里热，给予大青龙汤与麻黄附子细辛汤合方加味：麻黄20g，桂枝6g，炙甘草6g，杏仁7g，生姜10g，大枣10枚，石膏48g，附子5g，细辛6g，知母15g，黄连10g，白芍15g。6剂，每日1剂，水煎服，每日分三服。二诊：口腔溃烂灼痛基本痊愈，以前方6剂续服。三诊：肌肉酸困疼痛减轻，以前方6剂续服。四诊：畏寒怕冷好转，以前方6剂续服。五诊：诸症较前均有明显好转，以前方治疗20余剂。之后，以前方变汤剂为丸剂，每次6g，每日分三服，治疗3个月。随访1年，一切尚好。

【点评】 根据肌肉酸困疼痛、阴雨天加重辨为营卫寒湿，再根据口腔溃烂灼痛、口干、舌质红辨为郁热在里，以此辨为营卫寒湿、郁热浸扰证。方以大青龙汤宣发散寒，清解里热；以麻黄附子细辛汤温阳散寒，通络止痛，加知母清热益阴，黄连清热泻火，白芍益血缓急止痛。方药相互为用，以奏其效。

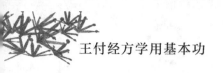

文蛤汤

【方歌】 文蛤汤中麻黄草，生姜石膏杏仁枣，

解表散邪兼清胃，除热解烦效果好。

【组成】 文蛤五两（15g）　麻黄三两（9g）　甘草三两（9g）　生姜三两（9g）　石膏五两（15g）　杏仁五十个（8.5g）　大枣十二枚

【解读方药】

1. **诠释用药要点**　方中文蛤清热益阴；麻黄解表散寒，温阳化饮；石膏清热生津；生姜辛温宣散，醒脾和胃；杏仁降泄浊逆；大枣、甘草益气和中。

2. **剖析方药配伍**　文蛤与石膏，属于相须配伍，增强清热养阴生津；麻黄与生姜，属于相须配伍，增强辛温解表，温阳化饮；麻黄与杏仁，属于相使配伍，麻黄宣发于外，杏仁肃降于内；大枣与甘草，属于相须配伍，增强补益中气；生姜与大枣，属于相使配伍，调补脾胃；麻黄与石膏，属于相反、相畏配伍，相反者，麻黄辛温宣发，石膏寒凉清热，相畏者，麻黄制约石膏寒清凝滞，石膏制约麻黄温宣不热；石膏、文蛤与大枣、甘草，属于相反、相畏配伍，大枣、甘草益气制约石膏、文蛤清泻伤胃，兼顾脾胃。

3. **权衡用量比例**　麻黄与生姜的用量比例为1：1，提示辛散宣发与辛散和胃间的用量关系，以治风寒；文蛤与石膏为1：1，以治郁热；麻黄、生姜与文蛤、石膏为3：3：5：5，提示辛温与寒凉间的用量关系，以治寒热；麻黄与杏仁为近1：1，提示宣发与降逆间的用量关系，以治宣降失调；文蛤、石膏与大枣、甘草为5：5：10：3，提示清热与益气间的用量关系，以治郁热及伤气。

【经典导读】 吐后，渴欲得水而贪饮者，文蛤汤主之；兼主微风，脉紧，头痛。（第十七　19）

【应用指征】 本方以解表散寒、清热调中为主，主治太阳伤寒证与胃热证相兼或胃热阳郁证，常见症状：头痛，微风，渴欲得水而贪饮，脉紧。

【运用须知】 关注方药煎煮、服用方法及注意事项，即"上七味，以水六升，煮取二升。温服一升，汗出即愈"。

【方证辨病】

（1）感冒、流行性感冒等，辨证要点为发热，头痛，舌质红、苔黄白夹杂。

（2）风湿性关节炎、类风湿关节炎、骨质增生、肌肉风湿等，辨证要点为疼痛，肢体重着，舌质红、苔黄白夹杂。

（3）支气管肺炎、支气管哮喘、慢性阻塞性肺疾病等，辨证要点为咳嗽，气喘，吐黄白痰，舌质红、苔黄白夹杂。

（4）神经性皮炎、药物性皮炎、过敏性皮炎、湿疹等，辨证要点为丘疹，瘙痒，舌质红、苔黄白夹杂。

【医案助读】 韩某，女，57 岁，郑州人。有多年湿疹病史，近因瘙痒加重前来诊治。刻诊：四肢及胸腹多处有湿疹，小的呈点状，大的成片状，因风寒加重或诱发，抓破流黄水，时有头痛，口渴欲饮热水，舌质红、苔薄黄，脉沉紧。辨为风寒夹湿热证，治当疏散风寒，兼清郁热，给予文蛤汤与苦参矾石汤合方加味：海蛤 15g，麻黄 10g，生姜 10g，石膏 15g，杏仁 10g，大枣 12 枚，苦参 24g，白矾 10g，芒硝 12g，花椒 12g，土茯苓 30g，生甘草 10g。6 剂，每日 1 剂，水煎服，每日分三服。二诊：腹痛减轻，以前方 6 剂续服。三诊：瘙痒减轻，以前方 6 剂续服。四诊：湿疹色泽变淡，以前方 6 剂续服。五诊：瘙痒好转，大便变溏，减芒硝为 6g，以前方 6 剂续服。六诊：瘙痒基本消除，以前方 6 剂续服。之后，为了巩固疗效，又以前方治疗 30 剂。随访 1 年，一切尚好。

【点评】 根据湿疹因风寒加重辨为寒，再根据舌质红、苔薄黄辨为热，因抓破流黄水辨为湿，以此辨为风寒夹湿热证。方以文蛤汤散寒于外，清热于内；以苦参矾石汤清热燥湿，解毒止痒。方药相互为用，以奏其效。

厚朴七物汤

【方歌】 厚朴七物表里方，桂枳姜枣草大黄，

解表散邪调肠胃，随证加减效非常。

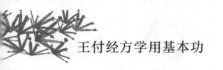

【组成】 厚朴半斤（24g） 甘草三两（9g） 大黄三两（9g） 大枣十枚 枳实五枚（5g） 桂枝二两（6g） 生姜五两（15g）

【解读方药】

1. **诠释用药要点** 方中厚朴苦温下气；生姜醒脾和胃；大黄泻热涤浊；枳实行气降逆；桂枝辛温解肌；大枣、甘草益气和中。

2. **剖析方药配伍** 厚朴与枳实，属于相反、相须配伍，相反者，厚朴性温，枳实性寒，相须者，厚朴助枳实行气降气，枳实助厚朴下气止逆；大黄与厚朴、枳实，属于相使配伍，厚朴、枳实助大黄泻热通结，大黄助厚朴、枳实行气通腑；桂枝与生姜，属于相须配伍，增强辛温解肌，调理脾胃；大枣与甘草，属于相须配伍，增强补脾胃，益营卫；大黄与大枣，属于相反、相畏配伍，大枣益气制约大黄泻热伤胃，大黄泻热制约大枣补益恋邪；生姜与大枣，属于相使配伍，醒脾益气，和胃降逆。

3. **权衡用量比例** 大黄与厚朴的用量比例为3：8，提示泻热与温通行气间的用量关系，以治满痛；厚朴与枳实为近5：1，提示清热行气与温通行气间的用量关系，以治胀痛；桂枝与生姜为2：5，以治发热；生姜与大枣为3：5，提示醒脾和胃与益气间的用量关系，以调治脾胃。方中若调整生姜用量，则可改变方药主治病证。

【经典导读】 病腹满，发热十日，脉浮而数，饮食如故，厚朴七物汤主之。（第十 9）

【应用指征】 本方以泻热行气、辛温解肌为主，主治太阳中风证与阳明热结证相兼或阳明热结夹寒证，常见症状：腹满，腹痛，发热，脉浮而数。

【运用须知】 关注方药煎煮、服用方法及注意事项，即"上七味，以水一斗，煮取四升，温服八合，日三服。呕者加半夏五合，下利去大黄，寒多者加生姜至半斤"。

【方证辨病】

（1）习惯性便秘、老年人便秘、产后便秘等，辨证要点以腹胀，大便干结，舌质红、苔黄为主；若舌苔黄白来杂，畏寒者，加大生姜用量为24g。

（2）肠梗阻、肠扭转等，辨证要点以腹胀，大便干结，舌质红、苔黄为主；

若舌苔黄白夹杂，畏寒者，加大生姜用量为 24g。

（3）过敏性皮炎、药物性皮炎、神经性皮炎、日光性皮炎、湿疹、风疹等，辨证要点以瘙痒、恶风、舌质红、苔黄为主；若舌苔黄白夹杂，手足不温者，加大生姜用量为 24g。

【医案助读】　洪某，女，40 岁，郑州人。主诉：在 25 岁时，因产后引起大便困难，3～4 日 1 次，近因大便干结加重前来诊治。刻诊：大便干结，汗出，恶风，口渴口臭，舌质淡红、苔薄黄，脉沉略弱。辨为阳明热结、营卫不固证，治当清泻阳明、调理营卫，给予厚朴七物汤加味：厚朴 24g，大黄 10g，大枣 10 枚，枳实 5g，桂枝 6g，生姜 15g，黄芪 15g，黄连 10g，黄芩 10g，炙甘草 10g。6 剂，每日 1 剂，水煎服，每日分三服。二诊：大便较前通畅，以前方6 剂续服。三诊：大便 1 日 1 次，以前方 6 剂续服。四诊：口臭好转，以前方 6剂续服。五诊：诸症悉除，以前方变汤剂为散剂，每次 6g，每日分三服，治疗 2个月。随访 1 年，一切尚好。

【点评】　根据大便干结、口臭辨为热结，再根据汗出、恶风辨为营卫不固，因舌质淡红、脉沉略弱辨为热结伤气，以此辨为阳明热结、营卫不固证。方以厚朴七物汤解肌固表，清泻阳明；加黄连、黄芩清泻郁热，黄芪益气固表。方药相互为用，以奏其效。

柴胡桂枝汤

【方歌】　柴胡桂枝辨表里，方方合用斟剂量，

　　　　　解肌散邪治表里，肝胆脾胃功效良。

【组成】　桂枝去皮，一两半（4.5g）　黄芩一两半（4.5g）　芍药一两半（4.5g）　人参一两半（4.5g）　甘草炙，一两（3g）　半夏洗，二合半（6g）　大枣擘，六枚　生姜切，一两半（4.5g）　柴胡四两（12g）

【解读方药】

1.诠释用药要点　方中柴胡清胆热，疏胆气；黄芩清泄郁热，降泄浊热；

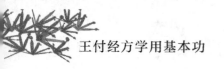

桂枝解肌温通；芍药益营缓急；生姜、大枣调理脾胃，益卫和营；半夏降泄浊逆；人参、甘草、大枣补益中气，顾护胃气。

2. 剖析方药配伍　柴胡与黄芩，属于相使配伍，辛散透热，苦寒泻热，使热既从外透又从内泻，兼疏气机；桂枝与芍药，属于相反、相使配伍，相反者，发汗于外，敛汗于内，相使者，芍药助桂枝发汗有源，桂枝助芍药止汗益卫；柴胡与桂枝，属于相反、相使配伍，相反者，寒热同用，相使者，柴胡助桂枝辛散通经，桂枝助柴胡辛散透解；柴胡与芍药，属于相反、相使配伍，相反者，疏敛同用，相使者，芍药助柴胡疏中有敛，柴胡助芍药敛中有散；半夏与生姜，属于相使配伍，辛开苦降，调理脾胃；柴胡、黄芩与半夏、生姜，属于相反、相畏配伍，寒以清热，温以通阳，相互为用，制其偏性；柴胡、黄芩与人参、大枣、甘草，属于相反、相畏配伍，苦寒药可制约补益药化热，补益药可制约苦寒药伤胃；半夏、生姜与人参、大枣、甘草，属于相使配伍，辛开苦降，补益正气，使正气得复，浊气得降；桂枝、芍药、柴胡、黄芩与人参、大枣、甘草，属于相使配伍，外以解表，内以清热，调补正气。

3. 权衡用量比例　柴胡与黄芩的用量比例为12∶4.5，提示透热与清热间的用量关系，以治胆热；桂枝与芍药为1∶1，提示发汗与敛汗间的用量关系，以治表寒；柴胡与桂枝为12∶4.5，提示辛凉与辛温间的用量关系，以治内外；半夏与生姜为6∶4.5，提示降泄与宣散间的用量关系，以调理气机；柴胡、黄芩与人参、大枣、甘草为12∶4.5∶4.5∶15∶4.5，提示清透郁热与益气间的用量关系；柴胡、黄芩与半夏、生姜为1.5∶1.5∶2∶1.5，提示清透泻热与辛温苦降间的用量关系，以治寒热；柴胡、黄芩与人参、大枣、甘草为1.5∶1.5∶1.5∶5∶1，提示清透泻热与益气间的用量关系，以治郁热伤气。

本方由小柴胡汤和桂枝汤合方而成，其用量是原方的各1/2，根据病变证机可酌情加大用量，使方药主治更好地切中病变证机。

【经典导读】　伤寒六七日，发热，微恶寒，支节烦痛，微呕，心下支结，外证未去者，柴胡桂枝汤主之。（146）

【应用指征】　本方以外调营卫、内治脾胃为主，主治太阳中风证与胆热郁滞证相兼或脾胃虚弱证与胆热郁滞证相兼，常见症状：关节烦痛，微呕，心下支结，发热，微恶寒，舌质淡红。

桂枝与芍药，既能外解太阳中风证，又能内治脾胃虚弱证；桂枝与生姜，既能辨治太阳中风证与少阳胆热证相兼，又能辨治少阳胆热证与脾胃虚弱证相兼，所以运用柴胡桂枝汤应知此知彼，不能局限于某一方面。

【运用须知】　关注方药煎煮与服用方法，即"上九味，以水七升，煮取三升，去滓。温服一升。本云：人参汤，作如桂枝法，加半夏、柴胡、黄芩，复如柴胡法，今用人参作半剂"。（编者注："本云……"至句末 29 字，与方意不符，恐为王叔和的批注混入了正文，宜删。）

【方证辨病】

（1）长期低热、内分泌失调、免疫功能低下等，辨证要点为低热，乏力，舌质淡红、苔薄黄。

（2）心律失常、室性传导阻滞、高血压、冠心病等，辨证要点为心悸，心烦，心痛，舌质淡红、苔薄黄。

（3）慢性胆囊炎、慢性胃炎、慢性肠炎、慢性胰腺炎等，辨证要点为心下拘急、支结，不思饮食，舌质淡红、苔薄黄。

（4）末梢神经炎、多发性神经炎、特发性面神经麻痹等，辨证要点为肌肉麻木，肌肉颤动，舌质淡红、苔薄黄。

【医案助读】　许某，女，22 岁，许昌人。有低热（37.5℃）2 年余，虽服用中、西药，但未能达到预期治疗目的，近因感冒加重前来诊治。刻诊：低热，恶寒，倦怠乏力，自汗，头痛，四肢酸痛，不欲言语，胃脘痞满，口苦，舌质红、苔薄黄，脉浮弱。辨为少阳胆热、营卫不和证，治当清泻胆热、调和营卫，给予柴胡桂枝汤与枳术汤合方加味：柴胡 24g，黄芩 10g，姜半夏 12g，红参 10g，大枣 12 枚，桂枝 10g，生姜 10g，白芍 12g，枳实 10g，白术 10g，炙甘草 6g。6 剂，水煎服，每日 1 剂，每日分三服。二诊：胃脘痞满消除，仍低热（37.1℃），以前方 6 剂续服。三诊：自汗、头痛止，以前方 6 剂续服。四诊：低热未再发作，情绪转佳，以前方 6 剂续服。五诊：诸症基本消除，以前方 6 剂续服。随访 1 年，一切尚好。

【点评】　根据低热、口苦辨为胆热，再根据不欲言语辨为胆郁；因恶寒、自

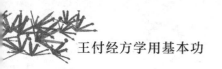

汗辨为营卫不和，又因倦怠乏力、脉浮弱辨为气虚，以此辨为少阳胆热、营卫不和证。方以柴胡桂枝汤清胆热，和胃气，调营卫；以枳术汤健脾行气除胀。方药相互为用，以奏其效。

桂枝加附子汤

【方歌】 桂枝汤中加附子，辨治心卫阳虚证，

心悸胸闷或胸满，治表治里功效增。

【组成】 桂枝去皮，三两（9g） 芍药三两（9g） 甘草炙，二两（6g） 生姜切，三两（9g） 大枣擘，十二枚 附子炮，去皮，破八片，一枚（5g）

【解读方药】

1. **诠释用药要点** 方中桂枝温阳解肌；附子温壮阳气；芍药益营敛汗；生姜辛温通阳；大枣补益中气；甘草益气和中。

2. **剖析方药配伍** 附子与桂枝，属于相使配伍，附子助桂枝辛温通阳益卫，桂枝助附子辛热温阳壮阳；桂枝与芍药，属于相反、相使配伍，相反者，散敛同用，相使者，芍药助桂枝益卫守营，桂枝助芍药益营护卫；芍药与生姜，属于相反、相畏配伍，生姜宣散制约芍药补血益阴恋邪，芍药收敛制约生姜发散伤阴；桂枝与生姜，属于相须配伍，辛温通阳散寒；大枣与甘草，属于相须配伍，补益中气；附子与大枣、甘草，属于相使配伍，附子助大枣、甘草益气化阳，大枣、甘草助附子温阳化气。

3. **权衡用量比例** 附子与芍药的用量比例为5：9，提示壮阳与敛阴间的用量关系，以治挛急；附子与桂枝为近1：2，提示壮阳与解肌间的用量关系，以治阳虚；芍药与大枣、甘草为3：10：2，提示敛阴止汗与益气助卫间的用量关系，以治汗多。

【经典导读】 太阳病，发汗，遂漏不止，其人恶风，小便难，四肢微急，难以屈伸者，桂枝加附子汤主之。（20）

【应用指征】 本方以辛温解肌、益营敛汗、壮阳固卫为主，主治阳虚不固证

或太阳中风证与阳虚不固证相兼，常见症状：四肢微急，难以屈伸，小便难，汗出不止，恶风，舌质淡、苔薄白。

【运用须知】　关注方药煎煮与服用方法，即"上六味，以水七升，煮取三升，去滓。温服一升。本云：桂枝汤，今加附子，将息如前法"。

【方证辨病】

（1）感冒、流行性感冒等，辨证要点为发热恶寒，手足不温、舌质淡、苔薄白。

（2）心肌缺血、心律不齐、房室传导阻滞、风湿性心脏病等，辨证要点为心痛，手足不温，舌质淡、苔薄白。

（3）慢性肾小球肾炎、肾盂肾炎、肾病综合征等，辨证要点为小便不利，手足不温，汗出，舌质淡、苔薄白。

（4）内分泌失调、围绝经期综合征等，辨证要点为心烦，手足不温，汗出，舌质淡、苔薄白。

【医案助读】　夏某，女，50岁，郑州人。有10年内分泌失调病史，经省、市级多家医院检查，均未发现明显器质性病变，服用中、西药，但未能有效控制症状，近因汗出加重前来诊治。刻诊：自觉身体发热，触摸肌肤则冰冷，动则周身大汗，口渴欲饮热水，舌质淡、苔薄白，脉沉弱。辨为卫阳虚弱、营不敛卫、卫气浮越证，治当益卫敛营、温阳固卫，给予桂枝加附子汤与四逆加人参汤合方加味：桂枝10g，白芍10g，生姜10g，生川乌5g，附子5g，大枣12枚，干姜5g，红参6g，炙甘草6g。6剂，每日1剂，水煎服，每日分三服。二诊：汗出减少，以前方6剂续服。三诊：自觉发热缓解，以前方6剂续服。四诊：肌肤冰冷基本消除，以前方6剂续服。五诊：汗出止，口渴消除，以前方6剂续服。六诊：诸症基本消除，为了巩固疗效，又以前方治疗30余剂。随访1年，一切尚好。

【点评】　根据汗出、肌肤冰冷辨为卫虚，再根据口渴欲饮热水辨为阳虚不化阴津，因脉沉弱辨为卫虚，又因自觉身体发热辨为卫虚浮越，以此辨为卫阳虚弱、营不敛卫、卫气浮越证。方以桂枝加附子汤温阳益气，散寒固表；以四逆加人参汤温阳益气生津。方药相互为用，以奏其效。

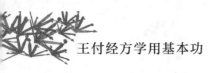

桂枝加黄芪汤

【方歌】 黄汗桂枝加黄芪，生姜大枣与芍草，

气虚诸证皆可治，通阳益气效果好。

【组成】 桂枝三两（9g） 芍药三两（9g） 甘草二两（6g） 生姜三两（9g） 大枣十二枚 黄芪二两（6g）

【解读方药】

1. 诠释用药要点 方中桂枝温阳解肌；黄芪益气固表；芍药益营敛汗；生姜辛温通阳；大枣补益中气；甘草益气和中。

2. 剖析方药配伍 黄芪与桂枝，属于相使配伍，黄芪助桂枝益卫固表，桂枝助黄芪益气化阳；黄芪与芍药，属于相使配伍，黄芪助芍药敛阴化气，芍药助黄芪固表敛汗；桂枝与生姜，属于相须配伍，增强辛温解肌，透邪外散；桂枝与芍药，属于相反、相使配伍，相反者，桂枝发汗，芍药止汗，相使者，芍药助桂枝护卫益营，桂枝助芍药守营益卫；黄芪与大枣、甘草，属于相须配伍，增强益气固表和中。

3. 权衡用量比例 黄芪与芍药的用量比例为 2：3，提示益气固表与敛阴益营间的用量关系，以治汗多；黄芪与桂枝为 2：3，提示益气固表与辛散解肌间的用量关系，以治卫虚；黄芪与大枣、甘草为 1：5：1，提示益气固表与益气缓急间的用量关系，以治气虚。

【经典导读】

（1）若身重，汗出已辄轻者，久久必身瞤，髀及胸中痛，又从腰以上必汗出，下无汗，腰髀弛痛，如有物在皮中状，剧者不能食，身疼痛，烦躁，小便不利，此为黄汗，桂枝加黄芪汤主之。（第十四 29）

（2）诸病黄家，但利其小便；假令脉浮，当以汗解之，宜桂枝加黄芪汤主之。（第十五 16）

【应用指征】 本方以辛温解肌、益气固表为主，主治寒湿黄汗证、营卫虚弱证或太阳中风证与寒湿黄汗证相兼，常见症状：烦躁，胸中痛，不能食，黄汗，从腰以上必汗出，下无汗，腰髋弛痛，如有物在皮中状，小便不利，身重，汗出已辄轻，身瞤，身疼痛。

【运用须知】　关注方药煎煮、服用方法及注意事项，即"上六味，以水八升，煮取三升，温服一升，须臾，饮热稀粥一升余，以助药力，温服，取微汗；若不汗，更服"。

【方证辨病】

（1）内分泌失调、代谢紊乱、汗腺分泌异常等，辨证要点为汗出色泽异常，倦怠乏力，舌质淡、苔薄白。

（2）过敏性紫癜、神经性皮炎、药物性皮炎、过敏性皮炎等，辨证要点为瘙痒，汗出，倦怠乏力，舌质淡、苔薄白。

（3）免疫功能低下、维生素缺乏等，辨证要点为汗出，倦怠乏力，舌质淡、苔薄白。

【医案助读】　徐某，女，42岁，郑州人。有多年内分泌失调病史，近因病证加重前来诊治。刻诊：自汗，月经来临前1周汗出如珠，动则汗出更甚，畏寒怕冷，手足不温，口渴欲饮水，舌质淡红、苔薄白，脉沉弱。辨为卫虚夹热证，治当益卫固表，给予桂枝加黄芪汤与玉屏风散合方加味：桂枝10g，白芍10g，生姜10g，黄芪30g，白术30g，防风15g，大枣12枚，红参6g，生地黄15g，炙甘草6g。6剂，每日1剂，水煎服，每日分三服。二诊：汗出减少，以前方6剂续服。三诊：口渴好转，以前方6剂续服。四诊：经前、经后汗出减少，以前方6剂续服。五诊：活动后汗出减少，以前方6剂续服。六诊：嘱其在每次月经来临之前1周服药，连续用药5次，每次6剂。随访1年，一切尚好。

【点评】　根据自汗、动则汗出辨为气虚，再根据手足不温辨为阳虚，因口渴欲饮水、舌质淡红辨为气虚夹热，以此辨为卫虚夹热证。方以桂枝加黄芪汤温阳散寒，补益卫气；以玉屏风散益气固卫，加人参大补元气，生地黄清热生津。方药相互为用，以奏其效。

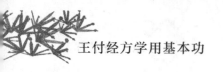

桂枝加厚朴杏仁汤

【方歌】 桂枝厚朴杏仁汤，寒饮郁肺夹汗出，

芍药甘草大枣姜，降气定喘杂病除。

【组成】 桂枝去皮，三两（9g）　甘草炙，二两（6g）　生姜切，三两（9g）　芍药三两（9g）　大枣擘，十二枚　厚朴炙，去皮，二两（6g）　杏仁去皮尖，五十枚（8.5g）

【解读方药】

1. 诠释用药要点　方中桂枝温阳解肌；厚朴下气止逆；杏仁降肺平喘；芍药益营敛汗；生姜辛温通阳散寒；大枣、甘草补益中气。

2. 剖析方药配伍　桂枝与生姜，属于相须配伍，增强辛温解肌；桂枝与芍药，属于相反、相使配伍，相反者，桂枝发汗，芍药止汗，相使者，芍药助桂枝护卫益营，桂枝助芍药守营益卫；厚朴与杏仁，属于相使配伍，厚朴止逆偏于行气，杏仁止逆偏于肃降，厚朴助杏仁肃降肺气，杏仁助厚朴下气宽胸；厚朴、杏仁与生姜，属于相反、相使配伍，相反者，厚朴、杏仁偏于降肺，生姜偏于宣肺，相使者，厚朴、杏仁助生姜温肺止咳，生姜助厚朴、杏仁降肺平喘；大枣与甘草，属于相须配伍，增强补益中气；厚朴、杏仁与大枣、甘草，属于相反、相畏配伍，大枣、甘草益气制约厚朴、杏仁降泄伤气，厚朴、杏仁降泄制约大枣、甘草益气助逆。

3. 权衡用量比例　厚朴与杏仁的用量比例为 2：3，提示行气下气与降逆间的用量关系，以治咳喘；厚朴、杏仁与生姜为 2：3：3，提示下气降肺与温通宣发间的用量关系，以治肺失宣降；厚朴、杏仁与大枣、甘草为 2：3：10：2，提示下气降肺与补益肺气间的用量关系，以治气虚夹喘。

【经典导读】

（1）喘家作，桂枝汤加厚朴、杏子佳。（18）

（2）太阳病，下之微喘者，表未解故也，桂枝加厚朴杏子汤主之。（43）

【应用指征】 本方以辛温解肌、降肺平喘为主，主治肺虚寒饮证或太阳中风证与寒饮郁肺证相兼，常见症状：咳嗽，气喘，痰多色白，汗出，舌质淡、苔薄白。

【运用须知】 关注方药煎煮、服用方法及注意事项，即"上七味，以水七升，微火煮取三升，去滓。温服一升，覆取微似汗"。

【方证辨病】

（1）慢性支气管炎、阻塞性肺疾病、间质性肺疾病等，伴有感冒，辨证要点为咳嗽，气喘，汗出，舌质淡、苔薄白。

（2）过敏性紫癜、神经性皮炎、药物性皮炎、过敏性皮炎等，辨证要点为瘙痒，汗出，舌质淡、苔薄白。

【医案助读】 杨某，男，56岁，郑州人。有多年慢性支气管炎病史，经常服用中、西药，但未能有效控制咳喘，近因咳喘加重前来诊治。刻诊：咳嗽，气喘，痰多清稀色白，汗多，畏寒怕冷，舌质淡、苔薄白，脉沉弱。辨为肺虚寒饮气逆证，治当温宣肺气、益气降逆，给予桂枝加厚朴杏子汤与四逆加人参汤合方加味：桂枝 10g，白芍 10g，生姜 10g，生川乌 5g，厚朴 6g，杏仁 10g，蛤蚧 1对，大枣 12枚，干姜 5g，红参 6g，炙甘草 6g。6剂，每日 1剂，水煎服，每日分三服。二诊：气喘好转，以前方6剂续服。三诊：痰多减少，以前方6剂续服。四诊：咳喘得到有效控制，以前方6剂续服。五诊：汗出减少，以前方6剂续服。六诊：诸症悉除，以前方6剂续服。之后，为了巩固疗效，以前方变汤剂为丸剂，每次 6g，每日分三服，治疗 3个月。随访 1年，一切尚好。

【点评】 根据咳喘、汗出辨为肺气虚，再根据痰多清稀辨为寒饮，因畏寒怕冷、脉沉弱辨为阳虚，以此辨为肺虚寒饮气逆证。方以桂枝加厚朴杏子汤温肺益气，下气降逆；以四逆加人参汤温阳散寒，益气固肺，加蛤蚧摄纳肺气，以治咳喘。方药相互为用，以奏其效。

桂枝去芍药汤

【方歌】 桂枝汤中去芍药，解肌散邪又温阳，
胸阳不足皆可治，胸闷胸满无处藏。

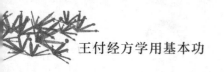
【组成】 桂枝去皮，三两（9g） 生姜切，三两（9g） 甘草炙，二两（6g） 大枣擘，十二枚

【解读方药】

1.诠释用药要点 方中桂枝温阳解肌；生姜辛温通阳；大枣补益中气；甘草益气和中。

2.剖析方药配伍 桂枝与生姜，属于相须配伍，散寒于外，温阳于内；大枣与甘草，属于相须配伍，外固营卫，内益中气；桂枝、生姜与大枣、甘草，属于相使配伍，大枣、甘草助桂枝、生姜辛温化阳，桂枝、生姜助大枣、甘草甘温益气。

3.权衡用量比例 桂枝与生姜的用量比例为1：1，以治风寒；大枣、甘草与桂枝、生姜为10：2：3：3，提示益气与温阳间的用量关系，以治气虚夹寒。

【经典导读】 太阳病，下之后，脉促，胸满者，桂枝去芍药汤主之。（21）

【应用指征】 本方以解肌发汗、益气温阳为主，主治太阳中风证与胸阳不足证或胸阳不足证，常见症状：胸满，发热，恶寒，胸闷，舌质淡、苔薄白，脉促。

【运用须知】 关注方药煎煮与服用方法，即"上四味，以水七升，煮取三升，去滓。温服一升。本云：桂枝汤，今去芍药，将息如前法"。

【方证辨病】

（1）感冒、流行性感冒等，辨证要点为发热恶寒，胸闷，汗出，舌质淡、苔白。

（2）心肌缺血、心律不齐、房室传导阻滞、风湿性心脏病等，辨证要点为心悸，胸闷，汗出，舌质淡、苔白。

（3）慢性胃炎、胃及十二指肠溃疡等，辨证要点为胃痛，胃胀，汗出，舌质淡、苔白。

桂枝去芍药加附子汤

【方歌】　桂枝去芍加附汤，温补阳气可解表，

胸中阳虚皆可治，临证辨治在变通。

【组成】　桂枝去皮，三两（9g）　生姜切，三两（9g）　甘草炙，二两（6g）　大枣擘，十二枚　附子炮，去皮，破八片，一枚（5g）

【解读方药】

1.诠释用药要点　方中桂枝温阳解肌；附子温阳散寒；生姜辛开温通；大枣补益中气；甘草益气和中。

2.剖析方药配伍　桂枝与生姜，属于相须配伍，辛温解肌通阳；大枣与甘草，属于相须配伍，增强补益中气；附子与桂枝、生姜，属于相使配伍，解肌于外，温阳于内；附子与甘草、大枣，属于相使配伍，附子助大枣、甘草益气化阳，大枣、甘草助附子温阳化气。

3.权衡用量比例　桂枝、生姜与附子的用量比例为 9：9：5，提示解肌与温阳间的用量关系，以治寒伤阳；附子与大枣、甘草为 1：6：1，提示温阳与益气间的用量关系，以治阳虚。

【经典导读】　若微寒者，桂枝去芍药加附子汤主之。（22）

【应用指征】　本方以辛温解肌、温壮阳气，兼以益气为主，主治胸阳虚证或太阳中风证与胸阳虚证相兼，常见症状：胸闷，心痛，发热，恶寒，头痛，身体疼痛，舌质淡、苔薄白，脉微。

【运用须知】　关注方药煎煮与服用方法，即"上五味，以水七升，煮取三升，去滓。温服一升。本云：桂枝汤，今去芍药，加附子，将息如前法"。

【方证辨病】

（1）感冒、流行性感冒等，辨证要点为发热恶寒，汗出，舌质淡、苔白。

（2）心肌缺血、心律不齐、房室传导阻滞、风湿性心脏病等，辨证要点为心悸，胸闷，汗出，舌质淡、苔白。

（3）慢性胃炎、慢性结肠炎等，辨证要点为脘腹不适，汗出，舌质淡、苔白腻。

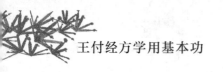

乌头桂枝汤

【方歌】 温中乌头桂枝汤，寒积腹痛此方良，

表虚里寒均能治，变通用量记心上。

【组成】 乌头五枚（10g 或 15g） 桂枝去皮，三两（9g） 芍药三两（9g） 甘草炙，二两（6g） 生姜切，三两（9g） 大枣十二枚（编者注：仲景方中乌头无用量，本书引用剂量源于《医心方》）

【解读方药】

1. **诠释用药要点** 方中乌头逐寒止痛；桂枝辛温通阳；芍药缓急止痛；生姜辛温调理脾胃；大枣、甘草益气补中。

2. **剖析方药配伍** 乌头与桂枝，属于相使配伍，辛散温通，逐寒止痛；乌头与芍药，属于相反、相畏配伍，相反者，乌头温热逐寒，芍药酸寒补血，相畏者，芍药制约乌头温热耗阴；乌头与生姜，属于相使、相畏配伍，相使者，增强散寒止痛，相畏者，生姜制约乌头之毒性；乌头与大枣、甘草，属于相使配伍，温阳逐寒，缓急止痛；桂枝与生姜，属于相须配伍，辛温散寒止痛；桂枝与芍药，属于相反、相畏配伍，相反者，桂枝发散，芍药收敛，相畏者，芍药制约桂枝发汗伤津，桂枝制约芍药收敛助邪。

3. **权衡用量比例** 乌头与桂枝的用量比例为 5：3，提示逐寒与通经间的用量关系，以治寒郁经脉；乌头与芍药为 5：3，提示逐寒与补血缓急间的用量关系，以治急痛；乌头与生姜为 5：3，提示逐寒与辛温宣散间的用量关系，以治阴寒；乌头与大枣、甘草为 5：3：3，提示逐寒与益气缓急间的用量关系，以治虚痛。

【经典导读】 寒疝，腹中痛，逆冷，手足不仁，若身疼痛，灸刺诸药不能治，抵当乌头桂枝汤主之。（第十 19）

【应用指征】 本方以解肌发表、逐寒止痛为主，主治太阳中风证与脾胃寒痛证相兼或脾胃虚寒痛证，常见症状：腹中痛，手足不仁，手足逆冷，身疼痛。

【运用须知】 关注方药煎煮、服用方法及注意事项，即"上一味（乌头），以蜜二斤，煎减半，去滓。以桂枝汤五合解之，得一升后，初服二合，不知，即服三合；又不知，复加至五合。其知者，如醉状，得吐者，为中病。上五味（桂枝汤），锉，以水七升，微火煮取三升，去滓"。

【方证辨病】

（1）风湿性关节炎、类风湿关节炎、骨质增生、肌肉风湿等，辨证要点为疼痛，汗出，因寒及劳累加重，舌质淡、苔白。

（2）慢性肠胃炎、胃及十二指肠溃疡、慢性胆囊炎、肠胃痉挛、慢性非特异性溃疡性结肠炎等，辨证要点为脘腹冷痛，汗出，因寒及劳累加重，舌质淡、苔白。

（3）慢性支气管炎、阻塞性肺疾病、间质性肺疾病等，辨证要点为咳喘，汗出，痰多色白，手足不温，舌质淡、苔白。

【医案助读】 解某，女，39岁，郑州人。有多年肌肉风湿病史，近因肌肉重着疼痛加重前来诊治。刻诊：四肢肌肉酸楚重着疼痛，汗出，恶风，舌质淡、苔白略腻，脉浮弱。辨为营卫寒湿郁滞证，治当温阳散寒、除湿通脉，给予乌头桂枝汤与麻黄加术汤合方加味：生川乌10g，桂枝10g，白芍10g，生姜10g，大枣12枚，麻黄10g，白术12g，杏仁12g，川芎15g，羌活10g，炙甘草6g。6剂，每日1剂，水煎服，每日分三服。二诊：汗出减少，以前方6剂续服。三诊：酸楚重着减轻，以前方6剂续服。四诊：疼痛好转，以前方6剂续服。五诊：诸症基本消除，以前方6剂续服。六诊：未再出现明显不适，以前方6剂续服。之后，为了巩固疗效，又以前方变汤剂为散剂，每次6g，每日分三服，治疗2个月。随访1年，一切尚好。

【点评】 根据四肢肌肉酸楚重着辨为湿，再根据苔白略腻辨为湿，因汗出、脉浮弱辨为寒夹虚，以此辨为营卫寒湿郁滞证。方以乌头桂枝汤温阳逐寒，调和营卫；以麻黄加术汤散寒除湿，益气止痛，加羌活散寒除湿，通脉止痛。方药相互为用，以奏其效。

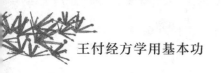

麻黄连轺赤小豆汤

【方歌】 麻黄连翘小豆汤，杏仁大枣生梓姜，

甘草潦水同煎服，治表治里效非常。

【组成】 麻黄去节，二两（6g） 连轺二两（6g） 杏仁去皮尖，四十个（7g） 赤小豆一升（24g） 大枣擘，十二枚 生梓白皮切，一升（24g） 生姜切，二两（6g） 甘草炙，二两（6g）

【解读方药】

1. 诠释用药要点 方中麻黄辛散温通，发汗祛湿；连翘清热解毒；杏仁降泄浊逆；赤小豆渗利湿浊；生梓白皮清热利湿；生姜宣散湿浊；大枣、甘草益气和中。

2. 剖析方药配伍 麻黄与连翘，属于相反配伍，麻黄宣发散寒，连翘清热解毒；麻黄与赤小豆，属于相使配伍，麻黄助赤小豆利湿，赤小豆助麻黄化湿；麻黄与杏仁，属于相使配伍，宣降湿浊；连翘与生梓白皮，属于相须配伍，增强清热解毒；麻黄与大枣、甘草，属于相反、相畏配伍，相反者，补泻同用，相畏者，大枣、甘草制约麻黄宣散伤胃；连翘、生梓白皮与大枣、甘草，属于相反、相畏配伍，相畏者，大枣、甘草益气制约连翘、生梓白皮清热伤气。

3. 权衡用量比例 麻黄与连翘的用量比例为1：1，提示辛温与寒清间的用量关系，以治表里；麻黄与杏仁为近1：1，提示宣发与肃降间的用量关系，以治湿浊；连翘与生梓白皮为1：4，以治湿热；麻黄与赤小豆为1：4，提示宣发与渗利间的用量关系；麻黄与生姜为1：1，以治湿郁。

【经典导读】 伤寒，瘀热在里，身必黄，麻黄连轺赤小豆汤主之。（262）

【应用指征】 本方以解表散寒、清热利湿为主，主治太阳伤寒证与湿热内蕴证相兼或湿热蕴结证，常见症状：发热，身痒，身必发黄，舌质淡红、苔薄黄。

【运用须知】 关注方药煎煮与服用方法，即"上八味，以潦水一斗，先煮麻黄，再沸，去上沫，内煮药，煮取三升，去滓。分温三服，半日服尽"。

【方证辨病】

（1）病毒性肝炎、肝实质弥漫性损伤、急性胆囊炎、胆管阻塞等，辨证要点为身热，发黄，口干，舌质红、苔薄黄。

（2）急性肾盂肾炎、急性肾小球肾炎、慢性肾炎、肾病综合征等，辨证要点为水肿，小便不利，舌质淡红、苔薄黄。

（3）接触性皮炎、过敏性皮炎、特应性皮炎、神经性皮炎等，辨证要点为瘙痒，舌质红、苔薄黄。

【医案助读】　车某，男，52 岁，郑州人。有多年特应性皮炎病史，近因瘙痒剧烈前来诊治。刻诊：皮肤瘙痒，因受凉加重或诱发，红斑，丘疹，发热恶寒，全身不适，口渴，舌质红、苔薄黄，脉浮数。辨为外寒内热证，治当散寒于内、清热于内，给予麻黄连轺赤小豆汤与白虎汤合方加味：麻黄 6g，连翘 6g，杏仁 6g，赤小豆 24g，大枣 12 枚，黄芩 24g，生姜 6g，石膏 50g，知母 18g，粳米 15g，牡丹皮 15g，赤芍 20g，炙甘草 6g。6 剂，每日 1 剂，水煎服，每日分三服。二诊：瘙痒减轻，以前方 6 剂续服。三诊：丘疹减少，以前方 6 剂续服。四诊：红斑减退，以前方 6 剂续服。五诊：诸症基本消除，以前方 6 剂续服。之后，以前方治疗 30 余剂。随访 1 年，一切尚好。

【点评】　根据皮肤瘙痒、因受凉加重辨为风寒，再根据发热恶寒、全身不适辨为卫闭营郁，因红斑、口渴辨为内热，以此辨为外寒内热证。方以麻黄连轺赤小豆汤（用黄芩代生梓白皮）散寒于内，清热于内；以白虎汤清泻郁热；加牡丹皮、赤芍凉血活血。方药相互为用，以奏其效。

麻黄附子细辛汤

【方歌】　麻黄附子细辛汤，治表治里常用方，

　　　　　发热恶寒脉反沉，温阳解表效非常。

【组成】　麻黄去节，二两（6g）　细辛二两（6g）　附子炮，去皮，破八片，一枚（5g）

【解读方药】

1. 诠释用药要点　方中麻黄辛散温通；附子温壮阳气；细辛辛散温阳。

2. 剖析方药配伍　麻黄与附子，属于相使配伍，附子助麻黄散寒于外，麻

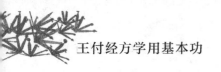

黄助附子温阳于里；麻黄与细辛，属于相须配伍，辛散温通；附子与细辛属于相须配伍，增强温壮阳气。

3.权衡用量比例　麻黄与附子的用量比例为 6∶5，提示温宣与温阳间的用量关系，以治寒盛；麻黄与细辛为 1∶1，提示辛散宣发与辛散止痛间的用量关系，以治表寒；附子与细辛为 5∶6，提示温阳与辛散止痛间的用量关系，以治寒痛。

【经典导读】　少阴病，始得之，反发热，脉沉者，麻黄附子细辛汤主之。（301）

【应用指征】　本方以辛散温通、温壮阳气为主，主治太阳伤寒证与阳虚证相兼或阳虚证，常见症状：发热，身体疼痛，腰痛，手足不温，舌质淡、苔薄白，脉沉。

【运用须知】　关注方药煎煮与服用方法，即"上三味，以水一斗，先煮麻黄，减二升，去上沫，内诸药，煮取三升，去滓。温服一升，日三服"。

【方证辨病】

（1）病态窦房结综合征、心动过缓、冠心病右束支传导阻滞、窦性心动过速等，辨证要点为心悸，手足不温，舌质淡、苔薄白。

（2）坐骨神经痛、血管神经性头痛、肋间神经痛等，辨证要点为疼痛，手足不温，舌质淡、苔薄白。

（3）肺源性心脏病、支气管哮喘、支气管炎、慢性支气管炎、阻塞性肺疾病等，辨证要点为咳喘，因寒加重，舌质淡、苔薄白。

麻黄附子甘草汤（麻黄附子汤）

【方歌】　麻黄附子甘草汤，温补阳气常用方，
　　　　　　太阳伤寒阳虚证，辨治心肾效非常。

【组成】　麻黄去节，二两（6g）　甘草炙，二两（6g）　附子炮，去皮，破八片，一枚（5g）

【解读方药】

1. **诠释用药要点**　方中麻黄辛散温通，利水消肿；附子温壮阳气，温化水气；甘草益气和中。

2. **剖析方药配伍**　麻黄与附子，属于相使配伍，麻黄助附子温通壮阳，附子助麻黄宣散温通；附子与甘草，属于相使配伍，甘草助附子温阳化气，附子助甘草益气化阳；麻黄与甘草，属于相使配伍，益气温通。

3. **权衡用量比例**　麻黄与附子的用量比例为 6 : 5，提示发散与温阳间的用量关系，以治寒气；附子与甘草为 5 : 6，提示温阳与益气间的用量关系，以治阳虚；麻黄与甘草为 1 : 1，提示宣散与益气间的用量关系，以治寒气。

【经典导读】

（1）少阴病，得之二三日，麻黄附子甘草汤微发汗，以二三日无（里）证，故微发汗也。（302）

（2）水之为病，其脉沉小，属少阴；浮者为风，无水虚胀者为气。水，发其汗即已。脉沉者，宜麻黄附子汤；浮者，宜杏子汤。（第十四　26）

【应用指征】　本方以温壮阳气、益气散寒为主，主治太阳伤寒证与阳虚证相兼或阳虚水气证，常见症状：心悸，心痛，水肿，舌质淡、苔薄白，脉沉。

【运用须知】　关注方药煎煮及服用方法，即"上三味，以水七升，先煮麻黄一两沸，去上沫，内诸药，煮取三升，去滓。温服一升，日三服"。

【方证辨病】

（1）心脏传导阻滞、心肌缺血、风湿性心脏病等，辨证要点为心痛，胸闷，因寒加重，舌质淡、苔薄白。

（2）坐骨神经痛、骨质增生、神经性头痛等，辨证要点为疼痛，重着，舌质淡、苔薄白。

（3）心脏病水肿、肾脏病水肿等，辨证要点为水肿，肢体困重，舌质淡、苔薄白。

【医案助读】　崔某，女，52 岁，郑州人。有多年病毒性心肌炎、房室传导阻滞病史，近因心悸、胸闷加重前来诊治。刻诊：心悸，心痛，胸闷，时发晕厥，手足不温，口淡不渴，舌质淡、苔白厚腻，脉虚弱。辨为阳虚寒凝痰湿证，治当

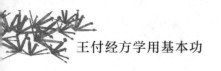

温阳散寒通脉，给予麻黄附子甘草汤与桂枝人参汤合方加味：麻黄 6g，附子 5g，白术 10g，红参 10g，干姜 10g，桂枝 12g，生川乌 6g，生半夏 12g，炙甘草 12g。6 剂，每日 1 剂，水煎服，每日分三服。二诊：心痛止，以前方 6 剂续服。三诊：未再晕厥，心悸减轻，以前方 6 剂续服。四诊：手足转温，以前方 6 剂续服。五诊：脉搏有力，以前方 6 剂续服。六诊：诸症基本消除，以前方 6 剂续服。之后，以前方治疗 70 余剂，诸症悉除。随访 1 年，一切尚好。

【点评】 根据心痛、手足不温辨为寒，再根据晕厥、脉虚弱辨为气虚，因胸闷、苔白厚腻辨为痰湿，以此辨为阳虚寒凝痰湿证。方以麻黄附子甘草汤温阳散寒，益气通脉；以桂枝人参汤温阳益气，生化气血，加生川乌逐寒通脉止痛，生半夏醒脾燥湿化痰。方药相互为用，以奏其效。

葛根加半夏汤

【方歌】 葛根半夏生姜汤，麻桂芍草大枣依，

　　　　解表温里降胃逆，恶寒呕吐皆可宜。

【组成】 葛根四两（12g） 麻黄去节，三两（9g） 甘草炙，二两（6g） 芍药二两（6g） 桂枝去皮，二两（6g） 生姜切，二两（6g） 半夏洗，半升（12g） 大枣擘，十二枚

【解读方药】

1. 诠释用药要点　方中葛根辛散透达，升清降浊；麻黄发散温通；桂枝温阳通经；生姜辛散温阳；芍药和营缓急；半夏降逆和胃；大枣、甘草益气和中。

2. 剖析方药配伍　葛根与半夏，属于相反、相使配伍，相反者，用辛凉葛根之升以止利，用苦温半夏之降以止呕，相使者，葛根助半夏降中有升，半夏助葛根升中有降；半夏与生姜，属于相使配伍，辛开苦降，调理气机，半夏偏于降逆，生姜偏于宣发；麻黄、桂枝与生姜，属于相须配伍，辛散温通；葛根与麻黄、桂枝、生姜，属于相须、相反、相畏配伍，相须者，辛散透达，相反者，寒温并用，相畏者，葛根制约麻黄、桂枝、生姜温热化燥；葛根与芍药，属于相使

配伍，葛根助芍药敛阴柔筋，芍药助葛根生津舒筋；大枣与甘草，属于相须配伍，增强益气荣筋；芍药与大枣、甘草，属于相使配伍，益卫和营，化生阴血，滋荣筋脉。

3. **权衡用量比例** 葛根与半夏的用量比例为 1 ：1，提示辛散与苦降间的用量关系，以治气逆；半夏与生姜为 2 ：1，提示苦降与宣发间的用量关系，以治气机逆乱；半夏与大枣、甘草为近 2 ：5 ：1，提示降逆与益气间的用量关系，以和胃降逆。

【经典导读】 太阳与阳明合病，不下利，但呕者，葛根加半夏汤主之。（33）

【应用指征】 本方以辛散温通、调理脾胃为主，主治脾胃寒利证、太阳刚痉证与寒利证相兼或太阳伤寒证与寒利证相兼，常见症状：呕吐，项背拘急，胃脘痞满，头痛，舌质淡、苔薄白。

【运用须知】 关注方药煎煮与服用方法，即"上八味，以水一斗，先煮葛根、麻黄，减二升，去白沫。内诸药，煮取三升，去滓。温服一升。覆取微似汗"。

【方证辨病】

（1）颈椎肌肉损伤、颈椎筋脉损伤、颈椎骨质增生、颈椎间管狭窄、颞颌关节炎等，辨证要点为筋脉疼痛或僵硬，舌质淡、苔白。

（2）慢性胃炎、慢性结肠炎、慢性胆囊炎等，辨证要点为呕吐或大便溏泄不爽，舌质淡、苔白。

第 6 章

温 通 方

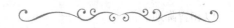

温通方是通过温热药具有通达的作用而达到治疗目的的方药，亦即寒证当温，凝者当通。温通方辨治中医证型并不局限于寒证，更可用于寒证夹虚者，亦即温通方常常配伍补益药，临证只要审明病变证机，即可以法选择方药。

甘草干姜汤

【方歌】 温里甘草干姜汤，虚寒肺痿多涎唾，

脾胃虚寒夹吐逆，调理肺脾功效多。

【组成】 甘草炙，四两（12g） 干姜炮，二两（6g）

【解读方药】

1. 诠释用药要点 方中甘草益气和中；干姜温中散寒，温肺暖胃。

2. 剖析方药配伍 甘草与干姜，属于相使配伍，甘草助干姜温阳之中以化气，干姜助甘草益气之中以化阳。

3. 权衡用量比例 甘草与干姜的用量比例为 2 : 1，提示益气与散寒间的用量关系，以治虚寒。

【经典导读】

（1）伤寒，脉浮，自汗出，小便数，心烦，微恶寒，脚挛急，反与桂枝欲攻

其表，此误也；得之便厥，咽中干，烦躁，吐逆者，作甘草干姜汤与之，以复其阳；若厥愈足温者，更作芍药甘草汤与之，其脚即伸；若胃气不和，谵语者，少与调胃承气汤；若重发汗，复加烧针者，四逆汤主之。（29）

（2）问曰：证象阳旦，按法治之而增剧，厥逆，咽中干，两胫拘急而谵语。师曰：言夜半手足当温，两脚当伸，后如师言，何以知此？答曰：寸口脉浮而大，浮为风，大为虚，风则生微热，虚则两胫挛，病形象桂枝，因加附子参其间，增桂令其汗出，附子温经，亡阳故也。厥逆，咽中干，烦躁，阳明内结，谵语，烦乱，更饮甘草干姜汤，夜半阳气还，两足当热；胫尚微拘急，重与芍药甘草汤，尔乃胫伸；以承气汤微溏，则止其谵语，故知病可愈。（30）

（3）肺痿，吐涎沫而不咳者，其人不渴，必遗尿，小便数。所以然者，以上虚不能制下故也。此为肺中冷，必眩，多涎唾，甘草干姜汤以温之。若服汤已渴者，属消渴。（第七　5）

【应用指征】　本方以益气温中为主，主治脾胃虚寒证或虚寒肺痿证，常见症状：心眩，咽中干，吐涎沫，多涎唾，呕吐，烦躁，厥逆，必遗尿，小便数，口淡不渴，舌质淡、苔薄白。

【运用须知】　关注方药煎煮与服用方法，即"上咀二味，以水三升，煮取一升五合，去滓。分温再服"。

【方证辨病】

（1）慢性胃炎、慢性肠胃炎、胃及十二指肠溃疡、慢性胰腺炎、慢性胆囊炎等，辨证要点为脘腹疼痛，喜饮热食，舌质淡、苔白。

（2）慢性支气管炎、支气管哮喘、支气管扩张、间质性肺疾病等，辨证要点为咳嗽，痰稀或咯吐涎沫，舌质淡、苔白。

理中丸

【方歌】　理中汤主理中乡，参术甘草与干姜，
　　　　　脾胃虚寒与霍乱，虚寒胸痹重温阳。

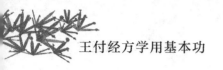

【**组成**】 人参　干姜　甘草炙　白术各三两（各9g）

【**解读方药**】

1. **诠释用药要点**　方中人参补益中气；干姜温中散寒；白术健脾益气；甘草益气和中。

2. **剖析方药配伍**　人参与干姜，属于相使配伍，补益中气，温阳散寒；人参与白术，属于相须配伍，健脾补气，人参偏于补气，白术偏于健脾；干姜与甘草，属于相使配伍，辛甘化阳补阳；人参与甘草，属于相须配伍，增强补益中气。

3. **权衡用量比例**　人参与干姜的用量比例为1：1，提示补气与温中间的用量关系，以治虚寒；人参与白术为1：1，提示大补元气与健脾间的用量关系，以治气虚；干姜与甘草为1：1，提示温中与益气间的用量关系，以治阳虚。

【**经典导读**】

（1）伤寒服汤药，下利不止，心下痞硬，服泻心汤已，复以他药下之，利不止，医以理中与之，利益甚；理中者，理中焦，此利在下焦，赤石脂禹余粮汤主之；复不止者，当利其小便。（159）

（2）自利不渴者，属太阴，以其脏有寒故也，当温之，宜服四逆辈。（277）

（3）霍乱，头痛，发热，身疼痛，热多欲饮水者，五苓散主之；寒多不用水者，理中丸主之。（386）

（4）大病差后，喜唾，久不了了，胸上有寒，当以丸药温之，宜理中丸。（396）

（5）胸痹心中痞，留气结在胸，胸满，胁下逆抢心，枳实薤白桂枝汤主之；人参汤亦主之。（第九　5）

【**应用指征**】　本方以温中散寒、补益中气为主，主治脾胃虚寒证，常见症状：头痛，喜唾，心中痞，胸痛，胸满，胁下逆抢心，心下痞硬，利不止，自利不渴，发热，身体疼痛，舌质淡、苔薄白，脉弱。

【**运用须知**】　关注方药煎煮、服用方法及加减用药、注意事项，即"上四味，捣筛，蜜和为丸，如鸡子黄许大。以沸汤数合，和一丸，研碎，温服之。日三四，夜二服。腹中未热，益至三四丸，然不及汤。汤法：以四物依两数切，用水八升，煮取三升，去滓。温服一升，日三服。若脐上筑者，肾气动也，去术加桂四两；吐多者，去术加生姜三两；下多者，还用术；悸者加茯苓二两；渴欲得水者，加术，足前成四两半；腹中痛者，加人参，足前成四两半；寒者，加干姜足前成四两半；腹满者，去术，加附子一枚。服汤后，如食顷，饮热粥一升许，微自温，勿发揭衣被"。

【方证辨病】

（1）慢性胃炎、慢性肠胃炎、慢性胆囊炎、慢性胰腺炎、胃及十二指肠溃疡等，辨证要点为脘腹疼痛，喜温喜按，舌质淡、苔白。

（2）冠心病、风湿性心脏病、病毒性心肌炎等，辨证要点为心痛，手足不温，舌质淡、苔白。

（3）过敏性血小板减少、原发性血小板减少、再生障碍性贫血等，辨证要点为出血，紫斑，畏寒怕冷，舌质淡、苔白。

（4）慢性支气管炎、间质性肺疾病、阻塞性肺疾病、支气管哮喘等，辨证要点为咳嗽，哮喘，痰多色白，舌质淡、苔白。

【医案助读】 夏某，女，37 岁，安阳人。有多年慢性胰腺炎伴假性囊肿病史，左腹隐痛，反复发作，曾住院及门诊治疗，均未能有效控制症状表现，近由其表弟介绍前来诊治。刻诊：左腹隐痛，因劳累加重或诱发，不思饮食，大便不爽，手足不温，口渴欲饮热水，舌质黯淡夹瘀紫、苔薄略黄，脉沉涩。辨为脾胃虚寒、瘀血阻滞证，治当温阳健脾、活血化瘀，给予理中丸、桂枝茯苓丸与失笑散合方加味：红参 12g，白术 12g，干姜 12g，桂枝 15g，茯苓 15g，桃仁 15g，牡丹皮 15g，白芍 15g，五灵脂 12g，蒲黄 12g，黄连 10g，炙甘草 12g。12 剂，每日 1 剂，水煎服，每日分三服。二诊：左腹隐痛止，以前方 12 剂续服。三诊：饮食转佳、大便通畅，以前方 12 剂续服。四诊：诸症基本消除，以前方 30 剂续服。五诊：病情稳定，未有明显不适，以前方 30 剂续服。六诊：假性囊肿消失，又以前方 30 剂续服。随访 1 年，一切尚好。

【点评】 根据左腹隐痛、因劳累加重辨为气虚，再根据手足不温、舌质淡辨为寒，因舌质黯淡夹瘀紫、脉沉涩辨为瘀，又因口渴欲热水、苔薄黄辨为寒夹热，以此辨为脾胃虚寒、瘀血阻滞证。方以理中丸温阳散寒，健脾益气；以桂枝

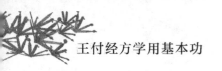

茯苓丸化瘀消癥；以失笑散活血止痛，加黄连兼清郁热。方药相互为用，以奏其效。

桂枝人参汤

【方歌】 桂枝人参汤干姜，白术甘草合成方，

治表治里旨灵活，心肺脾胃皆相当。

【组成】 桂枝别切，四两（12g） 甘草炙，四两（12g） 白术三两（9g） 人参三两（9g） 干姜三两（9g）

【解读方药】

1. 诠释用药要点 方中桂枝解肌发汗，温暖脾胃；人参补益中气；白术健脾益气；干姜温中散寒；甘草益气和中。

2. 剖析方药配伍 桂枝与干姜，属于相使配伍，辛温解肌，温阳散寒；人参与白术，属于相须配伍，人参益气偏于补气，白术益气偏于健脾；桂枝与人参，属于相使配伍，人参助桂枝辛甘化阳，桂枝助人参甘温补阳；桂枝与白术，属于相使配伍，温阳健脾，化生阳气；桂枝与甘草，属于相使配伍，温阳益气化阳；桂枝、干姜与人参、白术、甘草，属于相使配伍，温阳之中以益气，益气之中以化阳。

3. 权衡用量比例 桂枝与干姜的用量比例为4∶3，提示解肌与温阳间的用量关系，以治内寒；人参与白术为1∶1，提示补气与健脾间的用量关系，以治气虚；桂枝与人参为4∶3，提示温阳与益气间的用量关系，以治虚寒；桂枝与白术为4∶3，提示解肌与健脾间的用量关系；桂枝与甘草为1∶1，提示解肌与缓急间的用量关系；桂枝、干姜与人参、白术、甘草为4∶3∶3∶3∶4，提示温阳解肌与健脾益气间的用量关系，以治阳虚。

【经典导读】 太阳病，外证未除，而数下之，遂协热而利，利下不止，心下痞硬，表里不解者，桂枝人参汤主之。（163）

【应用指征】 本方以温阳解肌、健脾益气为主，主治脾胃虚寒证或太阳中风

证与脾胃虚寒证相兼，常见症状：心下痞硬，协热（发热症状）而利，舌质红、苔黄腻。

【运用须知】　关注方药煎煮与服用方法，即"上五味，以水九升，先煮四味，取五升，内桂，更煮取三升，去滓。温服一升，日再夜一服"。

【方证辨病】

（1）感冒、流行性感冒等，辨证要点为发热恶寒，脘腹不适，口淡不渴，舌质淡、苔薄白。

（2）心律不齐、房室传导阻滞、心肌缺血、风湿性心脏病等，辨证要点为心悸，心痛，因劳累加重，口淡不渴，舌质淡、苔薄白。

（3）慢性胃炎、慢性肝炎、慢性胰腺炎等，辨证要点为疼痛，胀满，畏寒怕冷，不思饮食，口淡不渴，舌质淡、苔薄白。

【医案助读】　郑某，女，65 岁，郑州人。有 10 年冠心病、心肌缺血病史，近因心痛加重前来诊治。刻诊：心痛，心中痞硬，因劳累加重，汗出，倦怠乏力，手足不温，咽中似痰阻，舌质淡、苔白腻，脉沉弱。辨为阳虚寒痰证，治当温阳散寒、燥湿化痰，给予桂枝人参汤、小半夏汤与四逆汤合方加味：桂枝 12g，白术 10g，红参 10g，干姜 10g，生川乌 5g，薤白 24g，姜半夏 24g，生姜 24g，炙甘草 6g。6 剂，每日 1 剂，水煎服，每日分三服。二诊：心痛发作次数减少、程度减轻，以前方 6 剂续服。三诊：汗出止，以前方 6 剂续服。四诊：心痛缓解，中心痞硬消除，以前方 6 剂续服。五诊：手足温和，咽中似痰阻基本消除，以前方 6 剂续服。六诊：诸症悉除，以前方变汤剂为散剂，每次 6g，每日分三服，治疗 6 个月。随访 1 年，一切尚好。

【点评】　根据心痛、因劳累加重、脉沉弱辨为心气虚，再根据汗出、手足不温辨为阳虚不固，因咽中似痰阻、苔白腻辨为痰湿，以此辨为阳虚寒痰证。方以桂枝人参汤健脾益气，温阳养心；以小半夏汤醒脾燥湿，化痰利咽；以四逆汤温阳通脉散寒，加薤白通阳宽胸。方药相互为用，以奏其效。

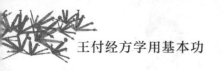

白术散

【方歌】 白术散是妊娠方，脾胃寒湿用之良，

川芎蜀椒与牡蛎，健脾除湿效非常。

【组成】 白术四分（12g） 川芎四分（12g） 蜀椒去汗，三分（9g） 牡蛎二分（6g）

【解读方药】

1. 诠释方药组成 方中白术健脾益气，燥湿和胃，兼以养胎；川芎活血行气，兼以荣胎；蜀椒温中散寒，通阳止痛；牡蛎收涩固脱；醋浆水开胃降逆，调畅气机。

2. 剖析方药配伍 白术与川芎，属于相使配伍，白术健脾益气生血，川芎活血行气，白术助川芎活血化气，川芎助白术益气生血；白术与蜀椒，属于相使配伍，白术助蜀椒温中和胃，蜀椒助白术健脾醒脾，兼以安胎；白术与牡蛎，属于相使配伍，牡蛎助白术健脾固涩，白术助牡蛎敛阴益气；川芎与牡蛎，属于相反、相畏配伍，相反者，川芎行气活血，牡蛎敛阴固涩，相畏者，川芎制约牡蛎固涩恋邪，牡蛎制约川芎行散伤血。

3. 权衡用量比例 白术与川芎的用量比例为 1：1，提示健脾益气与行气理血间的用量关系，以治气血；白术与蜀椒为 4：3，提示健脾益气与温中散寒间的用量关系，以治寒湿；白术与牡蛎为 2：1，提示健脾益气与收敛固涩间的用量关系；川芎与牡蛎为 2：1，提示行气理血与收敛固涩间的用量关系。

【经典导读】 妊娠养胎，白术散主之。（第二十 10）

【应用指征】 本方以健脾益气、温中燥湿，兼以荣胎为主，主治脾胃寒湿证，常见症状：妊娠养胎，腹痛，腹胀，倦怠乏力，舌质淡、苔白腻。

【运用须知】 关注方药煎煮、服用方法及加减用药、注意事项，即"上四味，杵为散，酒服一钱匕，日三服，夜一服。但苦痛，加芍药；心下毒痛，倍加川芎；心烦吐痛，不能食饮，加细辛一两，半夏大者二十枚。服之后，更以醋浆水服之。若呕，以醋浆水服之；复不解者，以小麦汁服之；已后渴者，以大麦粥服之。病虽愈，服之勿置"。

因病变证机不同，可采用以下调服方式：①以酒调服；②以醋浆水调服；③以小麦汁调服；④以大麦粥调服。

【方证辨病】

（1）慢性胃炎、慢性胆囊炎、慢性胰腺炎等，辨证要点为脘腹疼痛，恶心，呕吐，舌质淡、苔白腻。

（2）习惯性流产、妊娠高血压综合征、慢性盆腔炎、慢性附件炎等，辨证要点为腹痛，出血或带下，手足不温，舌质淡、苔白腻。

（3）冠心病、心律不齐等，辨证要点为心悸，心烦，口淡，舌质淡、苔白腻。

【医案助读】　周某，女，37 岁，郑州人。有多年慢性盆腔炎病史，屡屡服用中、西药，均未能达到预期治疗目的，近因带下量多加重前来诊治。刻诊：带下色白量多，阴部潮湿，阴痒，少腹拘急，舌质黯淡、苔白略腻，脉沉弱。辨为寒湿浸淫证，治当温阳散寒除湿，给予白术散与薏苡附子败酱散合方加味：白术 12g，川芎 12g，花椒 10g，牡蛎 6g，附子 6g，薏苡仁 30g，败酱草 15g，山药 15g，车前子 15g，炙甘草 6g。6 剂，每日 1 剂，水煎服，每日分三服。二诊：带下减少，阴痒减轻，以前方 6 剂续服。三诊：阴部潮湿基本消除，以前方 6 剂续服。四诊：少腹拘急止，以前方 6 剂续服。五诊：带下、阴部潮湿、阴痒止，以前方 6 剂续服。之后，为了巩固疗效，以前方治疗 20 余剂。随访 1 年，一切尚好。

【点评】　根据带下色白量多、潮湿辨为寒湿，再根据少腹拘急辨为寒湿肆虐，因脉沉弱辨为气虚，以此辨为寒湿浸淫证。方以白术散健脾燥湿，温阳止痒；以薏苡附子败酱散温阳散寒解毒，加山药益气止带，车前子利湿止带，炙甘草益气和中。方药相互为用，以奏其效。

大建中汤

【方歌】　大建中汤参干姜，蜀椒胶饴合成方，

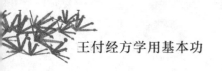
心胸寒痛不可近，温中补虚止痛强。

【组成】 蜀椒去汗，二合（5g） 干姜四两（12g） 人参二两（6g） 胶饴一升

【解读方药】

1.诠释用药要点 方中干姜温中散寒；蜀椒温中止痛；人参益气和中；胶饴益气生血。

2.剖析方药配伍 干姜与蜀椒，属于相须配伍，温中散寒止痛；人参与胶饴，属于相须配伍，人参助胶饴益气补血，胶饴助人参益气生津；干姜与人参，属于相使配伍，温阳之中以益气，益气之中以化阳。

3.权衡用量比例 干姜与蜀椒的用量比例为近2∶1，提示温中与止痛间的用量关系，以治寒痛；干姜与人参为2∶1，提示温中与益气间的用量关系，以治虚寒；人参与胶饴为1∶6，提示益气与缓急间的用量关系，以治气虚。

【经典导读】 心胸中大寒痛，呕不能饮食，腹中寒，上冲皮起，出见有头足，上下痛而不可触近，大建中汤主之。（第十 14）

【应用指征】 本方以温阳益气止痛为主，主治脾胃寒痛证，常见症状：心胸中大寒痛，呕不能饮食，上冲皮起，出见有头足，上下痛而不可触近，舌质淡、苔薄白。

【运用须知】 关注方药煎煮与服用方法，即"上三味，以水四升，煮取二升，去滓。内胶饴一升，微火煎取一升半，分温再服。如一炊顷，可饮粥二升，后更服，当一日食糜，温服之"。

大建中汤应在饭前服，服药20～30分钟后，可饮热粥以助药力，再次服用方药，以增强治疗效果。

【方证辨病】

（1）慢性胃炎、慢性肠胃炎等，辨证要点为腹痛，胃痛，疼痛拒按，舌质淡、苔薄白。

（2）冠心病、风湿性心脏病、肺源性心脏病等，辨证要点为心痛，头痛，头晕，舌质淡、苔白。

【医案助读】 程某，男，55岁，郑州人。有多年冠心病病史，2年来心痛加重且反复发作，近因心痛发作频繁前来诊治。刻诊：心痛剧烈，痛则喜以手按之，呕吐涎水，手足不温，舌质淡、苔薄白，脉沉弱。辨为阳虚水气、寒凝心脉证，治当温补阳气、散寒止痛，给予大建中汤与薏苡附子散合方加味：蜀椒 5g，干姜 12g，红参 6g，薏苡仁 10g，附子 15g，桂枝 12g，吴茱萸 12g，龙眼肉 15g，炙甘草 10g。6 剂，水煎服，每日 1 剂，每日分三服。二诊：心痛次数减少，仍然剧痛，以前方 6 剂续服。三诊：心痛程度减轻，以前方 6 剂续服。四诊：心痛未再发作，以前方 6 剂续服。五诊：诸症基本消除，以前方 6 剂续服。之后，为了巩固疗效，以前方变汤剂为散剂，每次 6g，每日分三服，治疗 3 个月。随访 1 年，一切尚好。

【点评】　根据心痛、手足不温辨为寒凝，再根据痛则喜按、脉沉弱辨为阳虚，以此辨为阳虚水气、寒凝心脉证。方以大建中汤（以龙眼肉代胶饴）温阳散寒止痛；以薏苡附子散温阳散寒除湿，加桂枝温阳通经止痛，吴茱萸温阳散寒降逆，龙眼肉补血化气，炙甘草益气缓急。方药相互为用，以奏其效。

吴茱萸汤（茱萸汤）

【方歌】　吴茱萸汤人参枣，生姜用量须牢记，

阳明寒呕厥阴逆，温肝暖胃治诸疾。

【组成】　吴茱萸洗，一升（24g）　人参三两（9g）　生姜切，六两（18g）　大枣擘，十二枚

【解读方药】

1.诠释用药要点　方中吴茱萸散寒降逆；人参补益中气；生姜温中散寒；大枣补益中气。

2.剖析方药配伍　吴茱萸与生姜，属于相使配伍，辛开苦降，温阳散寒；人参与大枣，属于相须配伍，增强补益中气；吴茱萸、生姜与人参、大枣，属于相使配伍，辛甘化阳，益气散寒。

3.权衡用量比例　吴茱萸与生姜的用量比例为 4 : 3，提示散寒降逆与散寒宣散间的用量关系，以治寒逆；人参与大枣为 3 : 10，提示大补与缓补间的用

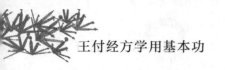

量关系，以治气虚；吴茱萸、生姜与人参、大枣为 8 ：6 ：3 ：10，提示散寒与益气间的用量关系，以治虚寒。

【经典导读】

（1）食谷欲呕，属阳明也，吴茱萸汤主之；得汤反剧者，属上焦也。（243）

（2）少阴病，吐利，手足逆冷，烦躁欲死者，吴茱萸汤主之。（309）

（3）干呕，吐涎沫，头痛者，吴茱萸汤主之。（378）

（4）呕而胸满者，茱萸汤主之。（第十七 8）

【应用指征】 本方以温中散寒、益气降逆为主，主治肝胃虚寒证，常见症状：头痛，胸满，烦躁欲死，食谷欲呕，呕吐，干呕，吐涎沫，手足逆冷，下利。

【运用须知】 关注方药煎煮与服用方法，即"上四味，以水七升，煮取二升，去滓。温服七合，日三服"。

【方证辨病】

（1）冠心病、高血压、高脂血症等，辨证要点为头痛，手足不温，舌质淡、苔薄白。

（2）胃及十二指肠溃疡、幽门梗阻、神经性呕吐、贲门痉挛、慢性非特异性结肠炎、慢性肝炎等，辨证要点为呕吐，或食谷欲呕，舌质淡、苔薄白。

（3）子宫内膜炎、阴道炎、盆腔炎等，辨证要点为带下量多色白，舌质淡、苔薄白。

（4）睾丸炎、附睾炎、前列腺炎、阳痿等，辨证要点为疼痛因寒加重，阳痿，舌质淡、苔薄白。

（5）神经性头痛、三叉神经痛、坐骨神经痛等，辨证要点为疼痛因寒加重，舌质淡、苔薄白。

【医案助读】 马某，男，37 岁，郑州人。有多年阳痿病史，近因病证加重前来诊治。刻诊：阳痿，自觉阴部冰凉，少腹、小腹拘急，急躁易怒，舌质淡红、苔薄白，脉沉弱。辨为肝寒气虚证，治当温肝散寒、益气化阳，给予吴茱萸汤与四逆汤合方加味：吴茱萸 24g，红参 10g，生姜 15g，大枣 12 枚，生川乌 5g，干姜 5g，巴戟天 15g，补骨脂 15g，炙甘草 6g。6 剂，每日 1 剂，水煎服，每日分三服。二诊：阴部冰凉减轻，以前方 6 剂续服。三诊：少腹、小腹拘急缓解，以前方 6 剂续服。四诊：阳痿好转，以前方 6 剂续服。五诊：急躁易怒好转，以前方 6 剂续服。六诊：阳痿恢复明显，以前方 6 剂续服。七诊：诸症基本消除，为了巩固疗效，又以前方治疗 30 余剂。随访 1 年，一切尚好。

【点评】　根据阳痿、急躁易怒辨为肝寒，再根据阴部冰凉辨为阳虚不温，因脉沉弱辨为气虚，以此辨为肝寒气虚证。方以吴茱萸汤温阳益气，散寒疏肝；以四逆汤温壮阳气，加巴戟天、补骨脂温补阳气。方药相互为用，以奏其效。

干姜附子汤

【方歌】　温阳干姜附子汤，辨治阳气虚弱证，

　　　　昼日烦躁夜安静，辨治用量须调整。

【组成】　干姜一两（3g）　附子生用，去皮，破八片，一枚（5g）

【解读方药】

1.诠释用药要点　方中干姜温中散寒；附子温壮阳气。

2.剖析方药配伍　干姜与附子，属于相须配伍，附子助干姜温中化阳，干姜助附子回阳救逆，附子散寒偏于温壮先天之阳，干姜散寒偏于温暖后天之阳。

3.权衡用量比例　干姜与附子的用量比例为 3 ∶ 5，提示温后天之阳与壮先天之阳间的用量关系，以治阴寒。

【经典导读】　下之后，复发汗，昼日烦躁不得眠，夜而安静，不呕，不渴，无表证，脉沉微，身无大热者，干姜附子汤主之。（61）

【应用指征】　本方以温阳散寒为主，主治阳虚证，常见症状：昼日烦躁不得眠，夜而安静，身无大热，手足不温，畏寒怕冷，舌质淡、苔薄白，脉沉微。

【运用须知】　关注方药煎煮与服用方法，即"上二味，以水三升，煮取一升，去滓。顿服"。

【方证辨病】

（1）风湿性心脏病、肺源性心脏病、高血压性心脏病、冠心病等，辨证要点为胸闷，胸痛，手足不温，舌质淡、苔白。

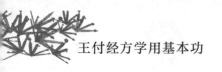

（2）风湿性关节炎、类风湿关节炎、肌肉风湿、骨质增生等，辨证要点为关节肌肉疼痛，因寒加重，舌质淡、苔白。

四逆汤

【方歌】 四逆汤中附草姜，四肢厥逆损伤阳，

腹痛吐泻脉微细，活血化瘀并回阳。

【组成】 甘草炙，二两（6g） 干姜一两半（4.5g） 附子生用，去皮，破八片，一枚（5g）

【解读方药】

1. **诠释用药要点** 方中生附子温壮阳气；干姜温暖脾胃；甘草益气和中。

2. **剖析方药配伍** 生附子与干姜，属于相须配伍，增强温阳壮阳；生附子与甘草属于相使配伍，益气壮阳补阳；干姜与甘草，属于相使配伍，温暖脾胃，化生阳气。

3. **权衡用量比例** 生附子与干姜的用量比例为 4∶3，提示壮阳与温中的用量关系，以治阴寒；生附子、干姜与甘草为 6∶4.5∶5，提示壮阳与益气间的用量关系，以治阳虚。

【经典导读】

（1）伤寒，脉浮，自汗出，小便数，心烦，微恶寒，脚挛急，反与桂枝欲攻其表，此误也；得之便厥，咽中干，烦躁，吐逆者，作甘草干姜汤与之，以复其阳；若厥愈足温者，更作芍药甘草汤与之，其脚即伸；若胃气不和，谵语者，少与调胃承气汤；若重发汗，复加烧针者，四逆汤主之。（29）

（2）伤寒，医下之，续得下利，清谷不止，身疼痛者，急当救里；后身疼痛，清便自调者，急当救表。救里宜四逆汤，救表宜桂枝汤。（91）

（3）病发热，头痛，脉反沉；若不差，身体疼痛，当救其里，四逆汤方。（92）

（4）脉浮而迟，表热里寒，下利清谷者，四逆汤主之。（225）

（5）少阴病，脉沉者，急温之，宜四逆汤。（323）

（6）少阴病，饮食入口则吐，心中温温欲吐，复不能吐。始得之，手足寒，脉弦迟者，此胸中实，不可下也，当吐之；若膈上有寒饮，干呕者，不可吐也，当温之，宜四逆汤。（324）

（7）大汗出，热不去，内拘急，四肢疼，又下利厥逆而恶寒者，四逆汤主之。（353）

（8）大汗，若大下利而厥冷者，四逆汤主之。（354）

（9）下利，腹胀满，身疼痛者，先温其里，乃攻其表；温里宜四逆汤，攻表宜桂枝汤。（372）

（10）呕而脉弱，小便复利，身有微热，见厥者，难治，四逆汤主之。（377）

（11）吐利，汗出，发热，恶寒，四肢拘急，手足厥冷者，四逆汤主之。（388）

（12）既吐且利，小便复利，而大汗出，下利清谷，内寒外热，脉微欲绝者，四逆汤主之。（389）

【应用指征】　本方以温阳壮阳益气为主，主治阳虚阴寒证，常见症状：发热，恶寒，身体疼痛，头痛，干呕，腹中拘急，腹胀满，四肢拘急，四肢疼，手足厥冷，小便利，下利清谷，脉微欲绝，脉弱，或脉沉，或脉浮而迟。

【运用须知】　关注方药煎煮、服用方法及注意事项，即"上三味，以水三升，煮取一升二合，去滓。分温再服，强人可大附子一枚，干姜三两"。

【方证辨病】

（1）风湿性心脏病、肺源性心脏病之心力衰竭，以及休克、心肌梗死、完全性右束支传导阻滞、病态窦房结综合征等，辨证要点为手足不温，畏寒怕冷，舌质淡、苔薄白。

（2）风湿性关节炎、类风湿关节炎、骨质增生等，辨证要点为疼痛，因寒加重，舌质淡、苔薄白。

（3）内分泌失调、免疫功能低下等，辨证要点为低热，手足不温，舌质淡、苔薄白。

【医案助读】　许某，男，37 岁，郑州人。有 10 年膝关节冰冷病史，经多

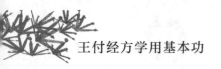

地医院检查，均未发现明显异常器质性病变，虽经中、西药治疗，但冰冷症状未能消除，近因膝关节冰冷加重前来诊治。刻诊：膝关节冰冷沉重，夜间时有膝关节僵硬，舌质淡红、苔薄白，脉沉弱。辨为阳虚寒湿证，治当温壮阳气、燥湿化痰，给予四逆汤与小半夏汤合方加味：生川乌10g，干姜10g，生半夏24g，生姜24g，炙甘草12g。6剂，每日1剂，水煎服，每日分三服。二诊：膝关节冰冷沉重略有减轻，以前方6剂续服。三诊：膝关节冰冷沉重又有减轻，以前方6剂续服。四诊：膝关节冰冷基本消除，仍沉重，以前方6剂续服。五诊：膝关节沉重较前减轻但仍有，以前方6剂续服。六诊：膝关节仍有轻微冰冷，加干姜为20g，以前方6剂续服。七诊：诸症悉除，以前方变汤剂为散剂，每次3g，每日分三服，治疗3个月。随访1年，一切尚好。

【点评】 根据膝关节冰冷辨为阳虚寒凝，再根据沉重辨为痰湿，以此辨为阳虚寒湿证。方以四逆汤加倍用量温壮阳气，驱散阴寒；以小半夏汤温阳燥湿化痰。方药相互为用，以奏其效。

四逆加人参汤

【方歌】 四逆汤中加人参，回阳救逆能益阴，

恶寒脉微而复利，亡血瘀血皆能医。

【组成】 甘草炙，二两（6g） 干姜一两半（4.5g） 附子生用，去皮，破八片，一枚（5g） 人参一两（3g）

【解读方药】

1. 诠释用药要点　方中附子温壮阳气；干姜温暖脾胃；人参补益元气；甘草益气和中。

2. 剖析方药配伍　附子与干姜，属于相须配伍，增强温阳壮阳；人参与甘草属于相须配伍，大补元气，化生津血；附子与人参、甘草，属于相使配伍，壮阳化气；干姜与人参、甘草，属于相使配伍，温暖脾胃，化生阳气。

3. 权衡用量比例　生附子与干姜的用量比例为4：3，提示壮阳与益气间

的用量关系，以治阴寒；人参与甘草为 1 : 2，提示大补元气与益气缓急间的用量关系，以治气虚；附子与人参、甘草为 5 : 3 : 6，提示壮阳与益气间的用量关系，以治阳虚；干姜与人参、甘草为 4.5 : 3 : 6，提示温中与益气间的用量关系，以治阳虚。

【经典导读】 恶寒，脉微而复利，利止，亡血也，四逆加人参汤主之。（385）

【应用指征】 本方以温阳壮阳、益气生津为主，主治阳气虚证，常见症状：下利，恶寒，手足不温，舌质淡，脉微。

【运用须知】 关注方药煎煮、服用方法及注意事项，即"上四味，以水三升，煮取一升二合，去滓。分温再服"。

【方证辨病】

（1）风湿性心脏病、肺源性心脏病之心力衰竭，以及休克、心肌梗死、完全性右束支传导阻滞、病态窦房结综合征等，辨证要点为手足不温，畏寒怕冷，倦怠乏力，舌质淡、苔薄白。

（2）风湿性关节炎、类风湿关节炎、骨质增生等，辨证要点为疼痛，因寒加重，倦怠乏力，舌质淡、苔薄白。

（3）内分泌失调、免疫功能低下等，辨证要点为低热，手足不温，倦怠乏力，舌质淡、苔薄白。

（4）慢性肠炎、慢性痢疾等，辨证要点为腹痛，腹泻，手足不温，倦怠乏力，舌质淡、苔薄白。

【医案助读】 孙某，男，41 岁，郑州人。有 5 年慢性结肠炎病史，近因腹泻加重前来诊治。刻诊：大便溏泄，1 日 4~5 次，每次大便量少且下坠，食凉加重，手足不温，口渴欲饮热水，舌质淡红、苔薄黄，脉沉弱。辨为阳虚夹热证，治当温壮阳气，兼清郁热，给予四逆加人参汤与栀子干姜汤合方加味：生川乌 10g，干姜 10g，红参 6g，栀子 14g，赤石脂 20g，黄连 6g，炙甘草 12g。6 剂，每日 1 剂，水煎服，每日分三服。二诊：大便溏泄次数减少，以前方 6 剂续服。三诊：大便下坠好转，以前方 6 剂续服。四诊：手足转温，以前方 6 剂续服。五诊：大便正常，以前方 6 剂续服。六诊：诸症悉除，以前方变汤剂为散剂，每次 3g，每

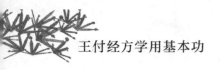

日分三服，治疗 3 个月。随访 1 年，一切尚好。

【点评】 根据大便溏泄、食凉加重辨为阳虚，再根据口渴欲饮热水、苔薄黄辨为夹热，因大便量少且下坠辨为气虚津少，以此辨为阳虚夹热证。方以四逆加人参汤加倍用量温壮阳气，驱散阴寒，益气生津；以栀子干姜汤温阳散寒，清热燥湿，加赤石脂温涩固脱，黄连清泻郁热。方药相互为用，以奏其效。

白通汤

【方歌】 阳虚瘀血白通汤，葱白附子与干姜，

手足逆冷及面赤，破阴活血通上下。

【组成】 葱白四茎　干姜一两（3g）　附子生用，去皮，破八片，一枚（5g）

【解读方药】

1. 诠释用药要点　方中生附子温壮阳气；干姜温暖中阳；葱白味辛而润，宣通上下阴阳。

2. 剖析方药配伍　附子与干姜，属于相须配伍，温壮先天、后天之阳；生附子、干姜与葱白，属于相使配伍，葱白助附子、干姜温壮上下阳气，生附子、干姜助葱白宣通上下阳气。

3. 权衡用量比例　附子与干姜的用量比例为 5∶3，提示壮阳与温中间的用量关系，以治阳虚；葱白与附子、干姜为近 20∶5∶3，提示通阳与壮阳温中间的用量关系，以治戴阳。

【经典导读】

（1）少阴病，下利，白通汤主之。（314）

（2）少阴病，下利，脉微者，与白通汤；利不止，厥逆无脉，干呕烦者，白通加猪胆汁汤主之；服汤脉暴出者死，微续者生。（315）

【应用指征】 本方以破阴回阳、宣通上下为主，主治少阴阳虚戴阳证，常见症状：下利，畏寒怕冷，面色赤，脉微。

【运用须知】 关注方药煎煮与服用方法，即"上三味，以水三升，煮取一

升，去滓。分温再服"。

【方证辨病】

（1）心力衰竭、心律不齐、心动过缓、脉管炎等，辨证要点为心悸，心痛，面赤，舌质淡，苔白，脉微。

（2）功能性疾病、免疫性疾病等，辨证要点为畏寒怕冷，面赤，舌质淡、苔白，脉微。

（3）精神性疾病、神经性疾病等，辨证要点为口淡不渴，面赤，舌质淡、苔白，脉弱。

白通加猪胆汁汤

【方歌】　白通加猪胆汁汤，干姜葱白尿附子，

　　　　　心烦厥逆夹无脉，阳虚瘀血服之宜。

【组成】　葱白四茎　干姜一两（3g）　附子生用，去皮，破八片，一枚（5g）　人尿五合（30mL）　猪胆汁一合（6mL）

【解读方药】

1. **诠释用药要点**　方中生附子温壮阳气；干姜温暖中阳；葱白味辛而润，通达上下阴阳；人尿寒凉入阴；猪胆汁苦寒益阴潜阳。

2. **剖析方药配伍**　附子与干姜，属于相须配伍，温壮先天、后天之阳；附子、干姜与葱白，属于相使配伍，葱白助附子、干姜辛散温通，附子、干姜助葱白宣通上下阳气；人尿与猪胆汁，属于相须配伍，益阴制阳；附子、干姜、葱白与人尿、猪胆汁，属于相反、相畏配伍，人尿、猪胆汁益阴制阳，制约附子、干姜、葱白辛热温阳耗散。病变证机若夹郁热，人尿、猪胆汁则清泻郁热。

3. **权衡用量比例**　附子与干姜的用量比例为 5：3，提示壮阳与温中间的用量关系，以治阳虚；葱白与附子、干姜为近 20：5：3，提示通阳与壮阳温中间的用量关系，以治戴阳；附子、干姜、葱白与人尿、猪胆汁（折算为克）为 5：3：20：30：6，提示辛热温阳与寒凉入阴潜阳间的用量关系，以治阳气浮越。

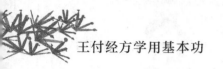

【经典导读】 见白通汤原文。（315）

【应用指征】 本方以破阴回阳、宣通上下、兼益阴入阴为主，主治阳虚戴阳格拒证，常见症状：躁烦，神志昏厥，四肢逆冷，利不止，干呕，无脉。

【运用须知】 关注方药煎煮与服用方法，即"上五味，以水三升，煮取一升，去滓。内胆汁、人尿，和令相得。分温再服，若无胆，亦可用"。

张仲景论"若无胆，亦可用"的辨治精神有二：若无猪胆汁，可酌情加大人尿用量；若不用人尿，亦可加大猪胆汁用量，但必须重视与附子、干姜之间的用量比例。

【方证辨病】

（1）窦性、房性、房室交界区性、室性心律失常，以及慢性心力衰竭、病毒性心肌炎、心脏传导阻滞、大动脉炎、血栓闭塞性脉管炎等，辨证要点为心悸，心痛，心烦，肢体疼痛，面赤，舌质淡、苔白，无脉。

（2）功能性疾病、免疫性疾病等，辨证要点为畏寒怕冷，心烦，面赤，舌质淡、苔白，脉微。

（3）精神性疾病、神经性疾病等，辨证要点为口淡不渴，面赤，心烦，舌质淡、苔白，脉微。

【医案助读】 胡某，男，45岁，信阳人。有多年病毒性心肌炎病史，3年来又出现房室传导阻滞，在信阳及郑州经多次治疗，但未能有效控制病情，近因症状加重前来诊治。刻诊：心悸因劳加重，胸闷，心绞痛甚于夜间，手足不温，畏寒怕冷，面颊色赤，舌质淡红、苔薄白，脉沉弱。辨为阳虚寒凝戴阳证，治当温阳散寒、宣通格拒，给予白通加猪胆汁汤与桂枝人参汤合方加味：生川乌5g，干姜10g，葱白4茎，猪胆汁6mL，桂枝12g，人参10g，白术10g，人尿30mL，炙甘草6g。6剂，每日1剂，水煎服，每日1剂，每日分三服，服药时加入猪胆汁、人尿。二诊：心悸、心痛明显减轻，面赤减轻，以前方6剂续服。三诊：心痛止，心悸时有，手足转温，以前方6剂续服。四诊：面赤消除，以前方6剂续服。五诊：诸症基本消除，又以前方治疗40剂。随访1年，一切尚好。

【点评】 根据手足不温、畏寒怕冷辨为阳虚，再根据心绞痛甚于夜间辨为寒凝，因面颊色赤、舌质淡红辨为阳虚戴阳，又因心悸因劳加重辨为气虚，以此辨为阳虚寒凝戴阳证。方以白通加猪胆汁汤壮阳通阳，潜阳入阴；以桂枝人参汤益气温阳通脉。方药相互为用，以奏其效。

通脉四逆汤

【方歌】　回阳通脉四逆汤，辨治阳虚或血瘀，

用药旨在调用量，救逆通阳能化瘀。

【组成】　甘草炙，二两（6g）　干姜三两（9g）（强人可四两）　附子生用，去皮，破八片，大者一枚（8g）

【解读方药】

1. 诠释用药要点　方中生附子温壮阳气；干姜温暖脾胃；甘草益气和中。

2. 剖析方药配伍　生附子与干姜，属于相须配伍，增强温阳壮阳；生附子、干姜与甘草，属于相使配伍，壮阳以化气，益气以补阳，辛甘化阳以补阳。

3. 权衡用量比例　生附子与干姜的用量比例为 8∶9，提示壮阳与温中间的用量关系，以治阴寒；生附子、干姜与甘草为近 3∶3∶2，提示壮阳温阳与益气间的用量关系，以治阳虚。

【经典导读】

（1）少阴病，下利清谷，里寒外热，手足厥逆，脉微欲绝，身反不恶寒，其人面色赤，或腹痛，或干呕，或咽痛，或利止脉不出者，通脉四逆汤主之。（317）

（2）下利清谷，里寒外热，汗出而厥者，通脉四逆汤主之。（370）（第十七45）

【应用指征】　本方以温壮阳气为主，主治阳虚格阳证，常见症状：面色赤，神志昏厥，咽痛，干呕，腹痛，下利清谷；或利止（无物可下），身反不恶寒，汗出而厥，脉微欲绝，或脉不出。

【运用须知】　关注方药煎煮、服用方法及加减用药、注意事项，即"上三味，以水三升，煮取一升二合，去滓。分温再服。其脉即出者愈。面色赤者，加

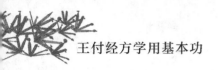

葱九茎；腹中痛者，去葱，加芍药二两；呕者，加生姜二两；咽痛者，去芍药，加桔梗一两；利止脉不出者，去桔梗，加人参二两。病皆与方相应者，乃服之"。

【方证辨病】

（1）风湿性心脏病、肺源性心脏病之心力衰竭，以及休克、心肌梗死、完全性右束支传导阻滞、病态窦房结综合征等，辨证要点为手足不温，畏寒怕冷，神志恍惚，舌质淡、苔薄白。

（2）风湿性关节炎、类风湿关节炎、骨质增生等，辨证要点为疼痛，因寒加重，舌质淡、苔薄白。

（3）内分泌失调、免疫功能低下等，辨证要点为低热，手足不温，舌质淡、苔薄白。

【医案助读】 尚某，男，59岁，信阳人。有多年心肌梗死、完全性右束支传导阻滞病史，经多地省、市级医院检查及治疗，均未能取得预期治疗效果，近因病证加重前来诊治。刻诊：心痛，心悸，头晕目眩，胸闷，咽中似痰堵塞，因凉加重，舌质淡、苔白腻，脉沉迟（46次/分）。辨为阳虚痰阻证，治当温阳散寒、燥湿化痰，给予通脉四逆汤与小半夏汤合方加味：生川乌15g，干姜20g，生半夏24g，生姜24g，红参15g，炙甘草12g。12剂，每日1剂，水煎服，每日分三服。二诊：心痛基本消除，脉迟（52次/分）好转，以前方6剂续服。三诊：头晕目眩止，偶有胸闷，以前方12剂续服。四诊：诸症悉除，以前方12剂续服。五诊：诸症未再发作，以前方12剂续服。六诊：为了巩固疗效，以前方变汤剂为散剂，每次3g，每日分三服，治疗半年。随访1年，一切尚好。

【点评】 根据心痛、因凉加重辨为寒，再根据咽中似痰堵塞辨为痰，因头晕目眩、心悸辨为气虚，以此辨为阳虚痰阻证。方以重用通脉四逆汤温阳逐寒；以小半夏汤温阳燥湿化痰，加红参大补元气。方药相互为用，以奏其效。

通脉四逆加猪胆汁汤

【方歌】 通脉四逆加猪胆，益阴回阳能化瘀，阳虚损阴或瘀血，辨治阳虚或血瘀。

【组成】 附子生用，去皮，破八片，大者一枚（8g） 干姜三两（9g）（强人可四两）猪胆汁半合（3mL） 甘草炙，二两（6g）

【解读方药】

1. **诠释用药要点** 方中生附子温壮阳气；干姜温暖脾胃；猪胆汁益阴潜阳；甘草益气和中。

2. **剖析方药配伍** 生附子与干姜，属于相须配伍，增强温阳壮阳；生附子、干姜与甘草，属于相使配伍，壮阳以化气，益气以补阳；生附子、干姜与猪胆汁，属于相反、相畏配伍，生附子、干姜辛热温阳，猪胆汁苦寒制约附子、干姜温热化燥伤阴。

3. **权衡用量比例** 生附子与干姜的用量比例为近 1 ∶ 1，提示壮阳与温中间的用量关系，以治阴寒；生附子、干姜与甘草为近 3 ∶ 3 ∶ 2，提示壮阳温阳与益气间的用量关系，以治阳虚；生附子、干姜与猪胆汁为近 3 ∶ 3 ∶ 1，提示壮阳温阳与苦寒间的用量关系，以治阴寒格拒。

【经典导读】 吐已下断，汗出而厥，四肢拘急不解，脉微欲绝者，通脉四逆加猪胆汁汤主之。（390）

【应用指征】 本方以温壮阳气，兼以益阴为主，主治阳虚格阳证或阳虚格阳夹阴伤证，常见症状：四肢拘急不解，汗出而厥，舌质淡、苔薄白，脉微欲绝。

【运用须知】 关注方药煎煮、服用方法及加减用药、注意事项，即"上四味，以水三升，煮取一升二合，去滓，内猪胆汁，分温再服，其脉即来。无猪胆，以羊胆代之"。

【方证辨病】

（1）风湿性心脏病、肺源性心脏病之心力衰竭，以及休克、心肌梗死、完全性右束支传导阻滞、病态窦房结综合征等，辨证要点为手足不温，畏寒怕冷，心烦，面赤，舌质淡红、苔薄白。

（2）风湿性关节炎、类风湿关节炎、骨质增生等，辨证要点为疼痛，因寒加重，面赤，舌质淡红、苔薄白。

（3）内分泌失调、免疫功能低下等，辨证要点为低热，面赤，手足不温，舌

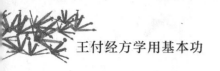

质淡红、苔薄白。

【医案助读】 卢某，男，49岁，郑州人。主诉：在8年前频繁出现晕厥，每次持续时间几秒钟或1分钟左右，经检查诊断为病态窦房结综合征，数经治疗但症状未能达到有效控制，近因心痛加重、晕厥时发前来诊治。刻诊：心绞痛，心悸，头晕目眩，时有晕厥，手足不温，畏寒怕冷，倦怠乏力，面赤，口干欲饮热水，舌质黯淡瘀紫、苔薄白，脉沉弱涩。辨为阳虚格阳证，治当温壮阳气，兼以益阴，给予通脉四逆加猪胆汁汤与蛭虻归草汤合方加味：生川乌15g，干姜20g，猪胆汁5mL，水蛭6g，虻虫3g，当归15g，红参12g，炙甘草12g。6剂，每日1剂，水煎服，每日分三服。二诊：心痛减轻，以前方6剂续服。三诊：头晕目眩止，未再出现晕厥，以前方6剂续服。四诊：手足转温，仍有轻微畏寒怕冷，以前方6剂续服。五诊：面赤消退，以前方6剂续服。六诊：心悸止，心痛及晕厥未再发作，以前方6剂续服。之后，以前方治疗60余剂，病情稳定，诸症缓解。为了巩固疗效，以前方变汤剂为丸剂，每次5g，每日分三服，治疗半年。随访1年，一切尚好。

【点评】 根据心痛、手足不温辨为寒，再根据舌质黯淡瘀紫、脉沉弱涩辨为瘀，因口渴欲饮热水、面赤辨为阳虚格阳，以此辨为阳虚格阳证。方以重用通脉四逆加猪胆汁汤温阳壮阳，兼以益阴；以蛭虻归草汤活血化瘀通络，加红参大补元气。方药相互为用，以奏其效。

茯苓四逆汤

【方歌】 茯苓四逆汤人参，附子甘草与干姜，

温补阳气可安神，辨治烦躁效力强。

【组成】 茯苓四两（12g） 人参一两（3g） 附子生用，去皮，破八片，一枚（5g） 甘草炙，二两（6g） 干姜一两半（4.5g）

【解读方药】

1. 诠释用药要点 方中茯苓益气安神；附子温壮阳气；干姜温中化阳；人

参大补元气，安定精神；甘草补益中气。

2. 剖析方药配伍　附子与干姜，属于相须配伍，增强温阳通阳壮阳；人参与茯苓，属于相反、相使配伍，相反者，茯苓渗利，人参大补，相使者，人参助茯苓益气宁心，茯苓助人参益气安神；人参与甘草，属于相须配伍，增强补益中气；茯苓与附子、干姜，属于相使配伍，温阳壮阳，宁心安神。

3. 权衡用量比例　茯苓与人参的用量比例为 4 ：1，提示渗利益气与大补元气间的用量关系，以治烦躁；生附子与干姜为 5 ：4.5，提示壮阳与温中间的用量关系，以治阴寒；人参、茯苓与生附子、干姜为 3 ：12 ：5 ：4.5，提示益气与温壮阳气间的用量关系，以治阳虚烦躁；人参与甘草为 1 ：2，提示大补与缓急间的用量关系，以治气虚。

【**经典导读**】　发汗，若下之，病仍不解，烦躁者，茯苓四逆汤主之。（69）

【**应用指征**】　本方以益气温阳、宁心安神为主，主治阳气烦躁证，常见症状：烦躁，手足不温，畏寒怕冷，心悸，心痛，气短，乏力，舌质淡，脉弱。

【**运用须知**】　关注方药煎煮与服用方法，即"以水五升，煮取三升，去滓。温服七合，日三服"。

【**方证辨病**】

（1）内分泌失调、免疫功能低下、睡眠障碍等，辨证要点为失眠，烦躁，舌质淡、苔白。

（2）冠心病、风湿性心脏病、心肌缺血、房室传导阻滞、病毒性心肌炎、细菌性心肌炎等，辨证要点为心痛，心烦，胸闷，舌质淡、苔白。

【**医案助读**】　蒋某，女，47岁，郑州人。有 10 余年失眠病史，虽服用中、西药，但未能达到理想治疗目的，近因失眠加重前来诊治。刻诊：失眠（每日睡眠不足 4 小时），多梦，心烦急躁，面色较暗，手足不温，倦怠乏力，心神恍惚，口干欲饮热水，舌质淡红、苔薄白，脉沉弱。辨为阳虚夹热、心神躁动证，治当温阳散寒，兼以益气，给予茯苓四逆汤与栀子豉汤合方加味：茯苓24g，红参6g，生川乌10g，干姜10g，栀子15g，淡豆豉10g，白术10g，龙骨15g，牡蛎15g，炙甘草12g。6剂，水煎服，每日1剂，每日分三服。二诊：手足较前温和，以前方6剂续服。三诊：睡眠达4小时，以前方6剂续服。四诊：多梦减

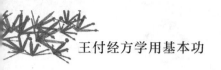

少，以前方6剂续服。五诊：心烦急躁基本解除，以前方6剂续服。六诊：睡眠达6小时，以前方6剂续服。之后，为了巩固疗效，以前方变汤剂为散剂，每次3g，每日分三服，治疗2个月。随访1年，一切尚好。

【点评】 根据失眠、苔薄白辨为阳虚不守，神明躁动，再根据倦怠乏力、心神恍惚辨为气虚；因口干欲饮水，舌质淡红辨为阳虚夹热，以此辨为阳虚夹热、心神躁动证。方以茯苓四逆汤益气壮阳，摄纳心神；以栀子豉汤清透郁热，加白术健脾益气，龙骨、牡蛎重镇潜阳安神。方药相互为用，以奏其效。

附子汤

【方歌】 附子汤参苓术芍，身体疼痛手足寒，

妊娠宫寒夹腹痛，温暖阳气效非凡。

【组成】 附子炮，去皮，破八片，二枚（10g） 茯苓三两（9g） 人参二两（6g） 白术四两（12g） 芍药三两（9g）

【解读方药】

1. 诠释用药要点 方中生附子温壮阳气；白术健脾益气；人参大补元气；茯苓健脾渗湿；芍药敛阴缓急。

2. 剖析方药配伍 生附子与白术，属于相使配伍，附子助白术益气健脾，温阳燥湿，白术助附子温阳散寒，益气化湿；人参与白术，属于相须配伍，增强补益中气；附子与人参、白术，属于相使配伍，附子助人参、白术益气之中以壮阳，人参、白术助附子温阳之中以化气；白术与茯苓，属于相使配伍，白术助茯苓健脾利湿，茯苓助白术健脾化湿；附子与茯苓，属于相使配伍，附子助茯苓利水通阳，茯苓助附子温阳化水；附子与芍药，属于相反、相畏配伍，附子温阳，芍药敛阴缓急，制约附子温热伤阴。

3. 权衡用量比例 附子与白术的用量比例为5：6，提示温阳与健脾间的用量关系，以治水气；人参与白术为1：2，提示大补元气与健脾益气间的用量关系，以治气虚；附子与人参、白术为5：3：6，提示温阳与健脾益气间的用

量关系，以治阳虚；白术与茯苓为 4 ∶ 3，提示健脾燥湿与健脾利湿间的用量关系；附子与茯苓为 10 ∶ 9，提示温阳主水与健脾利湿间的用量关系，以治寒水；附子与芍药为 10 ∶ 9，提示温阳化湿与敛阴间的用量关系。

【经典导读】

（1）少阴病，得之一二日，口中和，其背恶寒者，当灸之，附子汤主之。（304）

（2）少阴病，身体痛，手足寒，骨节痛，脉沉者，附子汤主之。（305）

（3）妇人怀娠六七月，脉弦，发热，其胎愈胀，腹痛，恶寒者，少腹如扇。所以然者，子脏开故也，当以附子汤温其脏。（第二十 3）

【应用指征】 本方以温阳散寒、益气除湿为主，主治阳虚寒湿证，常见症状：背恶寒，腹痛，少腹如扇，手足寒，妇人怀娠六七月，其胎愈胀，发热，恶寒，身体痛，骨节痛，口中和，舌质淡，脉弦，或脉沉。

【运用须知】 关注方药煎煮与服用方法，即"上五味，以水八升，煮取三升，去滓。温服一升，日三服"。

【方证辨病】

（1）风湿性关节炎、类风湿关节炎、骨质增生、椎间管狭窄等，辨证要点为疼痛，沉重，舌质淡、苔白。

（2）盆腔炎、附件炎、子宫内膜炎、习惯性流产等，辨证要点为疼痛，带下色白，舌质淡、苔白。

（3）睾丸炎、附睾炎、前列腺炎、前列腺增生等，辨证要点为疼痛，畏寒怕冷，舌质淡、苔白。

【医案助读】 晁某，男，49 岁，大连人。有 10 余年附睾炎病史，服用中、西药未能控制病情，近由朋友介绍前来诊治。刻诊：睾丸冰凉放射至腰部小腹，阴囊潮湿，阳痿，舌质淡、苔薄白，脉沉弱。辨为阳虚寒湿证，治当温阳散寒除湿，给予附子汤与吴茱萸汤合方加味：附子 10g，茯苓 10g，红参 10g，白术 12g，白芍 10g，吴茱萸 24g，生姜 15g，大枣 12 枚，生川乌 10g，干姜 10g，炙甘草 10g。6 剂，每日 1 剂，水煎服，每日分三服。二诊：睾丸冰凉好转，以前方 6 剂续服。三诊：阴囊潮湿减轻，以前方 6 剂续服。四诊：睾丸冰凉又有好

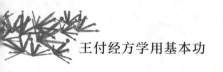

转，以前方6剂续服。五诊：阴囊潮湿基本消除，以前方6剂续服。六诊：阳痿好转，以前方6剂续服。七诊：诸症基本消除，又以前方治疗12剂。随访1年，一切尚好。

【点评】 根据睾丸冰凉、舌质淡辨为寒，再根据阳痿、脉沉弱辨为阳虚，因阴囊潮湿辨为湿，以此辨为阳虚寒湿证。方以附子汤温阳散寒，益气除湿；以吴茱萸汤温阳散寒，益气化阳，加生川乌攻逐阴寒，干姜温暖脾胃，化生阳气，炙甘草益气和中。方药相互为用，以奏其效。

附子粳米汤

【方歌】 温通附子粳米汤，半夏甘草大枣方，

　　　　腹中寒痛或雷鸣，化饮散寒又温阳。

【组成】 附子炮，一枚（5g） 半夏半升（12g） 甘草一两（3g） 大枣十枚 粳米半升（12g）

【解读方药】

1. 诠释用药要点　方中附子温壮阳气；半夏醒脾燥湿；粳米补益脾胃；大枣、甘草补益中气。

2. 剖析方药配伍　附子与半夏，属于相使配伍，附子助半夏温阳燥湿化饮，半夏助附子温阳散寒除湿；附子与甘草，属于相使配伍，附子助甘草益气化阳，甘草助附子温阳化气；半夏与甘草，属于相使配伍，健脾益气，醒脾燥湿；粳米、大枣与甘草，属于相须配伍，增强补益中气。

3. 权衡用量比例　附子与半夏的用量比例为5：12，提示温阳散寒与醒脾燥湿间的用量关系，以治寒湿；附子与甘草为5：3，提示温阳与益气间的用量关系，以治阳虚；半夏与甘草为4：1，提示醒脾与益气间的用量关系；粳米、大枣与甘草为4：8：1，提示补脾与缓急间的用量关系，以治气虚。

【经典导读】 腹中寒气，雷鸣切痛，胸胁逆满，呕吐，附子粳米汤主之。（第十　10）

【应用指征】 本方以温阳益气、燥湿化饮为主，主治脾胃寒饮证，常见症状：胸胁逆满，呕吐，雷鸣切痛，腹中寒气，手足不温，舌质淡、苔白腻，脉沉。

【运用须知】 关注方药煎煮与服用方法，即"上五味，以水八升，煮米熟，汤成，去滓。温服一升，日三服"。

【方证辨病】

（1）慢性胃炎、慢性肠炎、慢性食管炎等，辨证要点为腹痛喜温，腹中雷鸣，舌质淡红、苔白腻。

（2）心肌缺血、房室传导阻滞、病毒性心肌炎、细菌性心肌炎等，辨证要点为心痛，胸闷，舌质淡、苔白腻。

薏苡附子散

【方歌】 胸痹薏苡附子散，胸痛时缓及时急，

　　　　急则痛剧夹汗出，温阳逐寒能通痹。

【组成】 薏苡仁十五两（45g） 大附子炮，十枚（80g）

【解读方药】

1. 诠释用药要点 方中薏苡仁渗湿舒络，宽胸散结；附子壮阳逐寒，通脉止痛。

2. 剖析方药配伍 薏苡仁与附子，属于相反、相畏、相使配伍，相反者，寒热并用，相畏者，薏苡仁制约附子温热燥化，相使者，薏苡仁渗利通络，附子温阳散结，相互为用，通络散结止痛。

3. 权衡用量比例 薏苡仁与附子的用量比例为 3：4，提示散寒与利湿间的用量关系，以治寒湿凝结。

【经典导读】 胸痹，缓急者，薏苡附子散主之。（第九 7）

【应用指征】 本方以温阳散寒、渗利除湿为主，主治寒湿凝结证，常见症状：胸痛缓急，手足不温，畏寒怕冷，脉沉。

【运用须知】 关注方药煎煮与服用方法，即"上二味，杵为散，服方寸匕，

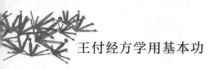

日三服"。

【方证辨病】

（1）冠心病、风湿性心脏病、高血压心脏病等，辨证要点为胸痛，手足不温，舌质淡、苔白腻。

（2）肋间神经痛、血管神经性头痛、坐骨神经痛等，辨证要点为疼痛，因寒加重，舌质淡、苔白腻。

（3）风湿性关节炎、类风湿关节炎、骨质增生、痛风等，辨证要点为关节疼痛，畏寒怕冷，舌质淡、苔白腻。

【医案助读】　姚某，女，69岁，郑州人。有10余年冠心病病史，近因心痛加重前来诊治。刻诊：心痛如刀割，缓则如常人，因寒加重或诱发，心前区压迫拘紧沉重，舌质淡、苔白滑腻，脉沉弱。辨为寒湿凝结夹气虚证，治当温阳散寒、益气利湿，给予薏苡附子散与四逆加人参汤合方加味：薏苡仁5g，附子10g，生川乌5g，干姜5g，红参3g，细辛6g，白术10g，炙甘草6g。6剂，每日1剂，水煎服，每日分三服。二诊：心痛缓解，以前方6剂续服。三诊：心痛未再发作，心前区压迫拘紧沉重减轻，以前方6剂续服。四诊：心痛未再发作，心前区压迫拘紧沉重基本解除，以前方6剂续服。五诊：诸症基本消除，以前方6剂续服。之后，为了巩固疗效，又以前方变汤剂为散剂，每次3g，每日分三服。随访1年，一切尚好。

【点评】　根据心痛因寒加重辨为寒凝，再根据心前区压迫拘紧沉重、苔白滑腻辨为湿结，因脉沉弱辨为气虚，以此辨为寒湿凝结夹气虚证。方以薏苡附子散温阳散寒，益气除湿；以四逆加人参汤温阳散寒，益气缓急，加细辛温阳散寒止痛，白术健脾益气。方药相互为用，以奏其效。

天雄散

【方歌】　天雄散中白桂龙，辨治阳虚基础方，

各科杂病阳虚证，温补阳气效非常。

【组成】　天雄炮，三两（9g）　白术八两（24g）　桂枝六两（18g）　龙骨三两（9g）

【解读方药】

1.诠释用药要点　方中天雄温阳散寒；白术健脾益气；桂枝温阳通经；龙骨固涩安神；白酒能活血行气。

2.剖析方药配伍　天雄与白术，属于相使配伍，天雄助白术益气化阳，白术助天雄化生阳气；天雄与桂枝，属于相使配伍，天雄助桂枝通阳，桂枝助天雄壮阳；天雄与龙骨，属于相反、相畏配伍，相反者，天雄温散，龙骨固涩，相畏者，天雄制约龙骨固涩恋邪，龙骨制约天雄温散伤阳；桂枝与白术，属于相使配伍，温阳化气；天雄与酒，属于相使配伍，温阳行血通经。

3.权衡用量比例　天雄与桂枝的用量比例为 1∶2，提示壮阳与通经间的用量关系，以治阴寒；天雄与白术为 3∶8，提示壮阳与益气间的用量关系，以治阳虚；天雄与龙骨为 1∶1，提示壮阳与固涩间的用量关系，以治滑泄；桂枝与白术为 3∶4，提示温阳通经与益气间的用量关系，以治虚寒。

【应用指征】　本方以温阳益气固脱为主，主治阳虚不固证，常见症状：遗精，滑泄，阳痿，以及女子月经不调，带下色白，舌质淡、苔薄白，脉弱。

【运用须知】　关注方药煎煮、服用方法及注意事项，即"上四味，杵为散，酒服半钱匕。日三服。不知，稍增之"。

【方证辨病】

（1）性功能减退、前列腺炎、前列腺增生等，辨证要点为手足不温，舌质淡、苔薄白。

（2）盆腔炎、附件炎、子宫内膜炎、输卵管粘连等，辨证要点为带下量多色白，舌质淡、苔薄白。

（3）内分泌失调、代谢功能紊乱等，辨证要点为失眠多梦，舌质淡、苔薄白。

【医案助读】　赵某，男，31 岁，新乡人。主诉：在 6 年前因同房后用冷水洗浴，又因在空调房（18℃）中睡眠，自此出现阳痿，前 2 年尚能勃起，后 4 年疲软无力，经朋友介绍前来诊治。刻诊：阳痿（无力勃起），无性欲，倦怠乏力，舌质淡、苔薄白，脉沉弱。辨为阳虚不固证，治当温阳益气固脱，给予天雄散与

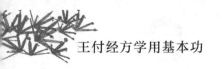

桂枝人参汤合方加味：生川乌10g，白术24g，桂枝20g，龙骨10g，红参15g，干姜15g，罂粟壳10g，炙甘草15g。6剂，每日1剂，水煎服，每日分三服。二诊：自觉略有性欲，但阴茎仍无力勃起，以前方6剂续服。三诊：倦怠乏力减轻，性欲较前好转，以前方6剂续服。四诊：晨起略有阴茎勃起，以前方6剂续服。五诊：阴茎较前能勃起，持续时间比较短，以前方6剂续服。六诊：诸症又有好转，以前方50余剂续服。七诊：为了巩固疗效，以前方变汤剂为散剂，每次5g，每日分三服，治疗3个月，阳痿痊愈。随访1年，一切尚好。

【点评】 根据阳痿、无性欲辨为阳虚，再根据倦怠乏力辨为气虚，以此辨为阳虚不固证。方以天雄散（因无天雄，以生川乌代）温阳益气固脱；以桂枝人参汤温阳健脾，生化气血，加罂粟壳益气兴阳摄纳。方药相互为用，以奏其效。

赤丸

【方歌】 赤丸茯苓半乌头，真朱与蜜酒送服，

　　　　寒气厥逆用细辛，逐寒化饮痰浊除。

【组成】 茯苓四两（12g） 乌头炮，二两（6g） 半夏洗，四两（12g） 细辛一两（3g）

【解读方药】

1. 诠释用药要点　方中乌头温阳逐寒；半夏醒脾燥湿化饮；茯苓健脾益气，渗湿利饮；细辛温阳化饮，散寒止痛；朱砂宁心安神；酒温通血脉；蜂蜜甘缓益气。

2. 剖析方药配伍　乌头与半夏，属于相使配伍，乌头助半夏温阳化饮，半夏助乌头温阳逐寒；乌头与细辛，属于相使配伍，乌头助细辛温阳逐寒化饮，细辛助乌头温阳散寒止痛；半夏与茯苓，属于相使配伍，半夏助茯苓利湿化饮，茯苓助半夏燥湿化饮；茯苓与蜂蜜，属于相反、相使配伍，相反者，蜂蜜滋补，茯苓渗利，相使者，茯苓助蜂蜜益气缓急，蜂蜜助茯苓益气宁心；蜂蜜与乌头、半夏、细辛，属于相畏配伍，蜂蜜减弱乌头、半夏、细辛之温燥毒性。

3. 权衡用量比例　乌头与半夏的用量比例为1：2，提示逐寒与燥湿间的

用量关系，以治寒饮；乌头与细辛为 2：1，提示逐寒与化饮间的用量关系，以治饮结；半夏与茯苓为 1：1，提示燥湿与利湿间的用量关系。

【经典导读】 寒气，厥逆，赤丸主之。（第十 16）

【应用指征】 本方以温阳散寒、益气化饮为主，主治阳郁寒饮证，常见症状：四肢厥逆，心痛，胸闷，肢痛，困重，苔白腻。

【运用须知】 关注方药煎煮、服用方法及注意事项，即"上四味，末之，内真朱为色，炼蜜丸如麻子大，先食酒饮下三丸，日再夜一服；不知，稍增之，以知为度"。

运用赤丸，每日分三服，白天服2次，夜间服1次，可随病情加重加大用量。

【方证辨病】

（1）慢性胃炎、慢性肠炎、肠结核等，辨证要点为不思饮食，脘腹疼痛，腹中雷鸣，舌质淡、苔薄白。

（2）房性心动过缓、房室传导阻滞、冠心病、病毒性心肌炎、血栓性静脉炎等，辨证要点为心悸，心痛，肢痛，厥逆，舌质淡、苔薄白。

【医案助读】 常某，女，61岁，郑州人。有多年房性心动过缓（脉搏48次／分）病史，近半年心悸加重，服用中、西药未能有效控制病情，故前来诊治。刻诊：心悸，心痛，气短，头晕目眩，手足不温，畏寒怕冷，咽中有痰且咯之不出，舌质淡、苔白厚腻，脉沉弱。辨为阳虚寒饮证，治当温阳散寒、益气化饮，给予赤丸与桂枝人参汤合方加味：茯苓12g，生川乌6g，生半夏12g，细辛3g，红参10g，桂枝12g，干姜10g，白术10g，朱砂（冲服）1g，炙甘草12g。6剂，每日1剂，第一次水煎50分钟，第二次水煎30分钟，合并药液，每日分三服。二诊：心悸、心痛减轻，以前方6剂续服。三诊：未再出现头晕目眩，以前方6剂续服。四诊：咽中有痰基本消除，以前方6剂续服。五诊：未再出现心悸、心痛，脉搏56次／分，以前方6剂续服。六诊：手足不温与畏寒怕冷减轻，以前方6剂续服。为了巩固治疗效果，又以前方治疗60余剂，脉搏64次／分。之后，为了巩固疗效，又以前方变汤剂为散剂，每次2g，每日分三服，治疗半年。随访1年，一切尚好。

【点评】 根据心痛、畏寒怕冷辨为寒凝，再根据咽中有痰、苔白厚腻辨为

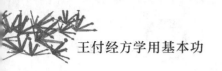

寒痰；因气短、头晕目眩、脉沉弱辨为气虚，以此辨为阳虚寒饮证。方以赤丸温阳散寒，益气化饮；以桂枝人参汤温阳健脾，益气化阳。方药相互为用，以奏其效。

头风摩散

【方歌】 头风摩散治头痛，重视方药盐附子，

外用制法有讲究，百病寒证此方治。

【组成】 大附子炮，一枚（8g） 盐等分

【解读方药】 方中附子温阳散寒止痛；盐软坚散结。

【应用指征】 本方以温阳散结止痛为主，主治寒痛证，常见症状：头痛，身痛，骨节疼痛，舌质淡、苔薄白，脉沉。

【运用须知】 关注方药制作与服用方法，即"上二味，为散，沐了，以方寸匕，已摩疾上，令药力行"。

【方证辨病】

（1）神经性头痛、三叉神经痛、单侧神经痛、坐骨神经痛等，辨证要点为手足不温，因寒加重，舌质淡、苔薄白。

（2）风湿性关节炎、类风湿关节炎、痛风、骨质增生等，辨证要点为畏寒怕冷，舌质淡、苔薄白。

乌头煎（大乌头煎）

【方歌】 大乌头煎逐阴寒，辨治腹痛与寒疝，

乌头与蜜要同煎，治愈厥逆与白汗。

【组成】 乌头熬，去皮，不吹咀，大者五枚（15g）

【解读方药】 方中乌头温阳逐寒止痛；蜂蜜缓急止痛。

【经典导读】 寒疝，绕脐痛，若发则白汗出，手足厥冷，其脉沉紧者，大乌

头煎主之。(第十　17)

【应用指征】　本方以逐寒止痛为主，主治寒凝痛证，常见症状：绕脐痛，手足厥冷，汗出，舌质淡，脉沉紧。

【运用须知】　关注方药制作与服用方法，即"上以水三升，煮取一升，去滓。内蜜二升，煎令水气尽，取二升。强人服七合；弱人服五合。不差，明日更服，不可日再服"。

【方证辨病】

（1）胃痉挛、肠痉挛、肌肉痉挛等，辨证要点为疼痛剧烈，手足厥逆，舌质淡、苔白。

（2）神经性疼痛、关节疼痛、肌肉疼痛等，辨证要点为疼痛剧烈，因寒加重，舌质淡、苔白。

乌头赤石脂丸

【方歌】　乌头赤石脂丸方，附子蜀椒与干姜，

心痛彻背背彻心，温阳逐寒化瘀强。

【组成】　蜀椒一两（3g）　乌头一分（0.8g）　附子炮，半两（1.5g）　干姜一两（3g）　赤石脂一两（3g）

【解读方药】

1. **诠释用药要点**　方中乌头逐寒通阳；附子温壮阳气；蜀椒温中散寒；干姜温阳和中；赤石脂益血敛阴；蜂蜜益气和中。

2. **剖析方药配伍**　乌头与附子，属于相须配伍，增强温阳逐寒止痛；乌头与蜀椒，属于相须配伍，增强温阳通阳止痛；乌头与干姜，属于相须配伍，增强温中散寒；乌头与赤石脂，属于相反、相畏配伍，相反者，乌头辛散，赤石脂涩收，相畏者，赤石脂制约乌头温热伤阴血；附子与干姜，属于相须配伍，增强温阳散寒；乌头、附子与蜂蜜，属于相使、相畏配伍，相使者，蜂蜜助乌头、附子逐寒止痛，乌头、附子助蜂蜜益气止痛，相畏者，蜂蜜减弱乌头、附子之毒性。

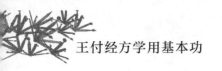

3.权衡用量比例 乌头与附子的用量比例为 0.8：1.5，提示逐寒与壮阳间的用量关系，以治寒凝；乌头与蜀椒为 1：4，提示逐寒与止痛间的用量关系，以治寒痛；乌头与干姜为 1：4，提示逐寒与温中间的用量关系；乌头与赤石脂为 1：4，提示逐寒与益血敛阴间的用量关系。

【经典导读】 心痛彻背，背痛彻心，乌头赤石脂丸主之。（第九 9）

【应用指征】 本方以温阳逐寒止痛为主，主治阳虚寒凝证，常见症状：心痛彻背，背痛彻心，畏寒怕冷，手足不温，舌质淡、苔薄白。

【运用须知】 关注方药煎煮、服用方法及注意事项，即"上五味，末之，蜜丸如桐子大，先服食一丸，日三服。不知，稍加服"。

【方证辨病】

（1）冠心病、肺源性心脏病、心律不齐、心肌梗死、风湿性心脏病等，辨证要点为疼痛剧烈，手足不温，舌质淡、苔白。

（2）风湿性关节炎、类风湿关节炎等，辨证要点为关节疼痛，手足不温，舌质淡、苔白。

（3）肋间神经痛、神经性头痛等，辨证要点为疼痛剧烈，因寒加重，舌质淡、苔白。

【医案助读】 谢某，男，68岁，郑州人。有多年冠心病、心肌缺血病史，近因心痛加重前来诊治。刻诊：心痛及背，因寒及劳累加重或诱发，心中恶寒（自觉寒气直入心中），舌质淡、苔薄白，脉沉弱。辨为寒凝夹气虚证，治当温阳散寒、益气通脉，给予乌头赤石脂丸与当归四逆汤合方加味：花椒6g，生川乌2g，附子3g，干姜6g，赤石脂6g，当归10g，白芍10g，通草6g，大枣25枚，红参10g，炙甘草6g。6剂，每日1剂，水煎服，每日分三服。二诊：心痛减轻，以前方6剂续服。三诊：心中恶寒好转，以前方6剂续服。四诊：心痛较前又减轻，以前方6剂续服。五诊：心痛基本消除，以前方6剂续服。六诊：未再出现心痛，以前方6剂续服。之后，为了巩固疗效，又以前方变汤剂为散剂，每次3g，每日分三服，治疗5个月。随访1年，一切尚好。

【点评】 根据心痛及背、因寒加重辨为寒，再根据心痛及背、因劳累加重辨为气虚，因舌质淡、脉沉弱辨为虚寒，以此辨为寒凝夹气虚证。方以乌头赤石脂丸温阳逐寒止痛；以当归四逆汤活血补血，温阳散寒，加红参补益心气。方药相互为用，以奏其效。

当归四逆汤

【方歌】 当归四逆芍桂枝，细辛甘草通草使，

手足厥寒脉细绝，温通血脉散寒施。

【组成】 当归三两（9g） 桂枝去皮，三两（9g） 芍药三两（9g） 细辛三两（9g） 甘草炙，二两（6g） 通草二两（6g） 大枣擘，二十五枚

【解读方药】

1. 诠释用药要点 方中当归补血活血；芍药补血敛阴；桂枝温阳通经；细辛散寒止痛；通草通利血脉；大枣益气生血；甘草益气和中。

2. 剖析方药配伍 当归与芍药，属于相须配伍，增强补血养血；桂枝与细辛，属于相须配伍，增强温阳散寒通经；通草与当归，属于相使配伍，通草助当归活血，当归助通草通脉；通草与芍药，属于相反、相畏配伍，相反者，通敛同用，相畏者，芍药制约通草通泄伤血，通草制约芍药敛阴壅滞；甘草与大枣，属于相须配伍，增强益气化血帅血。

3. 权衡用量比例 当归与芍药的用量比例为 1 : 1，提示补血活血与补血敛阴间的用量关系，以治血虚；桂枝与细辛为 1 : 1，提示温阳通经与散寒止痛间的用量关系，以治寒滞；甘草与大枣为 1 : 10，益气化血缓急，以治气虚。

【经典导读】 手足厥寒，脉细欲绝者，当归四逆汤主之。（351）

【应用指征】 本方以温阳通经、补血益气为主，主治血虚寒瘀证，常见症状：手足厥寒，肢体疼痛，肢体麻木，舌质淡、苔薄白，脉沉细弱。

【运用须知】 关注方药煎煮与服用方法，即"上七味，以水八升，煮取三升，去滓。温服一升，日三服"。

【方证辨病】

（1）末梢神经炎、多发性神经炎、末梢循环障碍等，辨证要点为疼痛，麻

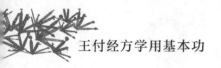

木，舌质淡、苔薄白。

（2）痛经、闭经、慢性盆腔炎、慢性附件炎、子宫内膜炎等，辨证要点为腹痛，手足不温，舌质淡、苔白。

（3）风湿性关节炎、类风湿关节炎、骨质增生、强直性脊柱炎等，辨证要点为疼痛，手足不温，因寒加重，舌质淡、苔薄白。

【医案助读】 谢某，女，46岁，郑州人。有3年多发性神经炎病史，近因病情加重前来诊治。刻诊：肢体远端疼痛，手足不温、麻木不仁、有蚁行感，肌肉轻度萎缩，口淡，因劳累加重，舌质黯淡瘀紫、苔薄白，脉沉涩。辨为血虚寒瘀证，治当补血活血、益气散寒，给予当归四逆汤与黄芪桂枝五物汤合方加味：当归10g，白芍10g，桂枝10g，细辛10g，通草6g，大枣20枚，生姜20g，黄芪10g，生川乌6g，白术12g，炙甘草6g。6剂，水煎服，每日1剂，每日分三服。二诊：疼痛减轻，以前方6剂续服。三诊：手足较前温和，以前方6剂续服。四诊：麻木好转，以前方6剂续服。五诊：疼痛基本消除，以前方6剂续服。六诊：麻木较前有好转，以前方6剂续服。之后，以前方治疗60余剂，诸症悉除。随访1年，一切尚好。

【点评】 根据麻木不仁辨为血虚，再根据疼痛、舌质黯淡瘀紫辨为血瘀，因疼痛、因劳累加重辨为气虚，以此辨为血虚寒瘀证。方以当归四逆汤补血活血，散寒止痛；以黄芪桂枝五物汤益气补血，益血缓急，加生川乌温阳散寒，白术健脾益气。方药相互为用，以奏其效。

当归四逆加吴茱萸生姜汤

【方歌】 当归四逆吴姜汤，芍药甘通与大枣，

桂枝细辛能通脉，温阳祛寒效果好。

【组成】 当归三两（9g） 桂枝去皮，三两（9g） 芍药三两（9g） 细辛三两（9g） 甘草炙，二两（6g） 通草二两（6g） 大枣擘，二十五枚 生姜切，半斤（24g） 吴茱萸二升（48g）

【解读方药】

1. 诠释用药要点　方中当归补血活血；芍药补血敛阴；桂枝温阳通经；细辛散寒止痛；吴茱萸温经散寒降逆；生姜辛温通阳散寒；通草通利血脉；酒能温经通脉；大枣益气生血；甘草益气和中。

2. 剖析方药配伍　本方是在当归四逆汤的基础上而成，配伍剖析见上方（当归四逆汤）。另桂枝与细辛、生姜，属于相须配伍，温阳散寒止痛；桂枝与吴茱萸，属于相使配伍，温阳通脉降逆。

3. 权衡用量比例　当归与芍药的用量比例为 1∶1，提示补血活血与补血敛阴间的用量关系，以治血虚；桂枝、细辛与吴茱萸、生姜为 1∶1∶5∶2.5，提示温阳止痛与温阳宣降间的用量关系，以治久寒；甘草与大枣为近 1∶10，益气化血。

【经典导读】　若其人内有久寒者，宜当归四逆加吴茱萸生姜汤。（352）

【应用指征】　本方以温阳散寒、益气补血为主，主治血虚寒瘀证，常见症状：痛经，闭经，月经不调，腹痛，胃痛，手足不温，舌质淡、苔白。

【运用须知】　关注方药煎煮与服用方法，即"上九味，以水六升，清酒六升，和，煮取五升，去滓。温分五服"。

运用当归四逆加吴茱萸生姜汤，应缩短服药时间，增加服药次数，即每日分五服。

【方证辨病】

（1）末梢神经炎、多发性神经炎、末梢循环障碍等，辨证要点为疼痛，麻木，舌质淡、苔薄白。

（2）痛经、闭经、慢性盆腔炎、慢性附件炎、子宫内膜炎等，辨证要点为腹痛剧烈，手足不温，舌质淡、苔白。

（3）风湿性关节炎、类风湿关节炎、骨质增生、强直性脊柱炎等，辨证要点为疼痛剧烈，手足不温，因寒加重，舌质淡、苔薄白。

【医案助读】　夏某，女，22 岁，安阳人。有 7 年痛经病史，近由同学介绍前来诊治。刻诊：痛经剧烈，手足冰凉，倦怠乏力，口淡不渴，舌质黯淡、苔薄白，脉沉涩。辨为血虚寒瘀证，治当补血活血、益气散寒。给予当归四逆加吴茱

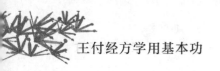

萸生姜汤与失笑散合方加味：当归 10g，白芍 10g，桂枝 10g，细辛 10g，通草 6g，大枣 20 枚，生姜 24g，吴茱萸 50g，五灵脂 10g，蒲黄 10g，红参 10g，炙甘草 6g。6 剂，每日 1 剂，水煎服，每日分三服。二诊：手足冰凉减轻，以前方 6 剂续服。三诊：月经来临，轻微痛经，以前方 6 剂续服。四诊：手足冰凉较前好转，以前方 6 剂续服。五诊：手足温和，以前方 6 剂续服。六诊：诸症基本消除，以前方 6 剂续服。七诊：月经来临，未再疼痛。之后，为了巩固疗效，嘱病人在每次月经来临之前 1 周服药 6 剂，再用药 3 次。随访 2 年，一切尚好。

【点评】 根据手足冰凉辨为寒，再根据舌质黯淡、脉沉涩辨为瘀，因倦怠乏力辨为虚，以此辨为血虚寒瘀证。方以当归四逆加吴茱萸生姜汤补血活血，散寒止痛；以失笑散活血止痛，加红参益气止痛。方药相互为用，以奏其效。

半夏散及汤

【方歌】 寒痰半夏散及汤，桂枝甘草合成方，
　　　　寒郁夹痰诸般证，涤痰通阳效非常。

【组成】 半夏洗　桂枝去皮　甘草炙

【解读方药】

1. 诠释用药要点　方中半夏利咽降逆；桂枝温通阳气；甘草益气利咽，缓急止痛。

2. 剖析方药配伍　半夏与桂枝，属于相使配伍，半夏助桂枝温通利咽，桂枝助半夏降逆利咽；半夏与甘草，属于相使配伍，半夏助甘草温通利咽，甘草助半夏利咽止痛；桂枝与甘草，属于相使配伍，温通益气化阳。

3. 权衡用量比例　半夏、桂枝、甘草用量相等，提示辛温散寒利咽与益气缓急间的用量关系，以治寒痛。临证亦可根据病变证机寒、痰主次变化而酌情调整用量比例。

【经典导读】 少阴病，咽中痛，半夏散及汤主之。（313）

【应用指征】 本方以温阳利咽、缓急止痛为主，主治咽痛寒证，常见症状：

咽中痛，口淡不渴，脉浮或紧。

【运用须知】　关注方药煎煮、服用方法及注意事项，即"上三味，等分，各别捣筛已，合治之。白饮和服方寸匕，日三服。若不能服散者，以水一升，煎七沸，内散两方寸匕，更煮三沸，下火，令小冷。少少咽之。半夏有毒，不当散服"。

作散剂，每次服用 6～9g，每日分三服；作汤剂，以水煮散，可用散剂 12～18g，煮取药液，当少少含咽之。

【方证辨病】

（1）慢性咽炎、慢性扁桃体炎、慢性腮腺炎等，辨证要点为咽痛，口淡不渴，舌质淡、苔薄白或腻。

（2）慢性支气管炎、慢性阻塞性肺疾病、间质性肺疾病等，辨证要点为咳喘或哮喘，痰白，舌质淡、苔薄白。

（3）慢性胃炎、贲门失弛缓症、慢性胆囊炎等，辨证要点为恶心呕吐，呃逆，舌质淡、苔薄白或腻。

【医案助读】　李某，女，8 岁，郑州人。有 3 年慢性扁桃体炎病史，服用多种中、西药治疗，未能达到预期治疗目的，近因咽痛加重前来诊治。刻诊：咽痛，咽肿黯红偏淡（颌下淋巴结肿大），声音嘶哑，咽中夹痰，手足不温，不欲饮水，舌黯淡、苔白腻，脉略沉。辨为寒痰阻滞、清窍不利证，治当散寒化痰、利咽止痛，给予半夏散及汤、半夏厚朴汤与桔梗汤合方加味：半夏 24g，桂枝 12g，厚朴 10g，茯苓 12g，生姜 15g，紫苏叶 6g，桔梗 10g，生甘草 18g。6 剂，每日 1 剂，水煎服，每日分六服。二诊：咽痛止，以前方 6 剂续服。三诊：颌下淋巴结肿大缩小，以前方 6 剂续服。四诊：声音嘶哑消退，以前方 6 剂续服。五诊：诸症基本消除，以前方 6 剂续服。之后，为了巩固疗效，又以前方治疗 12 剂，经复查，咽肿消退，咽部色泽基本恢复正常，颌下淋巴结肿大消退。随访半年，一切尚好。

【点评】　根据咽痛、手足不温辨为寒凝，再根据声音嘶哑、咽中夹痰、苔白腻辨为痰阻，以此辨为寒痰阻滞、清窍不利证。方以半夏散及汤温阳散寒，通窍利声；以半夏厚朴汤化痰行气，利咽降逆；以桔梗汤宣利咽喉。方药相互为用，

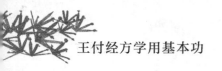

以奏其效。

辨治小儿慢性扁桃体炎，以成人用量，取量大功专，直达病所，但在服药时应遵循量少多次服用，渐渐达到预期治疗目的。

半夏干姜散

【方歌】 温化半夏干姜散，干呕吐逆及吐涎，

胃脘支结伴喜热，温阳降逆可平安。

【组成】 半夏　干姜等分

【解读方药】

1.诠释用药要点　方中半夏醒脾降逆，燥湿化饮；干姜温中化饮，和胃降逆。

2.剖析方药配伍　半夏与干姜，属于相使、相畏配伍，半夏偏于化饮降逆，干姜偏于温中散寒，相使者，干姜助半夏醒脾化饮，半夏助干姜温中和胃，相畏者，干姜既能增强半夏温中降逆，又能减弱半夏之毒性。

3.权衡用量比例　半夏与干姜用量相等，提示醒脾降逆与温中散寒间的用量关系，以治寒逆。

【经典导读】 干呕，吐逆，吐涎沫，半夏干姜散主之。（第十七　20）

【应用指征】 本方以温中降逆化饮为主，主治脾胃寒饮吐逆证，常见症状：吐涎沫，干呕，吐逆，喜食温热。

【运用须知】 关注方药煎煮与服用方法，即"上二味，杵为散，取方寸匕，浆水一升半，煮取七合。顿服之"。

运用半夏干姜散，并非是单一散剂，而是以浆水煮散，取药散6～9g，煮取35mL，1次顿服；作汤剂，半夏、干姜各12g，以水煮取100mL，1次服用。

【方证辨病】

（1）慢性胃炎、慢性胆囊炎、慢性胰腺炎等，辨证要点为呕吐痰涎，舌质淡、苔白腻。

（2）慢性支气管炎、支气管哮喘、慢性阻塞性肺疾病、间质性肺疾病等，辨证要点为哮喘，舌质淡、苔薄白。

蜘蛛散

【方歌】 蜘蛛散中用桂枝，辨治阴狐及疝气，

偏有大小时上下，温肝散寒通阳气。

【组成】 蜘蛛_{熬焦，十四枚} 桂枝半两（1.5g）

【解读方药】

1. 诠释用药要点 方中蜘蛛破滞通经；桂枝散寒通脉。

2. 剖析方药配伍 蜘蛛与桂枝，属于相使配伍，蜘蛛助桂枝温经散寒通脉，桂枝助蜘蛛破滞通经。

3. 权衡用量比例 蜘蛛与桂枝的用量比例为 10∶1，提示破滞与通经间的用量关系，以治疝气。

【经典导读】 阴狐疝气者，偏有大小，时时上下，蜘蛛散主之。（第十九 4）

【应用指征】 本方以温阳散寒破滞为主，主治阴狐疝气证，常见症状：阴狐疝气，偏有大小，时时上下。

【运用须知】 关注方药制作与服用方法，即"上二味，为散，取八分一匕，饮和服。日再服，蜜丸亦可"。

【方证辨病】

（1）睾丸囊肿、睾丸结节、慢性前列腺炎、腹股沟斜疝等，辨证要点为肿胀，疼痛，舌质淡、苔薄白。

（2）脉管炎、深部静脉血栓等，辨证要点为疼痛，手足不温，舌质淡、苔薄白。

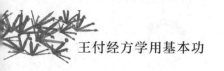

雄黄熏方

【方歌】 雄黄熏方治寒毒，皮肤诸疾及瘙痒，

解毒燥湿能杀虫，酌情内服治惊狂。

【组成】 雄黄二两（6g）（编者注：用量引自《经方辨治疑难杂病技巧》）

【解读方药】 方中雄黄温阳燥湿解毒。

【经典导读】 蚀于肛者，雄黄熏之。（第三 12）

【应用指征】 本方以温阳解毒为主，主治寒毒证，常见症状：阴部溃烂，手足不温，口淡不渴，舌质淡、苔薄白。

【运用须知】 关注方药煎煮与服用方法，即"上一味，为末，筒瓦二枚合之，烧，向肛熏之"。

【方证辨病】

（1）脂溢性皮炎、毛囊炎、过敏性皮炎、痤疮等，辨证要点为结疖，肿痛，舌质淡、苔薄白。

（2）真菌性阴道炎、滴虫性阴道炎、前阴瘙痒、阴部丘疹、尖锐湿疣等，辨证要点为阴部瘙痒，潮湿，舌质淡、苔薄白。

（3）支气管哮喘、支气管扩张、慢性支气管炎、慢性阻塞性肺疾病等，辨证要点为哮喘，痰多色白黏稠，舌质淡、苔白。

生姜半夏汤

【方歌】 仲景生姜半夏汤，胸中似喘而不喘，

似呕似哕而非是，心胸脾胃皆可安。

【组成】 半夏半升（12g） 生姜汁一升（60mL）

【解读方药】

1.诠释用药要点 方中生姜辛温宣散，温脾暖胃；半夏醒脾燥湿，和胃降逆。

2. **剖析配伍用药**　生姜与半夏，属于相使配伍，生姜助半夏醒脾燥湿，半夏助生姜和胃降逆。

3. **权衡用量比例**　生姜与半夏（折算为克）的用量比例为 5 : 1，提示降逆与宣散间的用量关系，以治寒气上逆。

【经典导读】　病人，胸中似喘不喘，似呕不呕，似哕不哕，彻心中愦愦然无奈者，生姜半夏汤主之。（第十七　21）

【应用指征】　本方以温胃降逆为主，主治胃寒气逆证，常见症状：似喘不喘，彻心中愦愦然无奈，似呕不呕，似哕不哕，胃脘嘈杂。

【运用须知】　关注方药煎煮与服用方法，即"上二味，以水三升，煮半夏，取二升，内生姜汁，煮取一升半。小冷，分四服。日三夜一服，止，停后服"。

【方证辨病】

（1）慢性胃炎、慢性肠炎、慢性肝炎、慢性胰腺炎、食管炎、神经性呕吐等，辨证要点为呕吐，呃逆，手足不温，舌质淡、苔白。

（2）风湿性心脏病、肺源性心脏病等，辨证要点为心悸，心痛，手足不温，舌质淡、苔薄白。

【医案助读】　邵某，女，34 岁，郑州人。有多年神经性呕吐病史，近因呕吐加重前来诊治。刻诊：恶心，呕吐，甚则呕吐痰涎，食凉加重，胸中烦闷，手足不温，口淡不渴，舌质淡红、苔薄黄略腻，脉沉。辨为胃寒夹热气逆证，治当温胃散寒、降逆止呕，兼清郁热，给予生姜半夏汤与栀子干姜汤合方加味：姜半夏 24g，生姜 100g，栀子 14g，干姜 6g，黄连 10g。6 剂，每日 1 剂，水煎服，每日分三服。二诊：呕吐减轻，以前方 6 剂续服。三诊：胸中烦闷消除，以前方 6 剂续服。四诊：诸症基本消除，以前方 6 剂续服。五诊：为了巩固疗效，又以前方治疗 12 剂。随访 1 年，一切尚好。

【点评】　根据呕吐、食凉加重辨为寒，再根据胸中烦闷、苔薄黄略腻辨为热，以此辨为胃寒夹热气逆证。方以生姜半夏汤温胃降逆；以栀子干姜汤清热温中，加黄连清热燥湿止呕。方药相互为用，以奏其效。

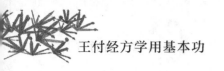

蛇床子散

【方歌】 蛇床子散治寒湿，辨治杂病瘙痒证，

外用内服相结合，随证加味量调整。

【组成】 蛇床子仁

【解读方药】 方中蛇床子温阳散寒，燥湿止痒；白粉益气化阳缓急。

【经典导读】 妇人阴寒，温阴中坐药，蛇床子散主之。（第二十二 20）

【应用指征】 本方以温阳燥湿为主，主治阳虚寒湿证，常见症状：阴痒，阴肿，阴部潮湿，带下量多色白，舌质淡、苔薄白。

【运用须知】 关注方药制作与服用方法，即"上一味，末之，以白粉少许，和令相得，如枣大，绵裹内之，自然温"。

【方证辨病】

（1）滴虫性阴道炎、真菌性阴道炎、盆腔炎、附件炎、宫颈糜烂、性功能衰弱、尖锐湿疣等，辨证要点为瘙痒，阴部潮湿，舌质淡、苔薄白。

（2）过敏性皮炎、皮肤真菌、银屑病、病毒性疱疹等，辨证要点为瘙痒，丘疹，舌质淡、苔薄白。

【医案助读】 许某，女，34岁，郑州人。有多年真菌性阴道炎病史，近因带下量多前来诊治。刻诊：带下色白量多，阴中瘙痒，阴部潮湿，舌质淡、苔薄白，脉沉。辨为寒湿下注证，治当温阳散寒、除湿止带，给予蛇床子散与苓桂术甘汤合方加味：蛇床子30g，茯苓12g，桂枝10g，白术6g，生甘草6g，花椒10g，鸦胆子（研碎）2g。6剂，每日1剂，水煎分内服外洗，内服每日分3次，每次约50mL，余药分早晚2次洗。二诊：瘙痒减轻，以前方6剂继用。三诊：带下减少，以前方6剂继用。四诊：阴部潮湿减轻，以前方6剂继用。五诊：带下止，以前方12剂继用。六诊：诸症基本消除，又以前方治疗20余剂。随访1年，一切尚好。

【点评】 根据带下色白辨为寒，再根据阴部潮湿辨为湿，因瘙痒辨为湿浸，以此辨为寒湿下注证。方以蛇床子散温阳散寒，燥湿止痒；以苓桂术甘汤健脾利湿，杜绝湿生之源，加花椒温阳散寒止痒，鸦胆子燥湿解毒。方药相互为用，以奏其效。

桂枝加龙骨牡蛎汤

【方歌】 桂枝龙骨牡蛎汤，芍药甘草与姜枣，

男子失精女梦交，心烦失眠效果好。

【组成】 桂枝 芍药 生姜各三两（各9g） 甘草二两（6g） 大枣十二枚 龙骨 牡蛎各三两（各9g）

【解读方药】

1. 诠释用药要点 方中桂枝解肌温阳；龙骨交通心肾，安神定志；牡蛎潜阳固涩，敛阴止遗；芍药益营敛汗；生姜辛温通阳；大枣、甘草益气和中。

2. 剖析方药配伍 桂枝与芍药，属于相反、相使配伍，相反者，桂枝温通，芍药酸敛，相使者，芍药使桂枝温通内守，桂枝使芍药酸敛化营；龙骨与牡蛎，属于相使配伍，龙骨助牡蛎益肾固涩，牡蛎助龙骨益心安神；龙骨、牡蛎与桂枝，属于相反、相畏配伍，相反者，桂枝辛散，龙骨、牡蛎固涩，相畏者，桂枝制约龙骨、牡蛎固涩恋邪，龙骨、牡蛎制约桂枝温通耗散；龙骨、牡蛎与芍药，属于相使配伍，龙骨、牡蛎助芍药敛阴，芍药助龙骨、牡蛎固精；桂枝与生姜，属于相须配伍，辛散温阳通经；龙骨、牡蛎与大枣、甘草，属于相使配伍，益气固涩安神。

3. 权衡用量比例 桂枝与芍药的用量比例为1：1，提示温通与敛阴间的用量关系，以治阴阳不调；龙骨与牡蛎为1：1，提示安神与潜阳间的用量关系，以治心肾不交；龙骨、牡蛎与芍药为1：1：1，提示潜阳安神与补血敛阴间的用量关系，以治阴津不固；龙骨、牡蛎与桂枝为1：1：1，提示潜阳安神与辛散温通间的用量关系，以治阳虚不固；龙骨、牡蛎与大枣、甘草为3：3：10：2，提示固涩与益气间的用量关系，以治梦交。

【经典导读】 夫失精家，少腹弦急，阴头寒，目眩，发落，脉极虚芤迟，为

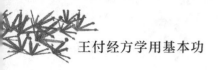

清谷，亡血，失精。脉得诸芤动微紧，男子失精，女子梦交，桂枝加龙骨牡蛎汤主之。(第六　8)

【应用指征】 本方以辛温通阳、益气固涩为主，主治心肾虚寒证，常见症状：目眩，发落，少腹弦急，阴头寒冷，梦交，失精，脉极虚芤迟。

【运用须知】 关注方药煎煮与服用方法，即"上七味，以水七升，煮取三升。分温三服"。

【方证辨病】

(1) 前列腺炎、前列腺增生、性早熟等，辨证要点为遗精，滑泄，倦怠乏力，舌质淡、苔薄白。

(2) 盆腔炎、附件炎、阴道炎、性早熟等，辨证要点为带下异常，梦交，倦怠乏力，舌质淡、苔薄白。

(3) 心律不齐、室性心动过速、房室传导阻滞、风湿性心脏病等，辨证要点为心悸，汗出，倦怠乏力，舌质淡、苔薄白。

(4) 抑郁症、癔症、睡眠障碍等，辨证要点为心悸，失眠多梦，倦怠乏力，舌质淡、苔薄白。

【医案助读】 夏某，男，47岁，郑州人。有多年失眠病史，近因失眠加重前来诊治。刻诊：失眠多梦，健忘，心烦，自汗，夜间小便4～5次，手足不温，口渴欲饮热水，舌质淡、苔薄白，脉弱。辨为心肾虚寒证，治当温肾益心、安神定志，给予桂枝加龙骨牡蛎汤与安神定志丸合方加味：桂枝10g，白芍10g，生姜10g，龙骨10g，牡蛎10g，大枣12枚，人参10g，茯苓20g，远志10g，石菖蒲8g，酸枣仁30g，炙甘草6g。6剂，每日1剂，水煎服，每日分三服。二诊：失眠多梦减轻，以前方6剂续服。三诊：心烦减轻，以前方6剂续服。四诊：失眠多梦较前减轻，以前方6剂续服。五诊：夜间小便2次，以前方6剂续服。六诊：诸症基本缓解，以前方6剂续服。之后，以前方变汤剂为散剂，每次6g，每日分三服，治疗2个月。随访1年，一切尚好。

【点评】 根据失眠多梦、自汗辨为心气虚，再根据夜间小便多辨为肾虚，因口渴欲饮热水辨为气虚不化，以此辨为心肾虚寒证。方以桂枝加龙骨牡蛎汤温阳益气，交通心肾；以安神定志丸益气安神，开窍定志，加酸枣仁养心安神。方药相互为用，以奏其效。

桂枝去芍药加麻黄附子细辛汤

【方歌】 桂枝汤去芍加麻，附子细辛合成方，

心下坚满大如盘，壮阳化饮最优良。

【组成】 桂枝三两（9g） 生姜三两（9g） 甘草二两（6g） 大枣十二枚 麻黄二两（6g） 细辛二两（6g） 附子炮，一枚（5g）

【解读方药】

1. **诠释用药要点** 方中桂枝通经温阳化饮；生姜温胃化饮；麻黄宣发化饮；附子壮阳逐寒；细辛温通化饮；大枣补益中气；甘草益气和中。

2. **剖析方药配伍** 桂枝与生姜，属于相须配伍，增强醒脾和胃，温阳化饮；麻黄与细辛，属于相须配伍，增强宣发通阳化饮；附子与桂枝、生姜，属于相使配伍，辛温通经，壮阳逐饮；大枣与甘草，属于相须配伍，增强补益中气；大枣、甘草与麻黄、细辛，属于相反、相畏配伍，相反者，补泻同用，相畏者，大枣、甘草制约麻黄、细辛温热化燥，麻黄、细辛制约大枣、甘草益气壅滞。

3. **权衡用量比例** 桂枝与生姜的用量比例为1∶1，以治心下寒饮；麻黄与附子、细辛为近1∶1∶1，提示宣发与温阳化饮间的用量关系，以治寒凝；桂枝与麻黄为3∶2，提示温阳与宣发间的用量关系，以治阳郁；大枣、甘草与麻黄、细辛为5∶1∶1∶1，提示益气与温通宣发间的用量关系，以治气虚寒饮。

【经典导读】 气分，心下坚，大如盘，边如旋杯，水饮所作，桂枝去芍药加麻黄附子细辛汤主之。（第十四 31）

【应用指征】 本方以温阳逐寒、通阳化饮为主，主治阳虚寒饮证，常见症状：心下坚，大如盘，边如旋杯，喜饮热食，手足不温，舌质淡、苔白腻。

【运用须知】 关注方药煎煮与服用方法，即"上七味，以水七升，煮麻黄，去上沫，内诸药，煮取二升，分温三服。当汗出，如虫行皮中，即愈"。

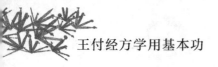

【方证辨病】

（1）慢性胃炎、慢性肠炎、肠胃痉挛等，辨证要点为脘腹疼痛，心下坚硬，舌质淡、苔白腻。

（2）心肌缺血、心律不齐、房室传导阻滞、风湿性心脏病等，辨证要点为心悸，胸闷，心中痞塞，舌质淡、苔白腻。

【医案助读】 许某，男，43岁，郑州人。有多年风湿性心脏病、二尖瓣关闭不全病史，近因心悸、心中痞硬加重前来诊治。刻诊：心悸，胸闷，呼吸困难，倦怠乏力，面色无泽，手足不温，口淡不渴，舌质黯淡夹瘀紫、苔白腻厚，脉弱涩。辨为阳虚寒饮夹瘀证，治当温阳化饮、益气化瘀，给予桂枝去芍药加麻黄附子细辛汤与失笑散合方加味：桂枝10g，生姜10g，大枣12枚，麻黄6g，细辛6g，附子5g，五灵脂12g，蒲黄12g，红参10g，白术10g，茯苓10g，炙甘草6g。6剂，每日1剂，水煎服，每日分三服。二诊：心悸减轻，以前方6剂续服。三诊：呼吸困难减轻，以前方6剂续服。四诊：手足转温，以前方6剂续服。五诊：心悸、胸闷基本消除，以前方6剂续服。六诊：诸症明显减轻，以前方6剂续服。之后，为了巩固疗效，又以前方变汤剂为丸剂，每次6g，每日分三服，治疗半年。随访半年，一切尚好。

【点评】 根据心悸、手足不温辨为寒，再根据苔白腻厚辨为寒饮，因舌质黯淡夹瘀紫辨为瘀血，以此辨为阳虚寒饮夹瘀证。方以桂枝去芍药加麻黄附子细辛汤温阳散寒，益气化饮；失笑散活血化瘀，加红参补益心气，白术健脾益气，生化气血，茯苓益气渗浊，宁心安神。方药相互为用，以奏其效。

桂枝去芍药加蜀漆牡蛎龙骨救逆汤

【方歌】 桂枝去芍加蜀漆，龙骨牡蛎救逆汤，
　　　　　心悸心烦及烦躁，辨治惊狂效非常。

【组成】 桂枝去皮，三两（9g）　甘草炙，二两（6g）　生姜切，三两（9g）　大枣擘，十二枚　牡蛎熬，五两（15g）　龙骨四两（12g）　蜀漆洗，去腥，三两（9g）

【解读方药】

1. **诠释用药要点**　方中桂枝辛温通阳解肌；生姜辛散温通；大枣补益中气；龙骨重镇安神；牡蛎潜阳敛阴；蜀漆化痰安神；甘草益气和中。

2. **剖析方药配伍**　桂枝与生姜，属于相须配伍，增强辛温通阳；大枣与甘草，属于相须配伍，增强补益中气；龙骨与牡蛎，属于相使配伍，龙骨助牡蛎育阴潜阳，牡蛎助龙骨重镇安神；桂枝与龙骨、牡蛎，属于相使配伍，通阳潜阳安神；蜀漆与龙骨、牡蛎，属于相使配伍，化痰潜阳安神。

3. **权衡用量比例**　桂枝与甘草的用量比例为 3 : 2，提示温阳与益气间的用量关系，以治阳虚；桂枝与生姜为 1 : 1，以治阴寒；桂枝与龙骨、牡蛎为 3 : 4 : 5，提示通阳与安神间的用量关系，以治阳虚不固；蜀漆与龙骨、牡蛎为 3 : 4 : 5，提示涤痰与安神间的用量关系，以治惊狂。

【经典导读】

（1）伤寒脉浮，医以火迫劫之，亡阳，必惊狂，卧起不安者，桂枝去芍药加蜀漆牡蛎龙骨救逆汤主之。（112）

（2）火邪者，桂枝去芍药加蜀漆牡蛎龙骨救逆汤主之。（第十六　12）

【应用指征】　本方以益气温阳、化痰安神为主，主治心阳虚惊狂证，常见症状：惊狂，卧起不安，畏寒怕冷，手足不温，舌质淡、苔薄白。

【运用须知】　关注方药煎煮与服用方法，即"上七味，以水一斗二升，先煮蜀漆减二升，内诸药，煮取三升，去滓。温服一升。本云桂枝汤，今去芍药加蜀漆、牡蛎、龙骨"。

【方证辨病】

（1）内分泌失调、免疫功能低下等，辨证要点为心烦，失眠，舌质淡、苔白或腻。

（2）心肌缺血、心律不齐、房室传导阻滞、风湿性心脏病等，辨证要点为心悸，胸闷，汗出，烦躁，舌质淡、苔白或腻。

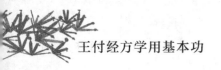

甘草干姜茯苓白术汤（甘姜苓术汤）

【方歌】 肾著甘姜苓术汤，温阳散寒除湿方，

腰中冷痛身体重，随证合方效非常。

【组成】 甘草　白术各二两（各6g）　干姜　茯苓各四两（各12g）

【解读方药】

1. **诠释用药要点**　方中甘草益气和中；干姜温中散寒；茯苓健脾渗湿；白术健脾燥湿。

2. **剖析方药配伍**　甘草与干姜，属于相使配伍，益气温阳化阳；甘草与茯苓，属于相使配伍，益气健脾利湿；白术与干姜，属于相使配伍，温阳散寒，健脾燥湿；甘草与白术，属于相须配伍，健脾益气燥湿。

3. **权衡用量比例**　甘草与白术的用量比例为1：1，提示益气缓急与健脾间的用量关系，以治气虚；甘草与茯苓为1：2，提示益气缓急与利湿间的用量关系，以治湿困；白术与干姜为1：2，提示健脾益气与温阳散寒间的用量关系，以治寒湿；甘草与干姜为1：2，提示益气缓急与散寒间的用量关系，以治阳虚；白术与茯苓为1：2，提示燥湿与利湿间的用量关系，以治湿著。

【经典导读】　肾着之病，其人身体重，腰中冷，如坐水中，形如水状，反不渴，小便自利，饮食如故，病属下焦，身劳汗出，衣里冷湿，久久得之，腰以下冷痛，腹重如带五千钱，甘姜苓术汤主之。（第十一　16）

【应用指征】　本方以益气温阳、散寒祛湿为主，主治气虚寒湿证，常见症状：腰中冷，如坐水中，形如水状，腰以下冷痛，腹重如带五千钱，小便自利，身体重，反不渴，身劳汗出，衣里冷湿，舌质淡、苔白腻。

【运用须知】　关注方药煎煮与服用方法，即"上四味，以水五升，煮取三升。分温三服。腰中即温"。

【方证辨病】

（1）肌肉风湿、风湿性关节炎、骨质增生等，辨证要点为骨节重痛，舌质淡、苔白腻。

（2）慢性盆腔炎、慢性附件炎、子宫内膜炎等，辨证要点为小腹少腹坠胀，带下色白，舌质淡、苔白腻。

（3）慢性胃炎、慢性肠炎、慢性肝炎、慢性胆囊炎等，辨证要点为脘腹胀满，不思饮食，舌质淡、苔白腻。

（4）慢性肾小球肾炎、慢性肾盂肾炎、肾病综合征等，辨证要点为腰痛，腰困，水肿，小便不利，舌质淡、苔白腻。

【医案助读】　董某，女，37岁，郑州人。有多年慢性盆腔炎病史，近因病证加重前来诊治。刻诊：带下量多色白，腰沉重，小腹下坠，手足不温，大便溏泄，阴部潮湿，舌质淡，苔白腻，脉沉弱。辨为气虚寒湿证，治当益气温阳、散寒除湿，给予甘姜苓术汤与附子汤合方加味：白术12g，干姜12g，茯苓12g，附子10g，红参6g，白芍10g，山药24g，苍术24g，炙甘草6g。6剂，每日1剂，水煎服，每日分三服。二诊：阴部潮湿基本消除，以前方6剂续服。三诊：带下减少，大便恢复正常。四诊：腰部沉重基本消除，以前方6剂续服。五诊：诸症悉除，又以前方12剂巩固疗效。随访1年，一切尚好。

【点评】　根据带下色白、阴部潮湿辨为寒湿，再根据腰沉重、小腹下坠辨为气虚不固，因手足不温、舌质淡辨为阳虚，以此辨为气虚寒湿证。方以甘姜苓术汤益气温阳，散寒除湿；以附子汤温阳散寒除湿，加山药益气固涩止带，苍术醒脾燥湿。方药相互为用，以奏其效。

干姜人参半夏丸

【方歌】　干姜人参半夏丸，辨治妊娠呕不止，
　　　　　脾胃虚寒饮逆证，健脾益气止饮逆。

【组成】　干姜　人参各一两（各3g）　半夏二两（6g）

【解读方药】

1.诠释用药要点　方中干姜、生姜温暖脾胃；人参补益中气；半夏醒脾燥湿，降逆和中。

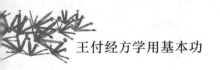

2.剖析方药配伍　干姜与人参，属于相使配伍，益气温阳散寒；干姜、生姜与半夏，属于相使配伍，温中降逆化饮；人参与半夏，属于相反、相畏配伍，相反者，人参益气，半夏降逆，相畏者，半夏制约人参补益壅滞，人参制约半夏降泄伤气。

3.权衡用量比例　干姜与人参的用量比例为1∶1，提示温阳散寒与益气间的用量关系，以治虚寒；人参与半夏为1∶2，提示益气与降逆间的用量关系，以治气逆；干姜与半夏为1∶2，提示温阳散寒与醒脾降逆间的用量关系，以治寒饮上逆。

【经典导读】　妊娠呕吐不止，干姜人参半夏丸主之。（第二十　6）

【应用指征】　本方以健脾益气、温中降逆为主，主治脾胃虚寒饮逆证，常见症状：妊娠呕吐不止，舌质淡、苔薄白，脉沉。

【运用须知】　关注方药煎煮与服用方法，即"上三味，末之，以生姜汁糊为丸，如梧桐子大，饮服十丸，日三服"。

【方证辨病】

（1）慢性胃炎、慢性肠胃炎、胃及十二指肠溃疡、慢性胰腺炎、慢性胆囊炎等，辨证要点为脘腹疼痛，喜饮热食，舌质淡、苔白滑。

（2）妊娠呕吐、耳源性晕眩等，辨证要点为呕吐，晕眩，舌质淡、苔白滑。

【医案助读】　田某，女，30岁，郑州人。妊娠46天，近10天呕吐剧烈，经静脉用药及口服中药，未能有效控制呕吐，近由朋友介绍前来诊治。刻诊：呕吐痰涎，不能饮食，食则即吐，倦怠乏力，手足不温，舌质淡、苔白厚腻，脉沉弱。辨为脾胃虚寒饮逆证，治当健脾益气、温中降逆，给予干姜人参半夏丸与橘皮汤合方加味：干姜15g，红参15g，半夏30g，陈皮70g，生姜140g（绞取汁）。1剂，将方药研为粉状，以生姜汁将药粉拌为糊状，每次3g，每日分6次服。用药第4天，电话告知呕吐停止，嘱其余药停服。

【点评】　根据呕吐涎沫、苔白厚腻辨为痰湿，再根据不能饮食、食则即吐辨为痰阻气逆，因倦怠乏力、脉沉弱辨为气虚，以此辨为脾胃虚寒饮逆证。方以干姜人参半夏丸益气温中降逆，以橘皮汤醒脾理气，和胃降逆。方药相互为用，以奏其效。

半夏通常被认为是妊娠慎用药，根据张仲景设干姜人参半夏丸治妊娠呕吐，再结合笔者多年临床应用治病的体会，临证若能合理运用半夏，不仅没有不良反应，反而还有良好的治疗作用。

甘草麻黄汤

【方歌】　温宣甘草麻黄汤，理脾散寒能阳郁，

　　　　　主治阳郁水气证，功效显著病可愈。

【组成】　甘草二两（6g）　麻黄四两（12g）

【解读方药】

1. 诠释用药要点　方中甘草益气和中；麻黄宣发郁阳，温散水气。

2. 剖析方药配伍　甘草与麻黄，属于相反、相使配伍，相反者，发汗补益同用，相使者，甘草助麻黄发越郁阳，温阳行水，麻黄助甘草益气助阳，化生阳气。

3. 权衡用量比例　甘草与麻黄的用量比例为 1 ∶ 2，提示益气与通阳利水间的用量关系，以治阳郁水气。

【经典导读】　里水，越婢加术汤主之；甘草麻黄汤亦主之。（第十四　25）

【应用指征】　本方以通阳益气化水为主，主治阳郁水气证，常见症状：咳嗽，痰多清稀色白，脘腹胀满，腹中雷鸣，舌质淡、苔薄白。

【运用须知】　关注方药煎煮、服用方法及注意事项，即"上二味，以水五升，先煮麻黄，去上沫，内甘草，煮取三升。温服一升。重覆汗出，不汗，再服。慎风寒"。

【方证辨病】

（1）心脏病水肿、肾脏病水肿、内分泌失调水肿等，辨证要点为肢体水肿，舌质淡、苔白腻。

（2）慢性支气管炎、支气管哮喘、支气管扩张等，辨证要点为咳嗽，痰多清稀，舌质淡、苔白腻。

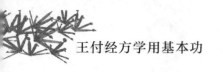

小青龙汤

【方歌】 小青龙汤治寒饮，风寒咳嗽皆可医，

桂姜麻黄芍药甘，细辛半夏兼五味。

【组成】 麻黄去节，三两（9g） 芍药三两（9g） 细辛三两（9g） 干姜三两（9g） 甘草炙，三两（9g） 桂枝去皮，三两（9g） 五味子半升（12g） 半夏洗，半升（12g）

【解读方药】

1. 诠释用药要点 方中麻黄解表散寒，宣肺平喘；桂枝解表化饮，温肺化饮；半夏温降肺气，化饮止咳，醒脾燥湿；干姜温肺散寒，温阳化饮；细辛温阳化饮；五味子收敛肺气；芍药补血敛阴；甘草补益中气。

2. 剖析方药配伍 麻黄与桂枝、细辛，属于相须配伍，增强治表散寒，治里温肺；麻黄与干姜，属于相使配伍，温肺宣肺化饮；干姜与细辛，属于相使配伍，温肺化饮；五味子与干姜、细辛，属于相反、相畏配伍，相反者，五味子敛阴，干姜、细辛化饮，相畏者，五味子制约干姜、细辛温化伤阴；麻黄与半夏，属于相使配伍，麻黄治肺偏于宣发，半夏治肺偏于降泄；麻黄与五味子，属于相反、相畏配伍，五味子收敛制约麻黄宣发耗散，麻黄宣散制约五味子敛肺留邪；麻黄与芍药，属于相反、相畏配伍，相反者，麻黄宣发，芍药益血，相畏者，芍药制约麻黄宣发伤血；麻黄与甘草，属于相反、相畏配伍，相反者，麻黄宣发，甘草补益，相畏者，甘草制约麻黄宣肺伤气；五味子与芍药，属于相使配伍，敛阴益血；五味子与甘草，属于相使配伍，酸甘化阴，益气缓急。

3. 权衡用量比例 麻黄与桂枝、细辛的用量比例为 1 : 1 : 1，提示宣肺与化饮间的用量关系，以治风寒或寒饮；麻黄与干姜为 1 : 1，提示宣肺与温肺间的用量关系，以治寒咳；干姜与细辛为 1 : 1，提示温肺与化饮间的用量关系，以治寒饮；五味子与干姜、细辛为 4 : 3 : 3，提示益阴敛肺与温肺化饮间的用量关系，以治咳喘；麻黄与半夏为 3 : 4，提示宣肺与降逆间的用量关系，以治气逆；麻黄与五味子为 3 : 4，提示宣肺与敛肺间的用量关系；麻黄与芍药为 1 : 1，提示宣发与补血间的用量关系；麻黄与甘草为 1 : 1，提示宣肺与益气间的用量关系；五味子与芍药为 4 : 3，提示敛肺与补血间的用量关系；五味子与甘草为 4∶3，提示敛肺与益气间的用量关系，以治肺伤。

【经典导读】

（1）伤寒表不解，心下有水气，干呕，发热而咳，或渴，或利，或噎，或小便不利，少腹满，或喘者，小青龙汤主之。（40）

（2）伤寒，心下有水气，咳而微喘，发热不渴；服汤已，渴者，此寒去欲解也；小青龙汤主之。（41）

（3）病溢饮者，当发其汗，大青龙汤主之；小青龙汤亦主之。（第十二　23）

（4）咳逆倚息不得卧，小青龙汤主之。（第十二　35）

（5）妇人吐涎沫，医反下之，心下即痞，当先治其吐涎沫，小青龙汤主之；涎沫止，乃治痞，泻心汤主之。（第二十二　7）

【应用指征】　本方以解表散寒、温肺化饮为主，主治太阳伤寒证与寒饮郁肺证相兼、寒饮郁肺证或溢饮寒证，常见症状：咳而微喘，咳逆倚息不得卧，溢饮，吐涎沫，咽噎，干呕，少腹满，小便不利，或下利，或发热不渴，或渴。

【运用须知】　关注方药煎煮、服用方法及加减用药，即"上八味，以水一斗，先煮麻黄，减二升，去上沫，内诸药，煮取三升，去滓。温服一升。若渴，去半夏，加瓜蒌根三两；若微利，去麻黄，加荛花，如一鸡子，熬令赤色；若噎者，去麻黄，加附子一枚，炮；若小便不利、少腹满者，去麻黄，加茯苓四两；若喘，去麻黄，加杏仁半升，去皮尖。且荛花不治利，麻黄主喘，今此语反之，疑非仲景意（编者注：后20字恐是王叔和按语混入正文，当删）"。

【方证辨病】

（1）慢性支气管炎、支气管哮喘、支气管扩张等，辨证要点为咳喘，痰多清稀色白，无汗，舌质淡、苔白腻。

（2）肾病综合征水肿、急性肾小球肾炎、输尿管炎等，辨证要点为肢体水肿，手足不温，无汗，舌质淡、苔白腻。

（3）过敏性鼻炎、鼻窦炎、额窦炎等，辨证要点为鼻塞，头痛，无汗，舌质淡、苔白腻。

（4）过敏性皮炎、神经性皮炎、脂溢性皮炎等，辨证要点为瘙痒，因寒加重，无汗，舌质淡、苔白腻。

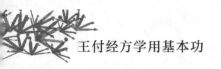

【医案助读】 徐某，男，18岁，郑州人。有多年鼻窦炎病史，近因鼻塞不通加重前来诊治。刻诊：头痛，鼻塞不通，鼻涕清稀量多，甚则似流水样，因寒加重，舌质淡、苔白腻，脉略浮。辨为寒痰壅窍证，治当辛温散寒、宣肺通窍，给予小青龙汤加味：麻黄10g，桂枝10g，干姜10g，细辛10g，白芍10，姜半夏12g，五味子12g，白芷15g，苍耳子15g，黄芪10g，炙甘草10g。6剂，每日1剂，水煎服，每日分三服。二诊：鼻塞减轻，以前方6剂续服。三诊：鼻涕减少，以前方6剂续服。四诊：头痛止，以前方6剂续服。五诊：鼻塞通畅，以前方6剂续服。六诊：诸症基本消除，以前方6剂续服。之后，以前方变汤剂为散剂，每次6g，每日分三服，治疗2个月。随访1年，一切尚好。

【点评】 根据鼻塞不通、因寒加重辨为寒，再根据鼻涕清稀量多、苔白腻辨为痰湿，以此辨为寒痰壅窍证。方以小青龙汤辛温散寒，宣肺通窍，加白芷辛温通窍，苍耳子通鼻开窍，黄芪益气固表。方药相互为用，以奏其效。

射干麻黄汤

【方歌】 射干麻黄治寒饮，咽喉不利在宣肺，
　　　　细辛紫菀款冬花，姜枣半夏与五味。

【组成】 射干十三枚（9g） 麻黄四两（12g） 生姜四两（12g） 细辛 紫菀 款冬花各三两（各9g） 五味子半升（12g） 大枣七枚 半夏大者，洗，八枚（12g）

【解读方药】

1. 诠释用药要点　方中射干降肺平喘；麻黄宣肺平喘；生姜宣肺化饮；细辛温肺化饮；紫菀降肺止咳；款冬花宣肺止咳；五味子收敛肺气；半夏降逆燥湿化痰；大枣补益中气。

2. 剖析方药配伍　射干与麻黄，属于相反、相畏、相使配伍，相反者，寒热同用，相畏者，射干制约麻黄温宣化燥，相使者，射干助麻黄宣肺，麻黄助射干降肺；生姜与细辛，属于相须配伍，温肺宣肺化饮；紫菀与款冬花，属于相须配伍，款冬花止咳喘偏于宣肺，紫菀止咳喘偏于降肺；麻黄与半夏，属于相使配

伍，麻黄助半夏降逆化痰，半夏助麻黄宣发化饮；麻黄与五味子，属于相反、相畏配伍，相反者，麻黄宣散，五味子敛降，相畏者，五味子制约麻黄宣散伤阴，麻黄制约五味子敛肺留邪；半夏与五味子，属于相反、相畏配伍，相反者，半夏燥湿，五味子敛阴，相畏者，五味子制约半夏燥湿伤阴；大枣与麻黄，属于相反、相畏配伍，大枣益气制约麻黄宣发伤肺，麻黄宣散制约大枣益气壅滞。

3. **权衡用量比例** 射干与麻黄的用量比例为3∶4，提示寒降与温宣间的用量关系，以治气逆；生姜与细辛为4∶3，以治寒饮；紫菀与款冬花为1∶1，提示宣肺与降肺间的用量关系，以治咳喘；麻黄与半夏为1∶1，提示宣发与降逆间的用量关系，以治痰多；半夏与五味子为1∶1，提示燥湿化痰与敛肺益阴间的用量关系。

【经典导读】 咳而上气，喉中水鸡声，射干麻黄汤主之。（第七 6）

【应用指征】 本方以温肺化饮、降气祛痰为主，主治寒饮哮喘证，常见症状：喉中有水鸡声，咳而上气，痰多色白，舌质淡、苔薄白。

【运用须知】 关注方药煎煮与服用方法，即"上九味，以水一斗二升，先煮麻黄两沸，去上沫，内诸药，煮取三升，分温三服"。

【方证辨病】

（1）支气管哮喘、急慢性支气管炎、慢性阻塞性肺疾病、肺源性心脏病、支气管哮喘等，辨证要点为咳喘，痰多喉鸣，舌质淡、苔白腻。

（2）过敏性鼻炎、肥大性鼻炎、慢性鼻窦炎等，辨证要点为鼻塞，鼻鸣，舌质淡、苔白腻。

【医案助读】 田某，女，52岁，郑州人。有多年哮喘性鼻炎病史，近因哮喘、鼻塞加重前来诊治。刻诊：哮喘，痰多色白夹黄，鼻塞不通，鼻涕浊稠，手足不温，胸闷，口渴欲饮水，舌质淡红、苔薄黄，脉浮。辨为寒痰哮喘夹热证，治当温阳散寒，兼以清热，给予射干麻黄汤与白虎汤合方加味：射干10g，麻黄12g，生姜12g，细辛10g，紫菀10g，款冬花10g，五味子12g，大枣7枚，姜半夏12g，石膏45g，知母18g，粳米15g，炙甘草6g。6剂，每日1剂，水煎服，每日分三服。二诊：哮喘减轻，以前方6剂续服。三诊：痰减少，以前方6剂续服。四诊：鼻塞较前通畅，以前方6剂续服。五诊：胸闷解除，以前方12剂续

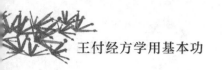

服。六诊：哮喘止，鼻塞通畅，以前方6剂续服。之后，为了巩固疗效，又以前方变汤剂为散剂，每次6g，每日分三服，治疗半年。随访1年，一切尚好。

【点评】 根据哮喘、手足不温辨为寒，再根据口渴欲饮水、苔薄黄辨为寒夹热，因鼻塞辨为肺失宣发，又因胸闷辨为痰阻气机，以此辨为寒痰哮喘夹热证。方以射干麻黄汤温肺散寒，降逆化痰；以白虎汤清泻郁热。方药相互为用，以奏其效。

杏子汤

【方歌】 杏子汤利水消痰，水肿痰饮病可安，

　　　　咳嗽气喘痰色白，降泄浊逆功效全。

【组成】 杏仁五两（15g）（编者注：原方无用量，此乃编者所加）

【解读方药】 方中杏仁肃降肺气，通调水道，化痰消肿。

【经典导读】 水之为病，其脉沉小，属少阴；浮者为风，无水虚胀者为气。水，发其汗即已。脉沉者，宜麻黄附子汤；浮者，宜杏子汤。（第十四　26）

【应用指征】 本方以温肺降逆、通利水道为主，主治肺寒水气证，常见症状：颜面水肿，肢体水肿，咳喘，痰多色白，舌质淡、苔薄白，脉浮。

【运用须知】 应重视方药煎煮与服用方法，即"上一味，以水八升，煮取三升，温分三服"。

【方证辨病】

（1）慢性支气管炎、慢性阻塞性肺疾病、肺源性心脏病等，辨证要点为咳喘，水肿，舌质淡、苔薄白。

（2）习惯性便秘、产后便秘等，辨证要点为大便干结，舌质淡、苔白。

桂枝生姜枳实汤

【方歌】 桂枝生姜枳实汤，辨治胸痹夹痰气，

　　　　诸逆心中痞悬痛，通阳化痰降气逆。

【组成】 桂枝 生姜各三两（各9g） 枳实五枚（5g）

【解读方药】

1. 诠释用药要点 方中桂枝温阳通经；生姜辛温通阳化痰；枳实行气降逆化痰。

2. 剖析方药配伍 桂枝与生姜属于相须配伍，增强辛温通阳；枳实与桂枝属于相使配伍，行气化痰，通阳降逆；枳实与生姜属于相使配伍，宣发降泄痰浊。

3. 权衡用量比例 桂枝与生姜的用量比例为1∶1，提示温阳通经与通阳化痰间的用量关系，以治阳郁；桂枝与枳实为近2∶1，提示温阳与行气间的用量关系，以治气郁。

【经典导读】 心中痞，诸逆心悬痛，桂枝生姜枳实汤主之。（第九 8）

【应用指征】 本方以通阳行气降逆为主，主治阳郁气逆证或阳郁痰逆证，常见症状：心中痞，诸逆心悬痛，急躁易怒，因情绪异常加重。

【运用须知】 关注方药煎煮与服用方法，即"上三味，以水六升，煮取三升。分温三服"。

【方证辨病】

（1）冠心病、风湿性心脏病、房室传导阻滞、心律不齐等，辨证要点为疼痛，胸闷，舌质淡、苔白腻。

（2）胸膜炎、腹膜炎等，辨证要点为疼痛，胀闷，舌质淡、苔腻。

（3）慢性胃炎、慢性胆囊炎、慢性胰腺炎等，辨证要点为疼痛，痞塞，舌质淡、苔腻。

桂枝加芍药汤

【方歌】 桂枝加芍药汤方，芍药用量为六两，

桂姜枣草量不变，腹满时痛功效良。

【组成】 桂枝去皮，三两（9g） 芍药六两（18g） 甘草炙，二两（6g） 生姜切，三

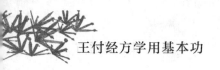

两（9g）　大枣擘，十二枚

【解读方药】

1. 诠释用药要点　方中桂枝温阳通经散瘀；芍药益营通络止痛；生姜辛温通阳；大枣补益中气；甘草益气和中。

2. 剖析方药配伍　桂枝与芍药，属于相反、相使配伍，相反者，芍药收敛，桂枝辛散，相使者，芍药助桂枝温通和中，桂枝助芍药缓急止痛；桂枝与生姜，属于相须配伍，增强温通散寒；大枣与甘草，属于相须配伍，增强补益中气；芍药与甘草，属于相使配伍，芍药使甘草益气生血，甘草使芍药补血化气，缓急止痛。

3. 权衡用量比例　桂枝与芍药的用量比例为1：2，提示温通止痛与缓急止痛间的用量关系，以治络瘀；芍药与大枣、甘草为3：5：1，提示敛阴缓急与益气缓急间的用量关系，以治气虚络瘀。

【经典导读】　本太阳病，医反下之，因而腹满时痛者，属太阴也，桂枝加芍药汤主之；大实痛者，桂枝加大黄汤主之。(279)

【应用指征】　本方以益气温阳、通络缓急为主，主治气虚络瘀证，常见症状：腹满时痛，不思饮食，舌质淡、苔薄，脉弱。

【运用须知】　关注方药煎煮与服用方法，即"上五味，以水七升，煮取三升，去滓。温分三服。本云：桂枝汤，今加芍药"。

【方证辨病】

（1）慢性胃炎、慢性结肠炎、慢性肝炎、胃及十二指肠溃疡等，辨证要点为脘腹疼痛，倦怠乏力，舌质黯淡、苔白。

（2）心肌缺血、心律不齐、房室传导阻滞、风湿性心脏病等，辨证要点为心痛，痛如针刺，舌质黯淡、苔白。

第 7 章

清泄方

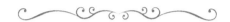

　　清泄方是通过清热药具有寒泄作用而达到治疗目的的方药，亦即热证当清。清泄方辨治中医证型并不局限于热证，更可用于热伤津气证，因清泄方中常常配伍益正药，所以临证只要审明病变证机，即可以法选择方药。

甘草汤

　　【方歌】 甘草汤是基础方，内外病变皆可治，

　　　　　　　气虚夹热诸多证，随证加味功效奇。

　　【组成】 甘草二两（6g）

　　【解读方药】 方中甘草清热解毒，益气利咽。

　　甘草汤属于单行用药，疗效尚有局限性，临证应重视随症加味用药，以增强治疗效果。

　　【经典导读】 少阴病，二三日，咽痛者，可与甘草汤；不差者，与桔梗汤。（311）

　　【应用指征】 本方以清热利咽解毒为主，主治咽痛热证，常见症状：咽痛，红肿，灼热，舌质红、苔薄黄。

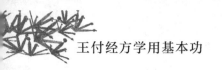

【运用须知】 关注方药煎煮与服用方法，即"上一味，以水三升，煮取一升半，去滓。温服七合，日二服"。

【方证辨病】

（1）急慢性咽炎、急慢性扁桃炎、急慢性腮腺炎等，辨证要点为疼痛，灼热，因劳加重，舌质红、苔薄黄。

（2）免疫功能低下、免疫功能缺陷、病毒感染等，辨证要点为低热，倦怠乏力，头晕目眩，舌质红、苔薄黄。

桔梗汤

【方歌】 肺痈咽痛桔梗汤，桔梗用量审甘草，

　　　　咳吐腥臭及胸满，清宣郁热效果好。

【组成】 桔梗一两（3g） 甘草二两（6g）

【解读方药】

1. 诠释用药要点　方中桔梗清热利咽，宣肺排脓；甘草清热解毒，利咽消肿。

2. 剖析方药配伍　桔梗与甘草，属于相使配伍，甘草助桔梗宣肺利咽解毒；桔梗助甘草清热利咽，排脓解毒。

3. 权衡用量比例　甘草与桔梗的用量比例为 2：1，提示利咽宣肺与清热解毒间的用量关系，以治咽痛或咳吐脓血、腥痰。根据治病需要，用量可加大 2 ~ 3 倍。

【经典导读】

（1）少阴病，二三日，咽痛者，可与甘草汤；不差者，与桔梗汤。（311）

（2）咳而胸满，振寒，脉数，咽干不渴，时出浊唾腥臭，久久吐脓如米粥者，为肺痈，桔梗汤主之。（第七　12）

【应用指征】 本方以清热利咽为主，主治咽痛热证或肺痈成脓证，常见症状：咽痛，咽干不渴，胸满，咳嗽，时出浊唾腥臭，久久吐脓如米粥，振寒，脉数。

【运用须知】　关注方药煎煮与服用方法，即"上二味，以水三升，煮取一升，去滓。温分再服"。

【方证辨病】

（1）急慢性咽炎、急慢性扁桃体炎等，辨证要点为咽痛，咽肿，舌质红、苔薄黄。

（2）大叶性肺炎、支气管炎、肺脓肿等，辨证要点为咳嗽，咯吐腥臭脓痰，舌质红、苔薄黄。

白虎汤

【方歌】　白虎加膏米甘草，阳明热盛此方好，

身热汗出不恶寒，阴虚生热亦能疗。

【组成】　知母六两（18g）　石膏碎，一斤（48g）　甘草炙，二两（6g）　粳米六合（18g）

【解读方药】

1. **诠释用药要点**　方中知母清热泻火养阴；石膏清热泻火生津；粳米补益脾胃；甘草补益中气。

2. **剖析方药配伍**　知母与石膏，属于相须配伍，增强清热泻火，益阴生津；粳米与甘草，属于相须配伍，益气和中；知母、石膏与粳米、甘草，属于相反、相畏配伍，粳米、甘草益气制约知母、石膏清热伤胃，石膏、知母清泻制约粳米、甘草益气恋邪。

根据白虎汤方药及用量，主治病变证机以热为主，选用知母、石膏量小则无济于事，量大则寒伤脾胃，故配伍益气药以兼顾脾胃；若病变证机是实中夹虚，且以实为主，石膏、知母泻实，粳米、甘草兼益正气。

3. **权衡用量比例**　知母与石膏的用量比例为 3∶8，提示甘苦寒清热与辛甘寒清热间的用量关系，以治热盛；粳米与甘草为 3∶1，提示补益与缓急间的用量关系；知母、石膏与粳米、甘草为 3∶8∶3∶1，提示清热与补益间的用

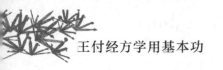

量关系，以治虚实夹杂。

【经典导读】

（1）伤寒，脉浮，发热，无汗，其表不解，不可与白虎汤；渴欲饮水，无表证者，白虎加人参汤主之。（170）

（2）伤寒，脉浮滑，此以表有热，里有寒（编者注：宋代林亿校正发现原文有误，应改为"表有寒，里有热"），白虎汤主之。（176）

（3）三阳合病，腹满身重，难以转侧，口不仁，面垢，谵语，遗尿。发汗则谵语；下之则额上生汗，手足逆冷；若自汗出者，白虎汤主之。（219）

（4）伤寒，脉滑而厥者，里有热，白虎汤主之。（350）

【应用指征】 本方以清泻盛热，兼益气生津为主，主治阳明热盛证或热陷心包证，常见症状：口不仁，面垢，谵语，厥（神志昏厥），遗尿，四肢厥冷，渴欲饮水，自汗出，脉滑，或脉浮滑。

【运用须知】 关注方药煎煮与服用方法，即"上四味，以水一斗，煮米熟，汤成，去滓。温服一升，日三服"。

【方证辨病】

（1）急性肠胃炎、食管炎、胆汁反流性胃炎等，辨证要点为烧心，口渴，舌质红、苔黄。

（2）流行性脑脊髓膜炎、乙型脑炎、流行性出血热、钩端螺旋体病等，辨证要点为高热，头痛，舌质红、苔黄。

（3）甲状腺功能亢进症、糖尿病等，辨证要点为口渴，心烦，舌质红、苔黄。

（4）口腔疱疹、青光眼、巩膜炎等，辨证要点为疼痛，急躁，舌质红、苔黄。

（5）免疫性疾病、功能性疾病等，辨证要点为烦热，口渴，舌质红。

【医案助读】 杨某，男，9岁，郑州人。有3年口腔疱疹病史，经郑州多家省、市级医院诊治，仍然反复发作，近因病证加重前来诊治。刻诊：口腔黏膜呈片状充血，水疱成簇状，两颊及舌下多处溃疡灼热，口水多，烦躁，大便干结，手足不温，舌质淡红、苔薄黄，脉大略弱。辨为阳明热盛、湿热伤阳证，治当清泻盛热、燥湿温阳，给予白虎汤与附子泻心汤合方加味：石膏 50g，知母 20g，大黄 6g，黄连 6g，黄芩 6g，附子 5g，大米 15g，苦参 10g，炙甘草 6g。6 剂，每日 1 剂，水煎服，每日分六服。二诊：口腔黏膜呈片状充血减轻，大便通畅，以前方 6 剂续服。三诊：两颊及舌下多处溃疡消退，以前方 6 剂续服。四诊：疱疹消除，为了巩固疗效，又以前方治疗 12 剂。随访 1 年，一切尚好。

【点评】 根据口腔黏膜呈片状充血、两颊及舌下多处溃疡灼热辨为热盛，再根据口水多辨为湿热，因大便干结辨为热结，又因手足不温、舌质淡红辨为热盛伤阳，以此辨为阳明热盛、湿热伤阳证。方以白虎汤清泻盛热，兼益正气；以附子泻心汤清热燥湿，兼以温阳通阳，加苦参清热燥湿。方药相互为用，以奏其效。

白虎加人参汤

【方歌】 白虎汤中加人参，清热益气能生津，
　　　　暑热伤津又伤气，心烦口渴皆能医。

【组成】 知母六两（18g） 石膏碎，绵裹，一斤（48g） 甘草炙，二两（6g） 粳米六合（18g） 人参三两（9g）

【解读方药】

1. 诠释用药要点　 方中知母清热养阴；石膏清热生津；人参大补元气；粳米顾护脾胃；甘草补益中气。

2. 剖析方药配伍　 知母与石膏，属于相须配伍，增强清热泻火，益阴生津；人参与粳米、甘草，属于相须配伍，增强益气和中生津；知母、石膏与人参、粳米、甘草，属于相反、相畏配伍，人参、粳米、甘草益气制约知母、石膏清热寒凝，知母、石膏清泻制约人参、粳米、甘草补益助热。

3. 权衡用量比例　 知母与石膏的用量比例为 3 : 8，提示甘苦寒清热与辛甘寒清热间的用量关系，以治热盛；人参与粳米、甘草为 3 : 6 : 2，提示大补与缓补间的用量关系，以治气虚；知母、石膏与人参、粳米、甘草为

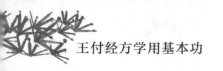

6：16：3：6：2，提示清热与补益间的用量关系。

【经典导读】

（1）服桂枝汤，大汗出后，大烦渴不解，脉洪大者，白虎加人参汤主之。（26）

（2）伤寒，若吐，若下后，七八日不解，热结在里，表里俱热，时时恶风，大渴，舌上干燥而烦，欲饮水数升者，白虎加人参汤主之。（168）

（3）伤寒，无大热，口燥渴，心烦，背微恶寒者，白虎加人参汤主之。（169）

（4）伤寒，脉浮，发热，无汗，其表不解，不可与白虎汤；渴欲饮水，无表证者，白虎加人参汤主之。（170）

（5）若渴欲饮水，口干舌燥者，白虎加人参汤主之。（222）

（6）太阳中热者，暍是也，汗出恶寒，身热而渴，白虎加人参汤主之。（第二 26）

【应用指征】 本方以清泻盛热、益气生津为主，主治阳明热盛、气阴两伤证或热陷心包、气阴两伤证，常见症状：舌上干燥而烦，口燥渴，口干舌燥，心烦，无大热，身热而渴，渴欲饮水，大烦渴不解，大渴欲饮水数升，汗出，恶寒，背微恶寒，时时恶风，脉洪大。

【运用须知】 关注方药煎煮与服用方法，即"上五味，以水一斗，煮米熟，汤成，去滓。温服一升，日三服"。

【方证辨病】

（1）急性肠胃炎、食管炎、胆汁反流性胃炎等，辨证要点为烧心，口渴，倦怠乏力，舌质红、苔黄。

（2）流行性脑脊髓膜炎、乙型脑炎、流行性出血热、钩端螺旋体病等，辨证要点为高热，头痛，倦怠乏力，舌质红、苔黄。

（3）甲状腺功能亢进症、糖尿病等，辨证要点为口渴，心烦，倦怠乏力，舌质红、苔黄。

（4）疱疹性口腔炎、青光眼、巩膜炎等，辨证要点为身热急躁，倦怠乏力，舌质红、苔黄。

（5）免疫性疾病、功能性疾病等，辨证要点为烦热，因劳加重，口渴，舌质红、苔薄黄。

栀子豉汤

【方歌】　栀子豉汤清郁热，辨治心胃之热郁，

心中懊恼卧不安，饥不欲食亦能愈。

【组成】　栀子擘，十四枚（14g）　香豉绵裹，四合（10g）

【解读方药】

1. 诠释用药要点　方中栀子清热燥湿，泻火除烦；香豉宣透郁热，益胃和中。

2. 剖析方药配伍　栀子与香豉，属于相使配伍，栀子助香豉透热于外，香豉助栀子清热于内。

3. 权衡用量比例　栀子与香豉的用量比例为 7 ∶ 5，提示清热与透散间的用量关系，以治郁热。

【经典导读】

（1）发汗，吐、下后，虚烦不得眠，若剧者，必反复颠倒，心中懊恼，栀子豉汤主之；若少气者，栀子甘草豉汤主之；若呕者，栀子生姜豉汤主之。（76）

（2）发汗若下之，而烦热胸中窒者，栀子豉汤主之。（77）

（3）伤寒五六日，大下之后，身热不去，心中结痛者，未欲解也，栀子豉汤主之。（78）

（4）阳明病，脉浮而紧，咽燥口苦，腹满而喘，发热汗出，不恶寒，反恶热，身重。若发汗则躁，心愦愦，反谵语；若加温针，必怵惕，烦躁不得眠；若下之，则胃中空虚，客气动膈，心中懊恼，舌上胎者，栀子豉汤主之。（221）

（5）阳明病，下之，其外有热，手足温，不结胸，心中懊恼，饥不能食，但头汗出者，栀子豉汤主之。（228）

（6）下利后，更烦，按之心下濡者，为虚烦也，宜栀子豉汤。（375）（第

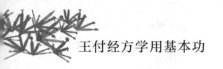

十七 44）

【应用指征】 本方以清透郁热为主，主治热郁胸膈证或热郁脘腹证，常见症状：头汗出，咽燥口苦，烦热，胸中窒，心中结痛，怵惕烦躁，虚烦，不得眠，心中懊侬，按之心下濡，饥不能食，腹满，手足温，身热，汗出，不恶寒，反恶热，身重，必反复颠倒，脉浮而紧。

【运用须知】 关注方药煎煮、服用方法及注意事项，即"以水四升，先煮栀子得二升半，内豉，煮取一升半，去滓。分为二服，温进一服。得吐者，止后服"。

【方证辨病】

（1）反流性胃炎、反流性食管炎、急性糜烂性胃炎等，辨证要点为胸中烦热，烧心，舌质红、苔薄黄。

（2）病毒性心肌炎、细菌性心肌炎、心包炎、心包积液等，辨证要点为心悸，心痛，心烦，舌质红、苔薄黄。

（3）咽炎、扁桃体炎、腮腺炎等，辨证要点为咽痛，咽肿，舌质红、苔薄黄。

栀子柏皮汤

【方歌】 栀子柏皮汤甘草，辨治湿热基础方，

身黄身重身烦热，泻热利湿效果良。

【组成】 栀子擘，十五枚（15g） 甘草炙，一两（3g） 黄柏二两（6g）

【解读方药】

1. 诠释用药要点　方中栀子清热燥湿；黄柏清泻湿热；炙甘草益气和中。

2. 剖析方药配伍　栀子与黄柏，属于相须配伍，增强清热燥湿，泻火退黄；栀子、黄柏与甘草，属于相反、相畏配伍，相反者，栀子、黄柏清热燥湿，甘草益气生津，相畏者，甘草制约栀子、黄柏清热伤胃，栀子、黄柏制约甘草益气恋邪。

3. **权衡用量比例** 栀子与黄柏的用量比例为 5 : 2，以治湿热发黄；栀子、黄柏与甘草为 5 : 2 : 1，提示清热燥湿与益气间的用量关系，以治热求本。

【经典导读】 伤寒，身黄，发热，栀子柏皮汤主之。（261）

【应用指征】 本方以清热燥湿退黄为主，主治热毒湿郁发黄证，常见症状：身黄，发热，舌质红、苔薄黄。

【运用须知】 关注方药煎煮、服用方法及注意事项，即"上三味，以水四升，煮取一升半，去滓。分温再服"。

【方证辨病】

（1）急性病毒性肝炎、肝实质弥漫性损伤、急性胆囊炎、急性胰腺炎等，辨证要点为身热，发黄，舌质红、苔黄或腻。

（2）过敏性皮炎、神经性皮炎、药物性皮炎等，辨证要点为身热，瘙痒，舌质红、苔薄黄。

（3）咽炎、扁桃体炎、腮腺炎等，辨证要点为咽痛，咽肿，身热，舌质红、苔薄黄。

栀子大黄汤

【方歌】 栀子大黄枳实豉，酒毒湿热及黄疸，

脾胃肝胆诸湿热，清热利湿功效显。

【组成】 栀子十四枚（14g） 大黄一两（3g） 枳实五枚（5g） 香豉一升（24g）

【解读方药】

1. **诠释用药要点** 方中栀子清热燥湿；大黄泻热除湿；枳实破气行滞；香豉轻清宣散，行气消满。

2. **剖析方药配伍** 栀子与大黄，属于相使配伍，增强清热泻热燥湿；栀子与枳实，属于相使配伍，增强清热行气；大黄与枳实，属于相使配伍，增强泻热行气；栀子与香豉，属于相使配伍，清热于内，透热于外。

3. **权衡用量比例** 栀子与大黄的用量比例为近 5 : 1，提示清热与泻热间

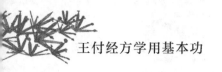

的用量关系，以治积热；栀子与枳实为近 3∶1，提示清热与行气间的用量关系，以治气滞热郁；栀子与香豉为近 5∶8，提示清热与透散间的用量关系，以治郁热。

【经典导读】 酒黄疸，心中懊恼或热痛，栀子大黄汤主之。（第十五 15）

【应用指征】 本方以清热燥湿、行气退黄为主，主治湿热气滞发黄证，常见症状：心中懊恼或热痛，身目发黄，舌质红、苔黄。

【运用须知】 关注方药煎煮、服用方法及注意事项，即"上四味，以水六升，煮取三升。分温三服"。

【方证辨病】

（1）急慢性肝炎、肝实质弥漫性损伤、肝硬化、脂肪肝、胆囊炎等，辨证要点为烦热，发黄，舌质红、苔黄腻夹杂。

（2）猩红热、支原体病、流行性出血热等，辨证要点为身热，发黄，舌质红、苔黄腻。

栀子厚朴汤

【方歌】 栀子厚朴汤枳实，心胸烦热及腹满，

　　　　 清热除满宽胸腹，热郁胸腹皆平安。

【组成】 栀子擘，十四枚（14g） 厚朴炙，去皮，四两（12g） 枳实水浸，炙令黄，四枚（4g）

【解读方药】

1.诠释用药要点　方中栀子清泻郁热；枳实破结气，消胀满；厚朴下气除满。

2.剖析方药配伍　枳实与厚朴，属于相反、相须配伍，相反者，寒温同用，相须者，增强行气除满；栀子与枳实，属于相使配伍，栀子清泻郁热，枳实清热行气；栀子与厚朴，属于相反配伍，栀子性寒清热，厚朴性温下气，厚朴使栀子清热不寒凝，栀子使厚朴行气不助热。

3. **权衡用量比例**　枳实与厚朴的用量比例为 7 : 6，提示清热行气与苦温行气间的用量关系，以治气滞；栀子与枳实为 7 : 2，提示苦寒清热与辛寒清热间的用量关系，以治热郁气滞；栀子与厚朴为 7 : 6，提示清热燥湿与苦温行气间的用量关系，以治气机阻滞。

【经典导读】　伤寒，下后，心烦，腹满，卧起不安者，栀子厚朴汤主之。（79）

【应用指征】　本方以清热除烦、行气宽胸为主，主治热郁气滞证，常见症状：心烦，腹满，卧起不安，舌质红、苔薄黄。

【运用须知】　关注方药煎煮、服用方法及注意事项，即"上三味，以水三升半，煮取一升半，去滓。分二服，温进一服。得吐者，止后服"。

【方证辨病】

（1）食道炎、急性胃炎、急慢性胆囊炎、慢性胰腺炎等，辨证要点为脘腹胀满，胸脘烦热，舌质红、苔黄。

（2）病毒性心肌炎、细菌性心肌炎、心肌缺血、心律不齐等，辨证要点为身热，心烦，心悸，舌质红、苔薄黄。

【医案助读】　蒋某，女，45 岁，郑州人。有多年慢性胆囊炎病史，近因病证加重前来诊治。刻诊：胃脘痞闷，腹胀，胆区隐痛，劳累加重，不思饮食，心烦，口渴，舌质红、苔腻黄，脉沉略弱。辨为热郁气滞伤气证，治当清热除烦、行气消胀，兼以益气，给予栀子厚朴汤与小柴胡汤合方加味：栀子 15g，厚朴 12g，枳实 4g，柴胡 24g，红参 10g，黄芩 10g，姜半夏 12g，生姜 10g，大枣 12 枚，生麦芽 24g，生白芍 10g，炙甘草 12g。6 剂，每日 1 剂，水煎服，每日分三服。二诊：胃脘痞闷减轻、饮食转佳，以前方 6 剂续服。三诊：胆区隐痛止，腹胀基本消除，以前方 6 剂续服。四诊：诸症较前好转，以前方 6 剂续服。五诊：诸症基本消除，以前方 6 剂续服。六诊：为了巩固疗效，又以前方 20 余剂续服。随访 1 年，一切尚好。

【点评】　根据心烦、舌质红辨为热，再根据腹胀、胃脘痞闷辨为气滞，因劳累加重辨为热伤气，又因苔黄腻辨为湿热，以此辨为热郁气滞伤气证。方以栀子厚朴汤清热行气宽中；以小柴胡汤清热调气益气，加生麦芽消食和胃，生白芍缓

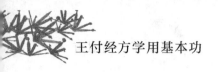

急止痛。方药相互为用，以奏其效。

栀子生姜豉汤

【方歌】 栀子生姜香豉汤，辨治郁热夹呕逆，

　　　　清宣郁热能降逆，心胃郁热服之宜。

【组成】 栀子擘，十四枚（14g）　香豉绵裹，四合（10g）　生姜五两（15g）

【解读方药】

1.诠释用药要点　方中栀子清热燥湿，泻火除烦；香豉宣透郁热，益胃和中；生姜降逆和胃。

2.剖析方药配伍　栀子与香豉，属于相使配伍，栀子助香豉透热于外，香豉助栀子清热于内；栀子与生姜，属于相反、相畏配伍，相反者，栀子清热，生姜温胃，相畏者，生姜制约栀子清热寒凝，栀子制约生姜降逆和胃助热。

3.权衡用量比例　栀子与香豉的用量比例为近3：2，提示清热与透散间的用量关系，以治郁热；栀子与生姜为近1：1，提示清热与宣散降逆间的用量关系，以治胃气上逆。

【经典导读】 见栀子豉汤。（76）

【应用指征】 本方以清透郁热，兼以降逆为主，主治热郁胸膈夹气逆证或热郁脘腹夹气逆证，常见症状：心烦，不得眠，心中懊恼，呕吐，反复颠倒。

【运用须知】 关注方药煎煮、服用方法及注意事项，即"上三味，以水四升，先煮栀子、生姜得二升半，内豉，煮取一升半，去滓。分二服，温进一服。得吐者，止后服"。

【方证辨病】

（1）反流性胃炎、反流性食管炎、急性糜烂性胃炎等，辨证要点为胸中烦热，呕吐，舌质红、苔薄黄。

（2）病毒性心肌炎、细菌性心肌炎、心包炎、心包积液等，辨证要点为心悸，心痛，胸烦，恶心，舌质红、苔薄黄。

（3）咽炎、扁桃体炎、腮腺炎等，辨证要点为咽痛，咽肿，恶心，舌质红、苔薄黄。

栀子甘草豉汤

【方歌】 栀子甘草香豉汤，辨治郁热夹气虚，

脏腑营卫诸般疾，随证加减病可除。

【组成】 栀子擘，十四枚（14g） 香豉绵裹，四合（10g） 甘草炙，二两（6g）

【解读方药】

1. 诠释用药要点 方中栀子清热燥湿，泻火除烦；香豉宣透郁热，益胃和中；甘草补益中气。

2. 剖析方药配伍 栀子与香豉，属于相使配伍，栀子助香豉透热于外，香豉助栀子清热于内；栀子与甘草，属于相反、相畏配伍，相反者，栀子清热，甘草益气，相畏者，甘草制约栀子清热伤胃，栀子制约甘草益气恋邪。

3. 权衡用量比例 栀子与香豉的用量比例为近 3：2，提示清热与透散间的用量关系，以治郁热；栀子与甘草为 5：2，提示清热与益气间的用量关系，以治郁热伤气。

【经典导读】 见栀子豉汤。（76）

【应用指征】 本方以清透郁热兼以益气为主，主治热郁胸膈夹虚证或热郁脘腹夹气虚证，常见症状有：心烦，不得眠，心中懊恼，反复颠倒。

【运用须知】 关注方药煎煮、服用方法及注意事项，即"上二味，以水四升，先煮栀子得二升半，内豉，煮取一升半，去滓。分为二服，温进一服。得吐者，止后服"。

【方证辨病】

（1）反流性胃炎、反流性食管炎、急性糜烂性胃炎等，辨证要点为胸中烦热，烧心，舌质红、苔薄黄，脉弱。

（2）病毒性心肌炎、细菌性心肌炎、心包炎、心包积液等，辨证要点为心

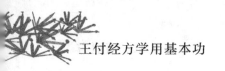

悸，心痛，心烦，舌质红、苔薄黄，脉弱。

（3）咽炎、扁桃体炎、腮腺炎等，辨证要点为咽痛，咽肿，舌质红、苔薄黄，脉弱。

枳实栀子豉汤

【方歌】 枳实栀子香豉汤，主心烦脘腹胀满，

　　　　郁热内结夹气滞，行气清热可除满。

【组成】 枳实炙，三枚（3g） 栀子擘，十四枚（14g） 香豉绵裹，一升（24g）

【解读方药】

1.诠释用药要点　方中枳实清泻郁热，行气导滞；栀子清泻郁热；香豉宣透郁热；清浆水调中开胃。

2.剖析方药配伍　枳实与栀子，属于相使配伍，行气泻热；枳实与香豉属于相使配伍，行气透热。

3.权衡用量比例　枳实与栀子的用量比例为近1：5，提示行气与清热间的用量关系，以治热郁；枳实与香豉为1：8，提示行气与透热间的用量关系，以治气结。

【经典导读】 大病差后，劳复者，枳实栀子豉汤主之。（393）

【应用指征】 本方以清热除烦、宽中行气为主，主治热郁气滞证，常见症状：心胸烦热，脘腹胀满，舌质红、苔薄黄。

【运用须知】 关注方药煎煮、服用方法及加减用药、注意事项，即"上三味，以清浆水七升，空煮取四升，内枳实、栀子，煮取二升，下豉，更煮五六沸，去滓。温分三服，覆令微似汗。若有宿食，内大黄，如博棋子大五六枚，服之愈"。

【方证辨病】

（1）食道炎、急性胃炎、急慢性胆囊炎、慢性肝炎、慢性胰腺炎等，辨证要点为脘腹拘急，心胸烦热，舌质红、苔薄黄。

（2）心肌炎、心肌缺血、心律不齐、室性心动过速等，辨证要点为心悸，心

胸烦热，胸闷，舌质红、苔薄。

大柴胡汤

【方歌】　大柴胡汤用大黄，枳实芩夏芍枣姜，

少阳阳明及杂病，清胆泻胃效优良。

【组成】　柴胡半斤（24g）　黄芩三两（9g）　芍药三两（9g）　半夏洗，半升（12g）　生姜切，五两（15g）　枳实炙，四枚（4g）　大枣擘，十二枚　［大黄二两（6g）］

【解读方药】

1. **诠释用药要点**　方中柴胡清透郁热；黄芩清泻郁热；大黄清泻热结；枳实行气导滞；半夏醒脾降逆；生姜和胃调中；芍药和营缓急；大枣益气缓急。

《伤寒论》记载大柴胡汤中无大黄，《金匮要略》记载大柴胡汤中有大黄。提示运用大柴胡汤因病证轻重可酌情调整方中用药，务必使方药切中病变证机。

2. **剖析方药配伍**　柴胡与黄芩，属于相使配伍，柴胡助黄芩清解郁热，黄芩助柴胡透散郁热，偏于治少阳；大黄与枳实，属于相使配伍，大黄助枳实行气泻热，枳实助大黄泻热通下，偏于治阳明；柴胡与枳实，属于相须配伍，柴胡行气偏于升，枳实行气偏于降，调理气机升降；半夏与生姜，属于相使、相畏配伍，相使者，半夏调理气机偏于降，生姜调理气机偏于升，相畏者，生姜制约半夏之毒性；芍药与柴胡、黄芩、大黄、枳实，属于相反、相畏配伍，补泻同用，芍药益血缓急，制约柴胡、黄芩、大黄、枳实苦燥伤阴；大枣与柴胡、黄芩、大黄、枳实，属于相反、相畏配伍，相反者，补泻同用，相畏者，大枣益气和胃，制约柴胡、黄芩、大黄、枳实寒凉伤胃；芍药与大枣，属于相使配伍，增强益气化血，缓急止痛。

3. **权衡用量比例**　柴胡与黄芩的用量比例为 8：3，提示辛散与苦寒间的用量关系，以治胆热；大黄与枳实为 3：2，提示泻热与行气间的用量关系，以治阳明热结；柴胡与枳实为 6：1，提示辛散行气与苦寒行气间的用量关系，以治气郁；半夏与生姜为 4：5，提示降逆与宣散间的用量关系；芍药与柴胡、黄

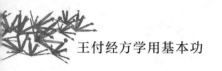

芩、大黄、枳实为 3 : 8 : 3 : 2 : 1，提示敛阴缓急与清泻疏散间的用量关系，以治热痛；大枣与柴胡、黄芩、大黄、枳实为 10 : 8 : 3 : 2 : 1，提示益气和胃与清泻疏散间的用量关系；芍药与大枣为 3 : 10，提示益气缓急与补血缓急间的用量关系。

【经典导读】

（1）太阳病，过经十余日，反二三下之，后四五日，柴胡证仍在者，先与小柴胡；呕不止，心下急，郁郁微烦者，为未解也，与大柴胡汤下之则愈。（103）

（2）伤寒，发热，汗出不解，心中痞硬，呕吐而下利者，大柴胡汤主之。（165）

（3）伤寒十余日，热结在里，复往来寒热者，与大柴胡汤；但结胸，无大热者，此为水结在胸胁也，但头微汗出者，大陷胸汤主之。（136）

（4）按之心下满痛者，此为实也，当下之，宜大柴胡汤。（第十 12）

【应用指征】 本方以清泻郁热、调理气机，兼以缓急为主，主治少阳阳明热证，常见症状：心中郁郁微烦，心中痞硬，呕吐，呕不止，胃脘郁热，心下急，按之心下满痛，发热，汗出不解，往来寒热，下利。

【运用须知】 关注方药煎煮与服用方法，即"上七（八）味，以水一斗二升，煮取六升，去滓。再煎，温服一升，日三服。一方加大黄二两，若不加，恐不为大柴胡汤（编者注：方药用法后 10 字，可能是王叔和的批注。）"。

【方证辨病】

（1）慢性胆囊炎、胆结石、慢性肝炎、慢性胰腺炎、慢性胃炎等，辨证要点为脘腹疼痛，情绪低落，舌质红、苔黄。

（2）冠心病、高血压、肺心病等，辨证要点为心痛，头痛，头晕目眩，舌质红、苔黄。

（3）感染性疾病、免疫性疾病、内分泌性疾病等，辨证要点为发热或往来寒热，舌质红、苔黄。

【医案助读】 邱某，男，42 岁，安阳人。有 5 年冠心病病史，经常服用中、西药，但未能有效控制病情，近因心痛、胸闷加重前来诊治。刻诊：心痛，心中痞硬，胸闷胁胀，口苦，急躁易怒，大便干结，3 ~ 4 日 1 次，舌质黯红、舌下瘀紫、苔薄黄，脉沉涩。辨为少阳阳明热结夹瘀证，治当清泻热结、活血调经，给予大柴胡汤与下瘀血汤合方加味：柴胡 24g，黄芩 10g，白芍 10g，姜半夏 12g，生姜 15g，枳实 4g，大黄 6g，桂枝 10g，薤白 24g，桃仁 4g，䗪虫 10g，大枣 12 枚。6 剂，水煎服，每日 1 剂，每日分三服。二诊：大便 2 日 1 次，以前方 6 剂续服。三诊：心痛、心中痞硬减轻，以前方 6 剂续服。四诊：胸闷胁胀基本消除，急躁易怒好转，以前方 6 剂续服。五诊：大便正常，心痛止，心中痞硬消除，以前方 6 剂续服。之后，以前方变汤剂为散剂，每次 6g，每日分三服，治疗半年。随访 2 年，一切尚好。

【点评】　根据心痛、大便干结辨为少阳阳明热结，再根据胸闷胁胀、急躁易怒辨为胆气郁滞；因舌质黯红、舌下瘀紫辨为瘀阻心脉，以此辨为少阳阳明热结夹瘀证。方以大柴胡汤清少阳泻阳明；以下瘀血汤泻热通络，活血化瘀，加桂枝通经散瘀，薤白通阳行气开胸。方药相互为用，以奏其效。

大黄黄连泻心汤

【方歌】　大黄黄连泻心汤，泻热消痞和胃方，

　　　　　主治脾胃邪热痞，不用煎煮用沸汤。

【组成】　大黄二两（6g）　黄连一两（3g）

【解读方药】

1. 诠释用药要点　方中大黄苦寒泻热燥湿；黄连苦寒清热燥湿。

2. 剖析方药配伍　大黄与黄连，属于相使配伍，大黄助黄连清热于中，黄连助大黄清泻实火。

3. 权衡用量比例　大黄与黄连的用量比例为 2∶1，重用大黄以泻热，提示泻热与清热间的用量关系，以治积热。

【经典导读】

（1）心下痞，按之濡，其脉关上浮者，大黄黄连泻心汤主之。（154）

（2）伤寒大下后，复发汗，心下痞，恶寒者，表未解也；不可攻痞，当先解

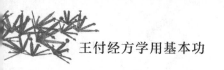

表，表解乃可攻痞；解表宜桂枝汤，攻痞宜大黄黄连泻心汤。（164）

【应用指征】 本方以清泻积热为主，主治热积中焦证，常见症状：心下痞，按之濡，舌质红、苔黄，脉关上浮。

【运用须知】 关注方药煎煮与服用方法，即"上二味，以麻沸汤二升，渍之，须臾，绞去滓。分温再服"。

大黄黄连泻心汤的剂型虽是汤剂，但不是水煮汤剂。

【方证辨病】

（1）急性食管炎、急性胃炎、反流性胃炎等，辨证要点为胃灼热，烧心，舌质红、苔黄。

（2）口腔溃疡、牙龈炎、牙周炎、扁桃体炎、急性咽炎等，辨证要点为红肿热痛，舌质红、苔黄。

（3）病毒性疱疹、红斑性疱疹、青春痘等，辨证要点为红肿，流黄水，舌质红、苔黄。

泻心汤

【方歌】 泻心汤中大连芩，清热泻火血能止，

火热郁迫毒血证，脏腑郁热皆可医。

【组成】 大黄二两（6g） 黄连　黄芩各一两（各3g）

【解读方药】

1. 诠释用药要点　方中大黄泻热涤实；黄连、黄芩清热泻火凉血。

2. 剖析方药配伍　黄连与黄芩，属于相须配伍，增强清热泻火凉血；黄连、黄芩与大黄，属于相使配伍，清泻积热，导热下行。

3. 权衡用量比例　黄连与黄芩的用量比例为1∶1，以治湿热动血；黄连、黄芩与大黄为1∶1∶2，提示清热与泻热间的用量关系，以治积热。

【经典导读】

（1）心气不足，吐血，衄血，泻心汤主之。（第十六　17）

（2）妇人吐涎沫，医反下之，心下即痞，当先治其吐涎沫，小青龙汤主之；涎沫止，乃治痞，泻心汤主之。（第二十二　7）

【应用指征】　本方以清热泻火、凉血止血为主，主治热迫出血证或脾胃积热证，常见症状有：心下痞，吐血，衄血，舌质红、苔薄黄。

【运用须知】　关注方药煎煮与服用方法，即"上三味，以水三升，煮取一升。顿服之"。

【方证辨病】

（1）慢性胃炎、胃下垂、慢性肠胃炎、消化性溃疡、肠系膜淋巴结核、慢性肝炎、慢性胆囊炎、慢性胰腺炎等，辨证要点为脘腹疼痛，烧心，舌质红、苔黄腻。

（2）过敏性血小板减少、再生障碍性贫血等，辨证要点为身热，出血，舌质红、苔薄黄。

（3）脂溢性皮炎、毛囊炎、过敏性皮炎、痤疮等，辨证要点为结疖，肿痛，舌质红、苔薄黄。

（4）牙龈炎、口腔疱疹、慢性扁桃体炎等，辨证要点为灼热疼痛，口渴，舌质红、苔薄黄。

【医案助读】　刘某，男，11岁，郑州人。有5年慢性扁桃体炎病史，近因咽痛加重前来诊治。刻诊：咽痛，咽肿，咽红，咽中似有痰阻，大便干结，3～4日1次，舌质红、苔薄黄，脉浮略数。辨为热结痰蕴证，治当清热泻火，宣利化痰，给予泻心汤与桔梗汤合方加味：大黄12g，黄连3g，黄芩3g，桔梗10g，牛蒡子20g，薄荷20g，姜半夏12g，生甘草20g。6剂，每日1剂，水煎服，每日分三服。二诊：咽痛减轻，咽红好转，大便溏泄，1日2～3次，减大黄为10g，以前方6剂续服。三诊：咽痛止，咽肿较前变小，以前方6剂续服。四诊：咽中似有痰阻基本消除，以前方6剂续服。五诊：诸症基本消除，以前方6剂续服。之后，为了巩固疗效，又以前方治疗12剂。随访半年，一切尚好。

【点评】　根据咽痛、大便干结辨为热结，再根据咽中似有痰阻辨为痰蕴，以此辨为热结痰蕴证。方以泻心汤清热燥湿，泻火解毒；以桔梗汤宣利咽喉，消肿止痛，加牛蒡子、薄荷利咽止痛，半夏降逆利咽并制约寒药凝滞。方药相互为

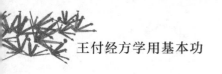

用，以奏其效。

麻黄杏仁石膏甘草汤（麻杏石甘汤）

【方歌】 肺热麻杏石甘汤，汗出而喘法度良，

宣发肃降能治表，定喘除热效力彰。

【组成】 麻黄去节，四两（12g） 杏仁去皮尖，五十个（8.5g） 甘草炙，二两（6g） 石膏碎，绵裹，半斤（24g）

【解读方药】

1. **诠释用药要点** 方中麻黄宣肺平喘；石膏清泻肺热；杏仁肃降肺气；甘草益气和中。

2. **剖析方药配伍** 麻黄与石膏，属于相反、相畏配伍，相反者，麻黄温宣，石膏寒清，相畏者，石膏制约麻黄宣肺助热，麻黄制约石膏清热寒凝；麻黄与杏仁，属于相使配伍，宣降肺气，调理气机；石膏与甘草，属于相畏配伍，甘草益气制约石膏寒清伤胃，石膏清热制约甘草益气恋邪；麻黄与甘草，属于相反、相畏、相使配伍，相反者，麻黄宣发，甘草补益，相畏者，甘草制约麻黄宣发伤气，相使者，益气温通。

3. **权衡用量比例** 麻黄与石膏的用量比例为1：2，提示温宣与清热间的用量关系，以治肺热；麻黄与杏仁为近4：3，提示宣肺与降逆间的用量关系，以治咳喘；石膏与杏仁为近3：1，提示清热与降肺间的用量关系，以治咳嗽；石膏与甘草为4：1，提示清热与益气间的用量关系。

【经典导读】

（1）发汗后，不可更行桂枝汤；汗出而喘，无大热者，可与麻黄杏仁石膏甘草汤。（63）

（2）下后，不可更行桂枝汤；若汗出而喘，无大热者，可与麻黄杏仁石膏甘草汤。（162）

【应用指征】 本方以宣降肺气、清泻肺热为主，主治肺热证，常见症状：气喘，咯痰，汗出，无大热，口渴，舌质红、苔薄黄。

【运用须知】　关注方药煎煮与服用方法，即"上四味，以水七升，煮麻黄，减二升，去上沫，内诸药，煮取二升，去滓。温服一升。本云：黄耳杯"。

【方证辨病】

（1）大叶性肺炎、支气管炎、上呼吸道感染、鼻炎、鼻窦炎、额窦炎等，辨证要点为咳嗽，气喘，口渴，舌质红、苔薄黄。

（2）过敏性皮炎、神经性皮炎、脂溢性皮炎等，辨证要点为疹痒，口渴，舌质红、苔薄黄。

【医案助读】　蒋某，男，22岁，郑州人。有多年慢性鼻窦炎病史，近因头痛加重前来诊治。刻诊：头痛，鼻塞，鼻涕黄浊，口渴，舌质红、苔薄黄，脉浮数。辨为邪热壅窍证，治当清宣肺热，辛透鼻窍，给予麻杏石甘汤与桑菊饮合方加味：麻黄12g，杏仁10g，石膏24g，桑叶15g，菊花6g，连翘10g，薄荷5g，桔梗12g，苇根12g，生甘草5g。6剂，每日1剂，水煎服，每日分三服。二诊：鼻塞减轻，以前方6剂续服。三诊：头痛减轻，以前方6剂续服。四诊：鼻涕减少，以前方6剂续服。五诊：头痛基本消除，以前方6剂续服。六诊：鼻塞消除，以前方6剂续服。之后，为了巩固疗效，又以前方治疗20余剂。随访半年，一切尚好。

【点评】　根据头痛、口渴辨为郁热，再根据鼻塞、鼻涕黄浊辨为肺失宣发，以此辨为邪热壅窍证。方以麻杏石甘汤宣肺清热；以桑菊饮清宣郁热。方药相互为用，以奏其效。

黄连阿胶汤

【方歌】　黄连阿胶鸡子黄，黄芩芍药合成方，
　　　　　清热育阴交心肾，心烦失眠效非常。

【组成】　黄连四两（12g）　黄芩二两（6g）　芍药二两（6g）　鸡子黄二枚　阿胶三两（9g）

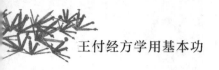

【解读方药】

1. **诠释用药要点** 方中黄连、黄芩清热燥湿除烦；芍药补血敛阴；阿胶补血化阴；鸡子黄补血育阴。

2. **剖析方药配伍** 黄连与黄芩，属于相须配伍，增强清热泻火、除烦安神；芍药与阿胶，属于相须配伍，增强补血益阴；鸡子黄与黄连、黄芩，属于相反、相畏配伍，鸡子黄育肾阴制约黄连、黄芩清热燥湿伤阴，黄连、黄芩燥湿制约鸡子黄滋阴浊腻；鸡子黄与芍药、阿胶，属于相须配伍，增强补血化阴。

3. **权衡用量比例** 黄连与黄芩的用量比例为2∶1，以治郁热；芍药与阿胶为2∶3，以治阴血虚；鸡子黄与黄连、黄芩为30∶4∶2，提示育阴与清热间的用量关系，以治虚热；鸡子黄与芍药、阿胶为30∶2∶3，提示育阴与补血间的用量关系，以治心肾不交。

【经典导读】 少阴病，得之二三日以上，心中烦，不得卧，黄连阿胶汤主之。（303）

【应用指征】 本方以清热泻火、补血育阴为主，主治心肾虚热证，常见症状：心中烦，不得卧，手足心热，舌质红、少苔，或苔薄黄，脉细数。

【运用须知】 关注方药煎煮与服用方法，即"上五味，以水六升，先煮三物，取二升，去滓。内胶烊尽，小冷，内鸡子黄，搅令相得。温服七合，日三服"。

【方证辨病】

（1）抑郁症、癔症、睡眠障碍等，辨证要点为失眠，心烦，头晕目眩，舌质红、苔薄黄或少苔。

（2）病毒性心肌炎、细菌性心肌炎、心肌缺血等，辨证要点为心悸，心痛，心烦，口渴，舌质红、苔薄黄或少苔。

【医案助读】 贾某，女，39岁，郑州人。有10余年抑郁症病史，经常服用中、西药，但未能有效控制病情，近因病证加重前来诊治。刻诊：心烦急躁，失眠多梦，健忘，心神不定，苦思冥想，表情沉默，少言寡语，舌质红、苔薄黄，脉细略数。辨为虚热夹郁证，治当清热育阴、行气解郁，给予黄连阿胶汤、四逆散与酸枣仁汤合方加味：黄连12g，黄芩6g，白芍12g，鸡子黄2枚，阿胶9g，柴胡12g，枳实12g，酸枣仁45g，知母6g，茯苓6g，川芎6g，炙甘草12g。6剂，每日 1 剂，水煎服，每日分三服。二诊：心烦急躁好转，以前方 6 剂续服。三诊：心神不定减轻，以前方 6 剂续服。四诊：失眠多梦好转，以前方 6 剂续服。五诊：心情好转，以前方 6 剂续服。六诊：心烦急躁、失眠多梦基本消除，以前方 6 剂续服。七诊：诸症明显减轻，以前方治疗 150 余剂，身心状况良好。随访 1 年，一切尚好。

【点评】　根据心烦急躁、健忘辨为虚热内扰，再根据表情沉默辨为气郁，因苦思冥想、少言寡语辨为心神郁滞，以此辨为虚热夹郁证。方以黄连阿胶汤清心除烦，补血育阴；以四逆散疏肝解郁，调理气机；以酸枣仁汤养心安神，清热除烦。方药相互为用，以奏其效。

黄连粉方

【方歌】　黄连粉方浸淫疮，清热解毒效非常，

　　　　　治表治里皆可用，随证加味效优良。

【组成】　黄连十两（30g）（编者注：原方无用量，此乃编者所加）

【解读方药】　方中黄连清热燥湿，泻火解毒。

【经典导读】　浸淫疮，黄连粉主之。（第十八　8）

【应用指征】　本方以清热解毒为主，主治热毒证，常见症状：浸淫疮，红肿，灼热，舌质红、苔薄黄。

【运用须知】　关注方药煎煮与服用方法，即"上一味，研末为散，和水内服二两半。亦可外用涂患处，剂量斟酌用之"。

【方证辨病】

（1）湿疹、脂溢性皮炎、单纯疱疹、带状疱疹、毛囊炎、疖、丹毒、神经性皮炎、红斑性狼疮等，辨证要点为瘙痒，疼痛，舌质红、苔黄腻。

（2）口腔炎、牙龈炎、中耳炎、结膜炎等，辨证要点为疼痛，灼热，舌质红、苔薄黄。

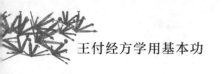

黄芩汤

【方歌】 黄芩汤治虚热疾，芍药大枣与甘草，

气血虚弱夹郁热，补益清热效果好。

【组成】 黄芩三两（9g） 芍药二两（6g） 甘草炙，二两（6g） 大枣擘，十二枚

【解读方药】

1. 诠释用药要点 方中黄芩清热燥湿；芍药益营缓急；大枣、甘草补益中气。

2. 剖析方药配伍 黄芩与芍药，属于相反配伍，补泻同用，黄芩清热止利，芍药敛阴缓急；大枣与甘草，属于相须配伍，增强补益中气；黄芩与大枣、甘草，属于相反、相畏配伍，大枣、甘草益气制约黄芩清热伤胃，黄芩清热制约大枣、甘草补益助热；芍药与大枣、甘草，属于相使配伍，益气生血，缓急止痛。

3. 权衡用量比例 黄芩与芍药的用量比例为 3：2，提示清热与补血缓急间的用量关系，以治腹痛；芍药与大枣、甘草为 1：1：5，提示补血缓急与益气缓急间的用量关系，以治气血虚。

【经典导读】 太阳与少阳合病，自下利者，与黄芩汤；若呕者，黄芩加半夏生姜汤主之。（172）

【应用指征】 本方以清热止利、补益缓急为主，主治虚热下利证，常见症状：自下利，身热，肛门灼热，面色不荣，头晕目眩，舌质淡红、苔薄黄。

【运用须知】 关注方药煎煮与服用方法，即"上四味，以水一斗，煮取三升，去滓。温服一升，日再夜一服"。

【方证辨病】

（1）细菌性痢疾、急慢性肠炎、溃疡性结肠炎等，辨证要点为腹泻，肛门灼热，面色不荣，舌质红、苔黄腻。

（2）慢性胆囊炎、慢性胰腺炎等，辨证要点为腹痛，肛门灼热，头晕目眩，舌质红、苔黄腻。

葛根芩连汤

【方歌】　葛根黄芩黄连汤，再加甘草合成方，

大肠热利或夹表，清热燥湿功最好。

【组成】　葛根半斤（24g）　甘草炙，二两（6g）　黄芩三两（9g）　黄连三两（9g）

【解读方药】

1. **诠释用药要点**　方中葛根解热于外，清热于内；黄连、黄芩清热燥湿止利；甘草益气和中。

2. **剖析方药配伍**　黄连与黄芩，属于相须配伍，增强清热燥湿止利；葛根与黄连、黄芩，属于相使配伍，葛根辛凉透热助黄连、黄芩清解里热；葛根与甘草，属于相使配伍，甘草助葛根升清益气，葛根助甘草益气和中；甘草与黄连、黄芩，属于相反、相畏配伍，相反者，补泻同用，相畏者，甘草制约黄连、黄芩苦寒清热燥湿伤胃。

3. **权衡用药调配**　葛根与黄连、黄芩的用量比例为 8 ∶ 3 ∶ 3，提示辛散透达与苦寒清热间的用量关系，以治表里；甘草与黄连、黄芩为 2 ∶ 3 ∶ 3，提示益气与清热间的用量关系，以治热利。

【经典导读】　太阳病，桂枝证，医反下之，利遂不止，脉促者，表未解也；喘而汗出者，葛根黄芩黄连汤主之。（34）

【应用指征】　本方以辛凉解表、清热止利为主，主治大肠热利证或太阳温热证与大肠热利证相兼，常见症状：喘而汗出，下利不止，肛门灼热，舌质红、苔黄，脉促。

【运用须知】　关注方药煎煮与服用方法，即"上四味，以水八升，先煮葛根，减二升，内诸药，煮取二升，去滓。分温再服"。

【方证辨病】

（1）细菌性痢疾、病毒性痢疾、急性肠胃炎等，辨证要点为下利，舌质红、苔黄或腻。

（2）慢性盆腔炎、慢性附件炎、慢性阴道炎、子宫内膜炎等，辨证要点为带

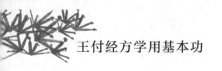

下色黄，舌质红、苔黄或腻。

【医案助读】 牛某，女，46岁，郑州人。有10年子宫内膜炎病史，服用中、西药，效果欠佳，近因病证加重前来诊治。刻诊：带下色黄量多臭秽，小腹坠痛，腰骶部疼痛，口苦口腻，舌质红、苔黄腻，脉滑数。辨为湿热下注证，治当清热解毒、利湿止带，给予葛根芩连汤与四妙丸合方加味：葛根24g，黄连10g，黄芩10g，黄柏24g，苍术24g，川牛膝30g，薏苡仁30g，车前子24g，茯苓24g，炙甘草6g。6剂，每日1剂，水煎服，每日分三服。二诊：带下色黄减轻，以前方6剂续服。三诊：腰骶部疼痛好转，以前方6剂续服。四诊：带下止，以前方6剂续服。五诊：腰骶部疼痛基本消除，以前方6剂续服。六诊：诸症基本消除，以前方6剂续服。随访1年，一切尚好。

【点评】 根据带下色黄、口苦口腻辨为湿热，再根据舌质红、苔黄腻辨为湿热蕴结，以此辨为湿热下注证。方以葛根芩连汤清热燥湿止带；以四妙丸清热燥湿，强筋止痛，加车前子清热利湿，茯苓益气渗利。方药相互为用，以奏其效。

白头翁汤

【方歌】 白头翁汤治热利，黄连黄柏秦皮齐，

辨治里急便脓血，清热解毒止血利。

【组成】 白头翁二两（6g） 黄柏三两（9g） 黄连三两（9g） 秦皮三两（9g）

【解读方药】

1.诠释用药要点 方中白头翁清热解毒，凉血止利；黄连、黄柏清热解毒，燥湿止利；秦皮收涩固涩，清热解毒止利。

2.剖析方药配伍 白头翁与黄连、黄芩，属于相须配伍，白头翁助黄连、黄柏清热解毒止利，黄连、黄柏助白头翁清热凉血止利；白头翁、黄连、黄柏与秦皮，属于相使配伍，秦皮既助白头翁、黄连、黄柏清热解毒，又兼以固涩，达到治利以求标的目的。

根据中医治病的基本原则，实证不能用固涩药，用之不当即会闭门留寇。辨

治热毒血痢证，治病求本重要，治病求标也同样重要，只有标本兼治，才能在最短时间内解除病人血痢之苦。根据治病需要可酌情配伍行气药，以增强治疗效果。

3.权衡用量比例 白头翁与黄连、黄柏的用量比例为 2：3：3，临证可因病变证机调整用量比例为 10：3：3，提示清热凉血与清热燥湿之间的调配关系，以治湿热；黄连、黄柏与秦皮为 1：1：1，提示清热燥湿与清热固涩间的用量关系，以治病求标本。

【经典导读】

（1）热利，下重者，白头翁汤主之。（371）（第十七　43）

（2）下利，欲饮水者，以有热故也，白头翁汤主之。（373）

【应用指征】 本方以清热燥湿、凉血止利，兼以固涩为主，主治湿热痢疾证或湿热下注证，常见症状：下利，下重，带下色黄，阴部潮湿，口渴欲饮水，舌质红、苔黄，脉数。

权衡"利"与"痢"：张仲景在《伤寒杂病论》中言"利"者，既包括肠炎之腹泻，又包括细菌性或阿米巴性痢疾。白头翁汤既能辨治腹泻，又能辨治痢疾。在《伤寒杂病论》之后，诸多人将"利"改为"痢"，言"痢"者即痢疾。而张仲景在《伤寒杂病论》中言"利"的含义则大于"痢"。在临床中，不管是肠炎还是痢疾，大便中无论有无脓血，有无赤多白少，只要病变证机是湿热，即可以法用之。

辨"下利，欲饮水者"的病变证机有寒有热：热证"下利，欲饮水者"的辨治特点是喜凉恶热；而寒证"下利，欲饮水者"的辨治特点是喜温恶寒，是其不同。

【运用须知】 关注方药煎煮与服用方法，即"上四味，以水七升，煮取二升，去滓。温服一升。不愈，更服一升"。

辨治湿热痢疾证，在较短时间内未能取得预期治疗效果，可缩短服药时间，不必拘于 1 日 2 次或 3 次；若是辨治湿热下注证，如盆腔炎、附件炎、前列腺炎等，则可选择 1 日分三服。

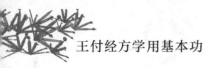

【方证辨病】

（1）细菌性痢疾、阿米巴痢疾、急性肠炎等，辨证要点为肛门灼热，下重，口渴，舌质红、苔黄腻，脉滑。

（2）子宫内膜炎、宫颈炎、盆腔炎、附件炎等，辨证要点为带下色黄夹异味，阴部潮湿或瘙痒，舌质红、苔黄腻。

（3）前列腺炎、睾丸炎、附睾炎、精囊炎等，辨证要点为阴部潮湿，阴部瘙痒，少腹拘急，舌质红、苔黄腻。

（4）皮肤溃疡、皮肤瘙痒、皮肤疹痒等，辨证要点为瘙痒，流黄水，舌质红、苔黄腻。

【医案助读】 许某，男，48岁，郑州人。有多年复发性毛囊炎病史，曾在郑州多家省、市级医院诊治，但未能取得预期治疗效果，近因病证加重前来诊治。刻诊：项背部丘疹性脓疱，流黄水，时有瘙痒，大便不爽，肛门灼热，口渴，舌质红、苔黄腻，脉弱略数。辨为湿热下注蕴结证，治当清热燥湿、解毒消痈，给予白头翁汤与栀子豉汤合方加味：白头翁30g，黄柏10g，黄连10g，秦皮10g，栀子15g，淡豆豉10g，黄芪15g，桂枝10g，生甘草10g。6剂，每日1剂，水煎服，每日分三服。二诊：大便恢复正常，数年肛门灼热感基本消除，以前方6剂续服。三诊：项背部丘疹性脓疱基本消退，以前方6剂续服。四诊：诸症基本消除，又以前方治疗12剂。随访1年，一切尚好。

【点评】 根据大便不爽、肛门灼热辨为湿热，再根据项背部脓疱、流黄水辨为湿热浸淫肆虐，因口渴、舌质红、苔黄腻辨为湿热，以此辨为湿热下注蕴结证。方以白头翁汤清热燥湿；以栀子豉汤清透郁热，加黄芪益气固表，桂枝温阳通经，消肿散结，生甘草清热解毒，消痈缓急。方药相互为用，以奏其效。

白头翁加甘草阿胶汤

【方歌】 白头翁加草阿胶，辨治产后热血利，

肝热血虚诸般证，临证加减最有益。

【组成】　白头翁二两（6g）　甘草　阿胶各二两（各6g）　柏皮（黄柏）三两（9g）　黄连三两（9g）　秦皮三两（9g）

【解读方药】

1.诠释用药要点　方中白头翁清热解毒，凉血止利；黄连、黄柏清热解毒，燥湿止利；秦皮收涩固涩，清热解毒止利；阿胶补血止血；甘草益气和中解毒。

2.剖析方药配伍　白头翁与黄连、黄柏，属于相须配伍，白头翁助黄连、黄柏清热解毒止利，黄连、黄柏助白头翁清热凉血止利；白头翁、黄连、黄柏与秦皮，属于相使配伍，秦皮既助白头翁、黄连、黄柏清热解毒，又兼以固涩；阿胶与甘草，属于相使配伍，甘草助阿胶血能化气，阿胶助甘草气能生血；白头翁、黄连、黄柏与阿胶、甘草，属于相反、相畏配伍，阿胶、甘草益气血并制约白头翁、黄连、黄柏清热燥湿伤阴血，白头翁、黄连、黄柏清热燥湿并制约阿胶、甘草益气补血恋湿浊。

3.权衡用量比例　白头翁与黄连、黄柏的用量比例为2：3：3，可因病变证机调整用量比例为10：3：3，提示清热凉血与清热燥湿之间的调配关系，以治湿热；黄连、黄柏与秦皮为1：1：1，提示清热燥湿与清热固涩间的用量关系，以治病求标本；阿胶与甘草为1：1，提示补血与益气间的用量关系，以治气血虚；白头翁、黄连、黄柏与阿胶、甘草为2：3：3：2：2，提示清热与补益间的用量关系，以治虚实夹杂。

运用白头翁加甘草阿胶汤，若病变证机以湿热为主，又有气血虚弱，可酌情加大白头翁用量为30g，甘草、阿胶可用原方剂量；若湿热夹气血虚都比较重，既要加大白头翁用量，又要加大甘草、阿胶用量；若病变以气血虚弱为主，湿热为次，可酌情加大甘草、阿胶用量，使方药用量更加切中病变证机。

【经典导读】　产后下利虚极，白头翁加甘草阿胶汤主之。（第二十一　11）

【应用指征】　本方以清热燥湿、凉血止利，兼益气血为主，主治湿热痢疾夹虚证或湿热下注夹虚证，常见症状：（产后）下利，下重，带下色黄，阴部潮湿，口渴欲饮水，舌质红、苔黄，脉数。

张仲景论"产后下利虚极"的目的是阐明病变证机虽以实为主，但治疗切不能忽视有气血虚。

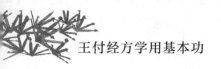
【运用须知】 关注方药煎煮与服用方法，即"上六味，以水七升，煮取二升半，内胶令消尽。去滓。分温三服"。

【方证辨病】

（1）细菌性痢疾、阿米巴痢疾、急性肠炎等，辨证要点为肛门灼热，口渴，面色不荣，舌质淡红、苔黄腻，脉弱。

（2）子宫内膜炎、宫颈炎、盆腔炎、附件炎等，辨证要点为带下色黄夹异味，阴部潮湿，或瘙痒，倦怠乏力，舌质淡红、苔黄腻，脉弱。

（3）前列腺炎、睾丸炎、附睾炎、精囊炎等，辨证要点为阴部潮湿，阴部瘙痒，少腹拘急，动则加重，舌质淡红、苔黄腻。

（4）皮肤溃疡、皮肤瘙痒、皮肤疹痒等，辨证要点为皮肤流黄水，舌质淡红、苔黄腻，脉弱。

【医案助读】 蒋某，女，35岁，郑州人。有多年慢性盆腔炎病史，近因病证加重前来诊治。刻诊：腹痛，带下量多色黄，因劳累加重，面色不荣，口渴，舌质红、苔黄腻，脉沉弱。辨为湿热下注夹虚证，治当清热燥湿，兼益气血，给予白头翁加甘草阿胶汤与猪苓汤合方加味：白头翁30g，黄柏10g，黄连10g，秦皮10g，阿胶珠10g，猪苓10g，泽泻10g，滑石10g，白术15g，山药15g，炙甘草6g。6剂，每日1剂，水煎服，每日分三服。二诊：腹痛减轻，带下量减轻，以前方6剂续服。三诊：苔腻消退，以前方6剂续服。四诊：腹痛止，带下较前明显减少，以前方6剂续服。五诊：诸症基本消除，为了巩固疗效，又以前方治疗12剂。随访半年，一切尚好。

【点评】 根据带下色黄、苔黄腻辨为湿热，再根据劳累加重、脉沉弱辨为气血虚，因口渴、舌质红辨为热伤阴血，以此辨为湿热下注夹虚证。方以白头翁加甘草阿胶汤清热燥湿，兼益气血；以猪苓汤利湿清热，育阴补血，加白术健脾燥湿，山药益气止带。方药相互为用，以奏其效。

紫参汤

【方歌】 紫参汤中用甘草,清热解毒效果好,

脏腑诸热皆可治,先煮紫参效更高。

【组成】 紫参半斤(24g) 甘草三两(9g)

【解读方药】

1.诠释用药要点 方中紫参清热解毒,凉血止利;甘草清热解毒,益气和中,缓急止痛。

2.剖析方药配伍 紫参与甘草,属于相使配伍,紫参助甘草清热解毒,甘草助紫参解毒缓急。

3.权衡用量比例 紫参与甘草的用量比例为8:3,提示清热与益气间的用量关系,以治热痛。

【经典导读】 下利,肺痛,紫参汤主之。(第十七 46)

【应用指征】 本方以清热解毒止利为主,主治热毒下利证,常见症状:腹痛,下利,口渴,舌质红、苔黄。

【运用须知】 关注方药煎煮与服用方法,即"上二味,以水五升,先煮紫参,取二升,内甘草,煮取一升半。分温三服"。

【方证辨病】

(1)细菌性痢疾、病毒性痢疾、急性肠胃炎、过敏性肠炎等,辨证要点为下利,或便脓血,口渴,舌质红、苔薄黄。

(2)大叶性肺炎、支气管炎等,辨证要点为咳嗽,气喘,痰稠色黄,舌质红、苔薄黄。

风引汤

【方歌】 风引汤中黄姜龙,桂甘牡蛎寒滑石,

赤石白石紫石膏,潜阳息风益肝阴。

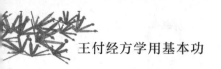

【组成】 大黄四两（12g） 干姜四两（12g） 龙骨四两（12g） 桂枝三两（9g） 甘草二两（6g） 牡蛎二两（6g） 寒水石六两（18g） 滑石六两（18g） 赤石脂六两（18g） 白石脂六两（18g） 紫石英六两（18g） 石膏六两（18g）

【解读方药】

1. **诠释用药要点** 方中大黄泻热息风；石膏、寒水石清热益阴息风；龙骨、牡蛎潜阳息风；滑石渗利湿浊；赤石脂、白石脂固涩收敛息风；紫石英重镇息风，潜阳安神；干姜、桂枝辛散温通透解；甘草益气缓急。

2. **剖析方药配伍** 大黄与桂枝，属于相反、相畏配伍，相反者，大黄泻热，桂枝温阳通经，相畏者，桂枝制约大黄泻热凝滞，大黄制约桂枝通阳化热；石膏与寒水石，属于相须配伍，清热生津息风；大黄与石膏、寒水石，属于相使配伍，清泻盛热，益阴息风；龙骨与牡蛎，属于相须配伍，敛阴潜阳，息风安神；大黄与龙骨、牡蛎，属于相使配伍，大黄助龙骨、牡蛎潜阳息风，龙骨、牡蛎助大黄泻热息风；干姜与桂枝，属于相须配伍，温阳通经；白石脂与赤石脂，属于相须配伍，固涩阴津；滑石与甘草，属于相反配伍，滑石利湿，甘草生津，滑石兼防甘草生津助湿，甘草兼防滑石利湿伤津；紫石英与龙骨、牡蛎，属于相使配伍，清热息风，重镇安神；干姜、桂枝与石膏、寒水石，属于相反配伍，寒得温清热不凝滞，温得寒温通不助热；滑石与赤石脂、白石脂，属于相反、相畏配伍，滑石利湿并制约赤石脂、白石脂收敛浊腻，赤石脂、白石脂收涩并制约滑石利湿伤阴。

3. **权衡用量比例** 大黄与桂枝的用量比例为4：3，提示泻热与通经间的用量关系；石膏与寒水石为1：1，以治热盛；大黄与石膏、寒水石为2：3：3，提示泻下与清热间的用量关系；龙骨与牡蛎为2：1，提示安神与潜阳间的用量关系；大黄与龙骨、牡蛎为2：2：1，提示泻下与潜阳安神间的用量关系；干姜与桂枝为4：3，提示温阳与通经间的用量关系；白石脂与赤石脂为1：1，固涩阴津；滑石与甘草为3：1，提示利湿与益气间的用量关系；紫石英与龙骨、牡蛎为3：3：1，提示重镇安神与潜阳安神间的用量关系；干姜、桂枝与石膏、寒水石为4：3：6：6，提示温通与清热间的用量关系；滑石与赤石脂、白石脂为1：1：1，提示利湿与收敛间的用量关系。

【经典导读】 风引汤：除热、瘫、痫。（第五 12）

【应用指征】　本方以清肝益阴、潜阳息风为主，主治肝热生风证，常见症状：瘫痪，痫，高热，筋脉挛急，口齿不清，肌肉颤动，舌质红、苔薄黄。

【运用须知】　关注方药制作与服用方法，即"上十二味，杵，粗筛，以韦囊盛之，取三指撮，井花水三升，煮三沸，温服一升"。

【方证辨病】

（1）感染性疾病、传染性疾病、高热性疾病等，辨证要点为烦躁，舌质红、苔黄。

（2）多发性神经炎、末梢神经炎、神经性病变，以及卒中后遗症等，辨证要点为肢体僵硬，肢体活动不便，舌质红、苔黄。

【医案助读】　单某，女，25岁，新郑人。3年前因敌敌畏中毒（250mL），抢救后出现肢体僵硬，不能自主活动，服用中、西药，症状未能得到缓解，近经其弟介绍前来诊治。刻诊：肢体僵硬抽搐，手僵不能握固，足硬不能行走，口舌言语不清，自觉身热，心烦急躁，舌质红、苔薄黄，脉弦紧，辨为肝热生风证，治当清肝泻热、育阴潜阳、息风止痉，给予风引汤与芍药甘草汤合方加味：大黄12g，干姜12g，龙骨12g，桂枝10g，牡蛎6g，寒水石18g，滑石18g，赤石脂36g，紫石英18g，石膏18g，白芍50g，炙甘草30g。6剂，每日1剂，水煎服，每日分三服。二诊：身热消除，以前方6剂续服。三诊：肢体抽搐减轻，以前方6剂续服。四诊：心烦急躁缓解，以前方6剂续服。五诊：肢体僵硬缓解，以前方6剂续服。六诊：口舌言语较前清楚，以前方6剂续服。七诊：手足较前灵活，以前方治疗90余剂。之后，又以前方变汤剂为散剂，每次6g，每日分三服，巩固治疗半年后，能做简易家务。随访1年，一切尚好。

【点评】　根据抽搐、身热、急躁辨为肝热生风，再根据口舌言语不清辨为肝热侵扰心窍，以此辨为肝热生风证。方以风引汤清泻肝热，育阴潜阳，息风止痉；以芍药甘草汤益气补血，柔肝缓急。方药相互为用，以奏其效。

大黄牡丹汤

【方歌】　仲景大黄牡丹汤，桃仁瓜子芒硝囊，

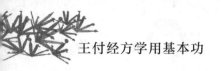

辨治热痛痛拒按，审明病变病可康。

【组成】 大黄四两（12g） 牡丹皮一两（3g） 桃仁五十个（8.5g） 瓜子半升（12g） 芒硝三合（9g）

【解读方药】

1. **诠释用药要点** 方中大黄泻热祛瘀；芒硝泻热软坚；牡丹皮清热凉血散瘀；桃仁活血化瘀；冬瓜子清热利湿排脓。

2. **剖析方药配伍** 大黄与芒硝，属于相使配伍，芒硝助大黄泻热祛瘀，大黄助芒硝软坚散结；牡丹皮与桃仁，属于相须配伍，增强逐瘀泻热；大黄、芒硝与桃仁、牡丹皮，属于相使配伍，增强泻热化瘀；冬瓜子与大黄、芒硝，属于相使配伍，冬瓜子助大黄、芒硝泻热，大黄、芒硝助冬瓜子排脓；冬瓜子与牡丹皮、桃仁，属于相使配伍，冬瓜子助牡丹皮、桃仁泻瘀，牡丹皮、桃仁助冬瓜子排脓。

3. **权衡用量比例** 大黄与芒硝的用量比例为4：3，提示硬攻与软坚间的用量关系，以治热结；桃仁与牡丹皮为近3：1，提示活血与凉血散瘀间的用量关系，以治瘀结；冬瓜子与大黄、芒硝为4：4：3，提示泻热与排脓间的用量关系，以治热痛；冬瓜子与桃仁、牡丹皮为近4：3：1，提示清热排脓与活血破瘀间的用量关系，以治瘀脓。

【经典导读】 肠痈者，少腹肿痞，按之即痛如淋，小便自调，时时发热，自汗出，复恶寒，其脉沉紧者，脓未成，可下之，当有血；脉洪数者，脓已成，不可下也；大黄牡丹汤主之。（第十八 4）

【应用指征】 本方以泻热逐瘀为主，主治肠痈瘀热证或瘀热夹湿证，常见症状：少腹肿痞，按之即痛如淋，小便自调，时时发热，自汗出，复恶寒，脉沉紧。

【运用须知】 关注方药煎煮、服用方法及注意事项，即"上五味，以水六升，煮取一升，去滓。内芒硝，再煎沸。顿服之。有脓当下，如无脓，当下血。"

辨治肠痈，若为痛脓期，脓随用药而下，亦可为脓血夹杂而下；若非痛脓期，则无脓血可下。

【方证辨病】

（1）急性阑尾炎、慢性阑尾炎急性发作、肠梗阻等，辨证要点为腹痛固定拒按，腹胀，舌质红、苔黄腻。

（2）急性盆腔炎、附件炎、子宫内膜炎等，辨证要点为腹痛拒按，舌质红、苔黄腻。

（3）前列腺炎、前列腺增生等，辨证要点为疼痛拒按，小便不利，舌质红、苔黄腻。

【医案助读】　谢某，男，49岁，许昌人。有15年前列腺炎病史，近因症状加重前来诊治。刻诊：小腹拘急、疼痛如针刺且拒按，腰困沉胀，小便不畅，大便干结，舌质黯红瘀紫、苔薄黄，脉沉涩。辨为瘀热水气证，治当泻热祛瘀、利水通便，给予大黄牡丹汤与猪苓汤合方加味：大黄12g，牡丹皮3g，桃仁10g，冬瓜子12g，芒硝10g，茯苓12g，泽泻12g，阿胶12g，猪苓12g，生甘草10g。6剂，每日1剂，水煎服，每日分三服。二诊：小便通畅，大便溏泄，减大黄为6g，芒硝为3g，以前方6剂续服。三诊：腰困沉胀减轻，以前方6剂续服。四诊：小腹拘急疼痛减轻，以前方6剂续服。五诊：腰困沉胀基本消除，以前方6剂续服。六诊：小腹疼痛基本消除，以前方50余剂续服，诸症悉除。之后，以前方变汤剂为散剂，每次5g，每日分三服，治疗3个月。随访1年，一切尚好。

【点评】　根据小腹拘急疼痛如针刺且拒按辨为瘀血，再根据腰困沉胀、小便不畅辨为水气，因舌质黯红瘀紫、苔薄黄辨为瘀热，又大便干结辨为热结，以此辨为瘀热水气证。方以大黄牡丹汤泻热祛瘀；以猪苓汤清热利水，加生甘草益气清热，缓急止痛。方药相互为用，以奏其效。

大黄硝石汤

【方歌】　大黄硝石黄柏栀，湿热发黄瘀血治，
　　　　　　身目发黄胁下痛，清利湿热血能理。

【组成】　大黄四两（12g）　黄柏四两（12g）　硝石四两（12g）　栀子十五枚（15g）

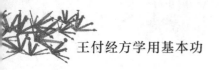

【解读方药】

1. **诠释用药要点**　方中大黄泻热燥湿，祛瘀退黄；硝石清热燥湿，散瘀止痛；黄柏清热燥湿退黄；栀子清热燥湿，泻火解毒。

2. **剖析方药配伍**　大黄与硝石，属于相使配伍，大黄助硝石清热散瘀，硝石助大黄泻热祛瘀；黄柏与栀子，属于相须配伍，增强清热泻火，燥湿解毒。

3. **权衡用量比例**　大黄与黄柏的用量比例为1∶1，提示泻热燥湿与清热燥湿间的用量关系，以治热结；大黄与硝石为1∶1，提示泻热与散瘀间的用量关系，以治瘀热；黄柏与栀子为4∶5，以治湿热。

【经典导读】　黄疸，腹满，小便不利而赤，自汗出，此为表和里实，当下之，宜大黄硝石汤。（第十五　19）

【应用指征】　本方以清热燥湿散瘀为主，主治湿热夹瘀证，常见症状：腹满，小便不利而赤，黄疸，自汗出，舌质红、苔黄腻。

【运用须知】　关注方药煎煮与服用方法，即"上四味，以水六升，煮取二升，去滓，内硝，更煮取一升，顿服"。

【方证辨病】

（1）病毒性肝炎肝损伤、阻塞性黄疸等，辨证要点为身黄，目黄，舌质红、苔黄腻。

（2）乙肝、甲肝、丙肝等，辨证要点为肢体困重，舌质黯红、苔黄腻。

（3）盆腔炎、附件炎、子宫内膜炎、宫颈炎等，辨证要点为小腹疼痛，带下色黄，舌质红、苔黄腻。

大黄甘草汤

【方歌】　清降大黄甘草汤，主治胃热气逆方，

　　　　　　口干口苦与口渴，食已即吐服之良。

【组成】　大黄四两（12g）　甘草一两（3g）

【解读方药】

1. **诠释用药要点** 方中大黄苦寒泻热;甘草甘平缓急。

2. **剖析方药配伍** 大黄与甘草,属于相反、相畏配伍,相反者,甘草益气,大黄泻热,相畏者,甘草制约大黄苦寒峻猛伤胃。

3. **权衡用量比例** 大黄与甘草的用量比例为 4：1,提示泻热与益气间的用量关系,用大黄重在泻热,以治浊热上逆。

【经典导读】 食已即吐者,大黄甘草汤主之。(第十七 17)

【应用指征】 本方以泻热缓急为主,主治胃热气逆证,常见症状:食已即吐,喜食凉食。

【运用须知】 关注方药煎煮与服用方法,即"上二味,以水三升,煮取一升,分温再服"。

【方证辨病】

(1)急性食管炎、急性胃炎、反流性胃炎等,辨证要点为呕吐,呃逆,烧心,舌质红、苔黄。

(2)口腔溃疡、牙龈炎、牙周炎、扁桃体炎、急性咽炎等,辨证要点为红肿热痛,舌质红、苔黄。

竹皮大丸

【方歌】 竹皮大丸产后方,石膏桂枝甘草彰,

　　　　白薇大枣治烦逆,清热补虚能通阳。

【组成】 生竹茹二分(6g) 石膏二分(6g) 桂枝一分(3g) 甘草七分(21g) 白薇一分(3g)

【解读方药】

1. **诠释用药要点** 方中竹茹清热降逆;石膏清泻郁热;桂枝温胃降逆;白薇清热凉血解毒;大枣、甘草补益中气。

2. **剖析方药配伍** 竹茹与石膏,属于相须配伍,增强泻热降逆;石膏与

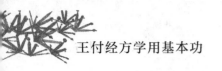

白薇，属于相使配伍，清透热毒；桂枝与竹茹、石膏、白薇，属于相反、相畏配伍，相反者，桂枝温通，竹茹、石膏、白薇清热，相畏者，桂枝制约竹茹、石膏、白薇寒凉凝滞；甘草与竹茹、石膏、白薇，属于相反、相畏配伍，相反者，甘草益气，竹茹、石膏、白薇清热，相畏者，甘草制约竹茹、石膏、白薇寒凉伤胃。

3.权衡用量比例　竹茹与石膏、白薇的用量比例为2：2：1，提示降逆与泻热间的用量关系，以治热扰；桂枝与竹茹、石膏、白薇为1：2：2：1，提示温通与清降间的用量关系，以治热郁；桂枝与甘草为1：7，提示通阳与益气间的用量关系，以治阳郁。

【经典导读】　妇人乳中虚，烦乱，呕逆，安中益气，竹皮大丸主之。（第二十一　10）

【应用指征】　本方以清热和胃、补虚通阳为主，主治虚热烦逆证，常见症状：烦乱，呕逆。

【运用须知】　关注方药煎煮、服用方法及加减用药、注意事项，即"上五味，末之，枣肉和丸如弹子大，以饮服一丸，日三夜二服。有热者倍白薇，烦喘者加柏实一分"。

【方证辨病】

（1）病毒性肝炎、急性胃炎、消化性溃疡、慢性胆囊炎、反流性食道炎等，辨证要点为不思饮食，胸脘烦热，口渴，舌质红、苔薄黄。

（2）内分泌失调、免疫功能低下等，辨证要点为低热，心烦，呃逆，舌质红、苔薄黄。

【医案助读】　田某，女，31岁，郑州人。主诉：妊娠40余天，呕吐剧烈，服用中、西药，但未能得到有效控制，经其表弟介绍前来诊治。刻诊：恶心，食入即吐，心胸烦热，面色萎黄，口渴欲饮，舌质红、苔薄黄，脉虚数。辨为虚热烦逆证，治当清热和胃、补虚通阳，给予竹皮大丸与橘皮竹茹汤合方加味：石膏12g，桂枝6g，白薇6g，陈皮48g，竹茹48g，大枣30枚，红参6g，生姜24g，砂仁10g，白术10g，炙甘草20g。6剂，每日1剂，水煎服，每日分三服。二诊：恶心减轻，以前方6剂续服。三诊：呕吐减轻，以前方6剂续服。四诊：恶心、呕吐基本消除，以前方 6 剂续服。五诊：诸症基本消除，以前方 6 剂续服。六诊：诸症悉除，以前方 12 剂巩固治疗。

【点评】　根据食入即吐、舌质红辨为胃热上逆，再根据面色萎黄、脉虚数辨为虚热，以此辨为虚热烦逆证。方以竹皮大丸清热通阳，和胃降逆；以橘皮竹茹汤清热益气，和胃降逆，加砂仁醒脾和胃安胎，白术健脾益气安胎。方药相互为用，以奏其效。

竹叶汤

【方歌】　竹叶汤中防葛根，桂枝人参桔梗草，

　　　　　附子大枣与生姜，解表清热效果好。

【组成】　竹叶一把（10g）　葛根三两（9g）　防风　桔梗　桂枝　人参　甘草各一两（各3g）　附子炮，一枚（5g）　大枣十五枚　生姜五两（15g）

【解读方药】

1. 诠释用药要点　方中桂枝解肌散寒，调和营卫；防风祛风散寒，顾护肌表；附子温阳通经；人参益气和中；竹叶清泻郁热；葛根疏散风邪；生姜解表散寒，温胃和中；桔梗宣利气机；大枣、甘草益气助卫，益营和阳。

2. 剖析方药配伍　桂枝与防风、生姜，属于相须配伍，增强辛温解肌；人参、大枣与甘草，属于相须配伍，增强补中益卫；竹叶与葛根、桔梗，属于相使配伍，增强清宣郁热；附子与桂枝，属于相使配伍，增强温阳散寒；附子与人参、甘草，属于相使配伍，益气温阳化阳。

3. 权衡用量比例　桂枝与防风、生姜的用量比例为 1∶1∶5，提示解肌与宣发疏散间的用量关系，以治风寒；竹叶与葛根、桔梗为 3∶3∶1，提示清热与宣透间的用量关系，以治郁热；人参与大枣、甘草为 1∶12∶1，提示大补与缓补间的用量关系，以治气虚；附子与桂枝为近 2∶1，提示温阳与通经间的用量关系，以治寒郁；附子与人参、甘草为近 2∶1∶1，提示温阳与益气间的用量关系，以治阳虚。

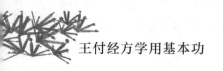

【经典导读】 产后，中风，发热，面正赤，喘而头痛，竹叶汤主之。（第二十一 9）

【应用指征】 本方以解肌温阳、益气清热为主，主治太阳中风证、阳虚夹热证或阳虚郁热证，常见症状：面正赤，头痛，发热，气喘。

【运用须知】 关注方药煎煮、服用方法及加减用药，即"上十味，以水一斗，煮取二升半，分温三服，温覆使汗出。颈项强，用大附子一枚，破之如豆大，煎药扬去沫；呕者，加半夏半斤，洗"。

【方证辨病】

（1）感冒、流行性感冒等，辨证要点为发热恶寒，口淡不渴，舌质红、苔薄黄。

（2）食道炎、慢性胃炎、慢性胆囊炎等，辨证要点为胸脘烦热，不思饮食，倦怠乏力，口淡，舌质红、苔薄黄。

（3）慢性支气管炎、慢性阻塞性肺疾病等，辨证要点为咳喘，倦怠乏力，手足不温，舌质红、苔薄黄。

泽漆汤

【方歌】 泽漆汤中夏紫参，生姜白前草人参，

黄芩清热桂化饮，热饮哮喘功效甚。

【组成】 半夏半升（12g） 紫参（一作紫菀）五两（15g） 泽漆以东流水五斗，煮取一斗五升，三斤（150g） 生姜五两（15g） 白前五两（15g） 甘草 黄芩 人参 桂枝各三两（各9g）

【解读方药】

1. 诠释用药要点 方中泽漆清泻肺热，荡涤痰饮；黄芩清热降泄；紫参清热解毒；半夏醒脾燥湿化痰；白前宣降肺气；生姜宣肺降逆；桂枝通阳化饮；人参补益肺气；甘草益气和中。

2. 剖析方药配伍 泽漆与紫参、黄芩，属于相须配伍，增强清肺泻热；生

姜与半夏，属于相使配伍，宣肺降逆，化痰涤饮；桂枝与生姜，属于相须配伍，增强辛温透散；半夏与白前，属于相须配伍，增强降肺化痰；人参与甘草，属于相须配伍，增强补益中气；泽漆、紫参、黄芩与桂枝、生姜，属于相反配伍，泽漆、紫参、黄芩清泻肺热，桂枝、生姜辛散透达郁热，清热不寒凝，辛温不助热；泽漆、紫参、黄芩与人参、甘草，属于相反、相畏配伍，泽漆、紫参、黄芩泻热，人参、甘草益气并制约寒药伤胃。

3. 权衡用量比例　泽漆与紫参、黄芩的用量比例为 50∶5∶3，提示泻热利饮与清热燥湿间的用量关系，以治肺热；半夏与生姜为 4∶5，提示降逆与宣发间的用量关系，以治咳逆；桂枝与生姜为 3∶5，提示温阳与宣散间的用量关系；泽漆、紫参、黄芩与人参、甘草为 50∶5∶3∶3∶3，提示清热利饮与益气间的用量关系，以治热伤气。

【经典导读】　脉沉者，泽漆汤主之。（第七　9）

【应用指征】　本方以清热化痰、益气宽胸为主，主治痰热伤肺证，常见症状：咳喘，喉中痰鸣，胸闷，痰多色黄，舌质红、苔薄黄，脉沉。

【运用须知】　关注方药煎煮与服用方法，即"泽漆以东流水五斗，煮取一斗五升，……上九味，咀，内泽漆汁中，煮取五升，温服五合，至夜尽"。

【方证辨病】

（1）慢性支气管炎、支气管哮喘、支气管扩张、慢性阻塞性肺疾病等，辨证要点为咳喘，喉中痰鸣，痰稠色黄，舌质红、苔黄或腻。

（2）过敏性鼻炎、肥大性鼻炎、鼻窦炎、额窦炎等，辨证要点为鼻塞，黄鼻涕，舌质红、苔黄。

（3）过敏性皮炎、神经性皮炎、药物性皮炎、脂溢性皮炎等，辨证要点为瘙痒，流黄水，舌质红、苔黄。

【医案助读】　吴某，男，61 岁，郑州人。有多年慢性阻塞性肺疾病病史，近因咳喘、水肿加重前来诊治。刻诊：气喘，咳嗽，呼吸困难，动则加重，胸满，烦躁，咯痰色黄不爽，口渴欲饮，舌质黯红、苔黄腻，脉滑数。辨为痰热伤肺证，治当清热化痰、补益肺气，给予泽漆汤与四君子汤合方加味：姜半夏 12g，紫参 15g，泽漆 50g，生姜 15g，白前 15g，黄芩 10g，红参 10g，桂枝 10g，白

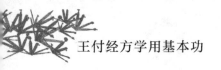
术 10g，茯苓 10g，射干 10g，炙甘草 10g。6 剂，每日 1 剂，先以水煎煮泽漆
60 分钟，后取泽漆药液再煎煮余药，每日分三服。二诊：胸满、烦躁减轻，以前
方 6 剂续服。三诊：痰量减少，以前方 6 剂续服。四诊：咳喘减轻，以前方 6 剂
续服。五诊：呼吸困难基本消除，以前方 6 剂续服。六诊：诸症较前又有好转，
以前方 6 剂续服。七诊：诸症基本消除，以前方 6 剂续服。之后，为了巩固疗效，
以前方变汤剂为散剂，每次 6g，每日分三服，治疗半年。随访 1 年，一切尚好。

【点评】 根据咳喘、舌质黯红辨为肺热，再根据呼吸困难、动则加重辨为
气虚，因咯痰色黄、苔黄腻辨为痰热，以此辨为痰热伤肺证。方以泽漆汤清热化
痰，兼益肺气；以四君子汤补益肺脾，化生气血，杜绝生痰之源。方药相互为
用，以奏其效。

狼牙汤

【方歌】 湿热郁毒狼牙汤，脏腑皮肤诸般疾，

审明病变是湿热，清热燥湿功效奇。

【组成】 狼牙三两（9g）

【解读方药】 方中狼牙清热解毒，燥湿敛疮。

【经典导读】 少阴脉滑而数者，阴中即生疮，阴中蚀疮烂者，狼牙汤洗之。
（第二十二　21）

【应用指征】 本方以清热敛疮为主，主治湿热疮证，常见症状：阴中即生
疮，阴中蚀疮烂，带下色黄量多，脉滑而数。

【运用须知】 关注方药煎煮与服用方法，即"上一味，以水四升，煮取半
升，以绵缠箸如茧，浸汤沥阴中，日四遍"。

【方证辨病】

（1）淋病、真菌性阴道炎、滴虫性阴道炎、阴道溃疡、宫颈糜烂、尖锐湿
疣、带下病等，辨证要点为阴瘙，阴痛，带下色黄，舌质红、苔黄腻。

（2）过敏性皮炎、皮肤真菌、银屑病、病毒性疱疹等，辨证要点为瘙痒，红

疹，渗流黄水，舌质红、苔黄腻。

苦参汤

【方歌】　皮肤瘙痒苦参汤，杂病湿热诸般证，

清热燥湿治内外，随证加味量调整。

【组成】　苦参十两（30g）（编者注：方药及用量引自《经方辨治疑难杂病技巧》）

【解读方药】　方中苦参清热解毒，燥湿止痒。

【经典导读】　蚀于下部则咽干，苦参汤洗之。（第三　11）

【应用指征】　本方以清热燥湿为主，主治湿热证，常见症状：咽干，咽痛，咽烂，舌质红、苔黄腻。

【运用须知】　关注方药煎煮与服用方法，即"上一味，以水二斗半，煮取一斗半，去滓。熏洗，分早晚"。

【方证辨病】

（1）滴虫性阴道炎、真菌性阴道炎、淋病、尖锐湿疣、梅毒等，辨证要点为阴痒，潮湿，舌质红、苔黄腻。

（2）过敏性皮炎、皮肤真菌、银屑病、病毒性疱疹等，辨证要点为瘙痒，舌质红、苔黄腻。

【医案助读】　李某，女，23岁，郑州人。有多年外阴湿疹病史，曾采用多种方法治疗，效果不佳，近因瘙痒加重前来诊治。刻诊：外阴瘙痒，抓破流黄水，潮湿，时而阴肿，舌质红、苔黄腻，脉略数。辨为湿热浸淫证，治当清热燥湿止痒，给予苦参汤与矾石汤合方加味：苦参20g，白矾10g，鸦胆子（打碎）3g，花椒10g。6剂，每日1剂，水煎煮外洗，每日分2次。二诊：外阴瘙痒减轻，以前方6剂水煎煮外洗。三诊：潮湿好转，以前方6剂水煎煮外洗。四诊：瘙痒基本消除，以前方6剂水煎煮外洗。五诊：诸症基本得到控制，以前方6剂水煎煮外洗。之后，为了巩固疗效，又以前方12剂水煎煮外洗。随访半年，一切尚好。

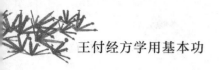

【点评】 根据瘙痒、潮湿辨为湿热，再根据阴肿、舌质红辨为热壅，以此辨为湿热浸淫证。方以苦参汤清热燥湿解毒；以矾石汤燥湿止痒，加鸦胆子解毒消肿，花椒温化燥湿止痒。方药相互为用，以奏其效。

矾石汤

【方歌】 湿毒脚气矾石汤，解毒燥湿基础方，

皮肤瘙痒诸般疾，亦治头晕及发狂。

【组成】 矾石二两（6g）

【解读方药】

1.诠释用药要点 方中矾石清热燥湿；浆水解毒利湿消肿。

2.剖析方药配伍 矾石、浆水，均属于单行用药；矾石与浆水，属于相使配伍，清热燥湿，解毒消肿。

【经典导读】 矾石汤：治脚气冲心。（第五 15）

【应用指征】 本方以清热燥湿为主，主治湿热证，常见症状：脚气，脚趾溃烂，流水，脱皮，肿胀，舌质红、苔黄。

【运用须知】 关注方药制作与服用方法，即"上一味，以浆水一斗五升，煎三五沸，浸脚良"。结合临床治病需要，最佳选择是外洗加内服。

【方证辨病】

（1）脚癣、脚部感染等，辨证要点为疼痛，溃烂，舌质红、苔黄腻。

（2）甲沟炎、湿疹、风疹等，辨证要点为瘙痒，流黄水，舌质红、苔黄腻。

（3）尖锐湿疣、淋病等，辨证要点为瘙痒，潮湿，舌质红、苔黄腻。

苦酒汤

【方歌】 苦酒汤中鸡半夏，辨治咽喉诸般证，

语声不利或嘶哑，随证加味量调整。

【组成】 半夏洗, 碎如枣核, 十四枚（5g） 鸡子去黄, 内上苦酒, 着鸡子壳中, 一枚

【解读方药】

1. 诠释用药要点 方中苦酒泻热利咽；半夏燥湿利咽；鸡子壳收敛利咽；鸡子清清热利咽。

2. 剖析方药配伍 苦酒与鸡子清, 属于相使配伍, 清热滋润利咽；半夏与苦酒, 属于相反、相使配伍, 相反者, 寒温同用, 相使者, 半夏助苦酒利咽通声, 苦酒助半夏消肿化痰；鸡子清与鸡子壳, 属于相使配伍, 清热收敛利咽。

【经典导读】 少阴病, 咽中伤, 生疮, 不能语言, 声不出者, 苦酒汤主之。（312）

【应用指征】 本方以清热涤痰利咽为主, 主治痰热咽伤证, 常见症状：咽中伤, 生疮, 不能语言, 声不出, 红肿, 疼痛, 舌质红、苔黄。

【运用须知】 关注方药煎煮与服用方法, 即"上二味, 内半夏, 著苦酒中, 以鸡子壳置刀环中, 安火上, 令三沸, 去滓。少少含咽之。不差, 更作三剂"。

【方证辨病】

（1）慢性咽炎、慢性扁桃体炎等, 辨证要点为咽痛, 声音嘶哑, 舌质红、苔薄黄。

（2）支气管炎、支气管哮喘、肺气肿等, 辨证要点为咳嗽, 声音嘶哑, 舌质红、苔薄黄。

【医案助读】 李某, 男, 7岁, 郑州人。有3年慢性扁桃体炎病史, 咽肿、咽痛反复不愈, 曾多次静脉用药, 但未能取得预期治疗目的, 近因咽痛加重前来诊治。刻诊：咽肿（扁桃体肿大）, 咽痛, 声音嘶哑, 舌质红、苔黄腻, 脉略数。辨为痰热伤咽证, 治当清热涤痰利咽, 给予苦酒汤与桔梗汤合方加味：半夏5g, 鸡蛋清（入药液冲服）1枚, 醋（苦酒）50mL, 鸡子壳1个, 桔梗10g, 生甘草20g。6剂, 每日1剂, 水醋合煎, 少少含咽, 每日分六服。二诊：声音嘶哑减轻, 以前方6剂续服。三诊：咽肿、咽痛好转, 以前方6剂续服。四诊：诸症缓解, 以前方6剂续服。之后, 又以前方20余剂续服。随访1年, 一切尚好。

【点评】 根据咽肿、舌质红辨为热壅, 再根据声音嘶哑、苔黄腻辨为痰热, 以此辨为痰热伤咽证。方以苦酒汤清热涤痰利咽；以桔梗汤宣利咽喉。方药相互

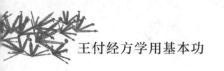

为用，以奏其效。

小儿疳虫蚀齿方

【方歌】 小儿疳虫蚀齿方，猪脂槐枝莅雄黄，

　　　　辨治疳虫诸般证，解毒透毒功效宏。

【组成】 雄黄　莅茢子

【解读方药】

1. **诠释用药要点**　方中雄黄杀虫解毒；莅茢子解毒散结；猪脂凉血润燥；槐枝凉血散邪。

2. **剖析方药配伍**　莅茢子与雄黄，属于相使配伍，泻热燥湿解毒；猪脂与槐枝，属于相使配伍，凉血润燥解毒；雄黄与猪脂，属于相反、相畏配伍，猪脂润燥制约雄黄温燥之性并减弱雄黄毒性。

3. **权衡用量比例**　莅茢子与雄黄用量相等，提示清热与温化间的用量关系，以治郁毒。

【应用指征】　本方以解毒凉血消肿为主，主治热毒疳虫证，常见症状：牙痛，牙齿发黄，小儿疳积，小儿虫证。

【运用须知】　关注方药煎煮与服用方法，即"上二味，末之，取腊日猪脂熔，以槐枝绵裹头四五枚，点药烙之"。

【方证辨病】

（1）牙龈糜烂、牙周炎、口腔溃疡、牙齿黑或黄等，辨证要点为牙龈肿痛，舌质淡红、苔薄黄。

（2）过敏性皮炎、神经性皮炎等，辨证要点为瘙痒，舌质淡红、苔薄黄。

鸡屎白散

【方歌】 鸡屎白散治转筋，郁热浸淫阴血耗，益阴清热能缓急，转筋为病病即好。

【组成】　鸡屎白

【解读方药】　方中鸡屎白泻热存阴，缓急柔筋。

【经典导读】　转筋之为病，其人臂脚直，脉上下行，微弦，转筋入腹者，鸡屎白散主之。（第十九　3）

【应用指征】　本方以泻热柔筋为主，主治湿热筋急证，常见症状：肌肉转筋，手臂脚僵直，脉上下行，微弦。

【运用须知】　关注方药制作与服用方法，即"上一味，为散，取方寸匕，以水六合，和。温服"。

【方证辨病】

（1）胃痉挛、肠痉挛等，辨证要点为疼痛，拘急，舌质红、苔薄黄。

（2）强直性脊柱炎、硬皮病、腓肠肌痉挛等，辨证要点为疼痛，拘急，舌质红、苔薄黄。

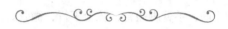

第 8 章

降泄方

降泄方是通过降泄的方法而达到治疗目的的方药，亦即逆者降之，上者泄之。降泄方辨治中医证型并不局限于胃气上逆、肺气上逆，更可用于肝气上逆、肾气上逆。临证只要审明病变证机，即可以法选择方药。

旋覆代赭汤

【方歌】　旋覆代赭人参同，半夏姜甘大枣正，

　　　　　心下痞硬有噫气，辨治中虚痰饮证。

【组成】　旋覆花三两（9g）　代赭石一两（3g）　人参二两（6g）　生姜五两（15g）　甘草炙，三两（9g）　半夏洗，半升（12g）　大枣擘，十二枚

【解读方药】

1. **诠释用药要点**　方中旋覆花降逆化痰散结；代赭石重镇降逆和胃；半夏燥湿化痰，宣降气机；生姜温中化痰；人参、大枣、甘草健脾和胃，补益中气。

2. **剖析方药配伍**　旋覆花与代赭石，属于相使配伍，旋覆花偏于轻清降逆，代赭石偏于重镇降逆；半夏与生姜，属于相使配伍，辛开苦降，调理脾胃气机；人参、大枣与甘草，补益中气；旋覆花、代赭石与人参、大枣、甘草，属于

相反、相畏配伍，人参、大枣、甘草益气并制约代赭石降逆伤胃，代赭石降逆并制约人参、大枣、甘草补益壅滞。

3.权衡用量比例 旋覆花与代赭石的用量比例为 3∶1，提示轻清降逆与重镇降逆间的用量关系，以治气逆；半夏与生姜为 4∶5，提示降逆与宣散间的用量关系，以治脾胃不和；人参、大枣与甘草为 2∶10∶3，提示益气与缓急间的用量关系，以治气虚。

【经典导读】 伤寒，发汗，若吐，若下，解后，心下痞硬，噫气不除者，旋覆代赭汤主之。（161）

【应用指征】 本方以降逆化痰、健脾益气为主，主治中虚痰饮气逆证，常见症状：心下痞硬，噫气不除，舌质淡、苔薄白，脉弱或滑。

【运用须知】 关注方药煎煮与服用方法，即"上七味，以水一斗，煮取六升，去滓。再煎取三升。温服一升，日三服"。

【方证辨病】

（1）浅表性胃炎、胃及十二指肠溃疡、胃扩张、幽门不全梗阻、神经性呕吐、慢性肝炎等，辨证要点为呕吐，呃逆，舌质淡、苔白腻。

（2）高血压、高脂血症、梅尼埃病等，辨证要点为头痛，头晕目眩，恶心呕吐，舌质淡、苔白腻。

（3）咽神经紧张综合征、梅核气等，辨证要点为咽喉不利如有痰阻，情绪异常，舌质淡、苔白腻。

【医案助读】 邓某，男，50 岁，郑州人。有多年梅尼埃病病史，近因头晕目眩加重前来诊治。刻诊：头晕目眩，天旋地转，呕吐痰涎，不思饮食，胸闷，舌质淡、苔薄白，脉虚弱。辨为脾胃虚弱、痰湿阻滞证，治当健脾益气、降逆化痰，给予旋覆代赭汤与泽泻汤合方加味：旋覆花 10g，代赭石 3g，红参 6g，生姜 15g，姜半夏 12g，大枣 12 枚，泽泻 50g，白术 20g，陈皮 30g，炙甘草 10g。6 剂，每日 1 剂，水煎服，每日分三服。二诊：头晕目眩好转，胸闷减轻，以前方 6 剂续服。三诊：呕吐痰涎止，以前方 6 剂续服。四诊：头晕目眩消除，以前方 6 剂续服。五诊：饮食正常，未再出现头晕目眩，以前方 6 剂续服。六诊：诸症悉除，为了巩固疗效，又以前方治疗 20 余剂。随访 1 年，一切尚好。

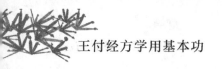

【点评】 根据头晕目眩、脉虚弱辨为气虚，再根据呕吐痰涎辨为痰湿，因不思饮食、胸闷辨为痰阻脾胃，以此辨为脾胃虚弱、痰湿阻滞证。方以旋覆代赭汤健脾益气，降逆化痰；以重用泽泻汤渗利痰湿，加陈皮行气燥湿化痰。方药相互为用，以奏其效。

橘皮竹茹汤

【方歌】 橘皮竹茹汤人参，甘草大枣与生姜，

　　　　脾胃气虚夹热哕，补虚和胃逆能降。

【组成】 橘皮二升（48g） 竹茹二升（48g） 大枣三十枚 人参一两（3g） 生姜半斤（24g） 甘草五两（15g）

【解读方药】

1. **诠释用药要点** 方中橘皮理气醒脾和胃；竹茹清热和胃降逆；生姜温中和胃降逆；人参补益中气；大枣、甘草益气和中。

2. **剖析方药配伍** 橘皮与竹茹，属于相反、相使配伍，相反者，寒温同用，相使者，橘皮助竹茹和胃降逆；竹茹助橘皮理气醒脾；橘皮与生姜，属于相使配伍，温中和胃，行气降逆；人参、大枣与甘草，属于相须配伍，增强补益中气；竹茹与生姜，属于相畏配伍，生姜制约竹茹清降寒凝；橘皮、竹茹与大枣、甘草，属于相反、相畏配伍，橘皮、竹茹降逆，大枣、甘草益气，相互为用，降不伤气，补不助逆。

3. **权衡用量比例** 橘皮与竹茹的用量比例为1：1，提示温中理气与清热降逆间的用量关系，以治气逆；橘皮与生姜为2：1，提示温中理气与温中宣散间的用量关系；竹茹与生姜为2：1，提示清热降逆与温中宣散间的用量关系；人参、大枣与甘草为1：25：5，以治中气虚弱。

【经典导读】 哕逆者，橘皮竹茹汤主之。（第十七　23）

【应用指征】 本方以益气清热、和胃降逆为主，主治虚热呃逆证，常见症状：哕逆，倦怠乏力，心胸烦热，舌质淡红、苔薄黄，脉虚弱。

【运用须知】　关注方药煎煮与服用方法，即"上六味，以水一斗，煮取三升。温服一升，日三服"。

【方证辨病】

（1）反流性胃炎、反流性食管炎、幽门水肿、幽门不全梗阻、妊娠呕吐、术后胃倾倒综合征、急慢性胃炎、肝炎引起的呕吐、膈肌痉挛、胃及十二指肠溃疡等，辨证要点为呕吐，呃逆，舌质淡红、苔薄黄。

（2）支气管炎、支气管哮喘、肺气肿等，辨证要点为咳嗽，胸闷，倦怠乏力，舌质淡红、苔薄黄。

【医案助读】　许某，男，47 岁，郑州人。有多年支气管哮喘病史，近因咳喘加重前来诊治。刻诊：咳嗽，气喘，痰多色黄，胃脘痞闷，恶心，不思饮食，倦怠乏力，口苦口渴，舌质淡红、苔黄腻，脉沉弱。辨为虚热痰扰伤气证，治当清热降逆、益气化痰，给予橘皮竹茹汤与小陷胸汤合方加味：陈皮 48g、竹茹 48g、大枣 30 枚、红参 3g、生姜 24g、黄芩 12g、胆南星 12g、姜半夏 12g、黄连 3g、全瓜蒌 30g、生甘草 15g。6 剂，每日 1 剂，水煎服，每日分三服。二诊：胃脘痞闷减轻，以前方 6 剂续服。三诊：咳喘痰减少，以前方 6 剂续服。四诊：咳喘痰基本消除，以前方 6 剂续服。五诊：饮食转佳，以前方 6 剂续服。六诊：诸症缓解，未有不适，以前方 6 剂续服。之后，以前方变汤剂为散剂，每次 10g，每日分三服，治疗 3 个月。随访半年，一切尚好。

【点评】　根据咳喘、痰多色黄、苔黄腻辨为痰热，再根据恶心、不思饮食辨为胃气上逆，因倦怠乏力辨为气虚，以此辨为虚热痰扰伤气证。方以橘皮竹茹汤清热益气，降逆化痰；以小陷胸汤清热化痰降逆，加黄芩清热燥湿，胆南星清热涤痰。方药相互为用，以奏其效。

橘皮汤

【方歌】　橘皮汤中用生姜，辨治寒湿气逆方，
　　　　　干呕哕若手足厥，散寒降逆病可康。

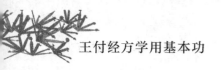

【组成】 橘皮四两（12g） 生姜半斤（24g）

【解读方药】

1.诠释用药要点 方中橘皮温胃理气，降逆化湿；生姜温胃散寒，降逆止呕。

2.剖析方药配伍 橘皮与生姜，属于相使配伍，橘皮助生姜温中醒脾降逆，生姜助橘皮理气化湿和胃。

3.权衡用量比例 橘皮与生姜的用量比例为1：2，提示理气与温中散寒间的用量关系，以治寒气上逆。

【经典导读】 干呕，哕，若手足厥者，橘皮汤主之。（第十七 22）

【应用指征】 本方以温中理气、化湿降逆为主，主治脾胃寒湿气逆证，常见症状：干呕，哕，手足厥，舌质淡、苔薄白。

【运用须知】 关注方药煎煮与服用方法，即"上二味，以水七升，煮取三升。温服一升，下咽即愈"。

【方证辨病】

（1）急性胃炎、幽门不全梗阻、幽门水肿、神经性呕吐、妊娠呕吐等，辨证要点为呃逆，呕吐，舌质淡、苔白腻。

（2）间质性肺疾病、支气管炎等，辨证要点为咳嗽，痰多色白，舌质淡、苔白腻。

【医案助读】 吴某，男，51岁，郑州人。有多年神经性呕吐病史，近因呕吐加重前来诊治。刻诊：恶心呕吐，甚则吐痰涎，胃脘痞满，手足不温，舌质淡、苔白腻，脉沉。辨为脾胃寒湿气逆证，治当温中理气、化湿降逆，给予橘皮汤与小半夏加茯苓汤合方加味：陈皮12g，生姜24g，姜半夏24g，茯苓10g，炙甘草6g。6剂，每日1剂，水煎服，每日分三服。二诊：恶心呕吐减轻，以前方6剂续服。三诊：胃脘痞满基本消除，以前方6剂续服。四诊：诸症基本消除，又以前方12剂续服。之后，以前方变汤剂为丸剂，每次10g，每日分三服，治疗2个月。随访1年，一切尚好。

【点评】 根据恶心呕吐辨为胃气上逆，再根据手足不温、苔白腻辨为寒湿，因胃脘痞满辨为气滞，以此辨为脾胃寒湿气逆证。方以橘皮汤温中行气降逆；以小半夏加茯苓汤醒脾燥湿，利湿降逆，加炙甘草益气缓急。方药相互为用，以奏其效。

大半夏汤

【方歌】 大半夏汤蜜人参，胃反呕吐最相宜，

补气降逆能化饮，朝食暮吐此方医。

【组成】 半夏洗，二升（48g） 人参三两（9g） 白蜜一升（60mL）

【解读方药】

1. **诠释用药要点** 方中半夏醒脾降逆；人参益气和中；白蜜益气缓急。

2. **剖析方药配伍** 人参与白蜜，属于相须配伍，增强益气缓急；半夏与人参，属于相反、相畏配伍，相反者，半夏降逆，人参补益，相畏者，人参制约半夏降泄伤胃，半夏制约人参益气壅滞；半夏与白蜜，属于相反、相畏配伍，相反者，半夏燥湿，白蜜润燥，相畏者，白蜜制约半夏降逆燥湿伤津。

3. **权衡用量比例** 半夏与人参的用量比例为 16 ：3，提示降逆与益气间的用量关系，以治气逆；半夏与白蜜（折算为克）为 4 ：5，提示降逆与缓急间的用量关系；人参与白蜜为 3 ：20，提示益气与缓急间的用量关系。

【经典导读】 胃反呕吐者，大半夏汤主之。（第十七 16）

【应用指征】 本方以降逆益气为主，主治脾胃虚寒夹饮证，常见症状：呕吐，手足不温，畏寒怕冷，脉沉弱。

【运用须知】 关注方药煎煮与服用方法，即"上三味，以水一斗二升，和蜜，扬之二百四十遍，煮取二升半，温服一升，余分再服"。

运用大半夏汤，一要重视蜂蜜在大半夏汤中的煎煮方法，二要重视第一次服药量与第二、三次服药量的不同。

【方证辨病】

（1）慢性胃炎、慢性肠胃炎、幽门水肿等，辨证要点为恶心，呕吐，手足不温，舌质淡、苔白腻。

（2）冠心病、风湿性心脏病、肺源性心脏病等，辨证要点为心痛，胸闷，畏

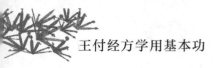

寒怕冷，舌质淡、苔白腻。

【医案助读】 贾某，女，47岁，郑州人。有多年慢性胃炎病史，1年前经检查被诊断为慢性胃炎伴幽门水肿，近因呕吐加重前来诊治。刻诊：胃痛，胃胀，呕吐剧烈，吐后痛胀缓解，手足不温，头沉，倦怠乏力，舌质淡、苔白腻，脉沉弱。辨为脾胃虚寒夹饮证，治当温阳散寒、化饮降逆，给予大半夏汤与橘皮汤合方加味：姜半夏48g，红参10g，蜂蜜（冲服）60mL，陈皮12g，生姜24g，桂枝12g，白术12g，茯苓12g，炙甘草10g。6剂，水煎服，每日1剂，每日分三服。二诊：呕吐减轻，以前方6剂续服。三诊：胃痛次数减少，以前方6剂续服。四诊：胃胀基本消除，以前方6剂续服。五诊：呕吐止，以前方6剂续服。六诊：诸症悉除，为了巩固疗效，又以前方12剂续服。随访1年，一切尚好。

【点评】 根据呕吐剧烈、手足不温辨为寒，再根据倦怠乏力、脉沉弱辨为虚，因头沉、苔白腻辨为痰湿，以此辨为脾胃虚寒夹饮证。方以大半夏汤温阳散寒，降逆化饮；以橘皮汤温中行气降逆，加桂枝温阳化饮，白术健脾燥湿，茯苓渗利湿浊。方药相互为用，以奏其效。

小半夏汤

【方歌】 小半夏汤用生姜，脾胃支饮寒证方，

　　　　寒湿发黄亦能治，临证加减最优良。

【组成】 半夏一升（24g） 生姜半斤（24g）

【解读方药】

1. **诠释用药要点** 方中半夏降逆化饮；生姜辛散化水，降逆和胃。

2. **剖析方药配伍** 半夏与生姜，属于相使配伍，半夏燥湿偏于降逆，生姜化饮偏于宣散，生姜助半夏理脾和胃并减弱半夏之毒性。

3. **权衡用量比例** 半夏与生姜的用量比例为1：1，提示降逆与宣散间的用量关系，以治胃气上逆。

【经典导读】

（1）呕家本渴，渴者为欲解，今反不渴，心下有支饮故也，小半夏汤主之。（第十二　28）

（2）黄疸病，小便色不变，欲自利，腹满而喘，不可除热，热除，必哕，哕者，小半夏汤主之。（第十五　20）

（3）诸呕吐，谷不得下者，小半夏汤主之。（第十七　12）

【应用指征】　本方以温胃降逆化饮为主，主治脾胃寒饮证，常见症状：呕吐，谷不得下，干哕，气喘，腹满，身尽黄，日晡所发热，而反恶寒，欲自利，小便色不变。

【运用须知】　关注方药煎煮与服用方法，即"上二味，以水七升，煮取一升半。分温再服"。

【方证辨病】

（1）急慢性胃炎、胃术后排空障碍、幽门不全梗阻、幽门水肿、慢性肝炎、慢性胆囊炎等，辨证要点为呕吐痰涎，手足不温，舌质淡、苔白腻。

（2）慢性支气管炎、支气管哮喘、支气管扩张等，辨证要点为咳喘，喉中痰鸣，手足不温，舌质淡、苔白腻。

小半夏加茯苓汤

【方歌】　小半夏姜茯苓汤，辨治支饮心下痞，

呕吐目眩与心悸，温胃化饮善降逆。

【组成】　半夏一升（24g）　生姜半斤（24g）　茯苓三两（9g）

【解读方药】

1. **诠释用药要点**　方中半夏降逆化饮；生姜辛散化水，降逆和胃；茯苓健脾利湿化饮。

2. **剖析方药配伍**　本方乃小半夏汤加茯苓而成。半夏与茯苓，属于相使配伍，醒脾燥湿，健脾利湿，杜绝饮生之源。

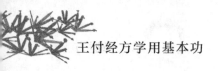

3.**权衡用量比例** 半夏与生姜的用量比例为1：1，提示降逆与宣发间的用量关系，以治寒逆；半夏、生姜与茯苓为8：8：3，提示降逆宣散与利湿间的用量关系，以治寒饮上逆。

【经典导读】

（1）卒呕吐，心下痞，膈间有水，眩悸者，小半夏加茯苓汤主之。（第十二 30）

（2）先渴后呕，为水停心下，此属饮家，小半夏加茯苓汤主之。（第十二 41）

【应用指征】 本方以温胃降逆、利湿化饮为主，主治脾胃寒饮重证，常见症状：头眩，心悸，呕吐，先渴后呕，心下痞。

【运用须知】 关注方药煎煮与服用方法，即"上三味，以水七升，煮取一升五合。分温再服"。

【方证辨病】

（1）急慢性胃炎、胃术后排空障碍、幽门不全梗阻、幽门水肿、慢性肝炎、慢性胆囊炎等，辨证要点为呕吐痰涎，手足不温，舌质淡、苔白腻滑。

（2）慢性支气管炎、支气管哮喘、支气管扩张等，辨证要点为咳喘，喉中痰鸣，手足不温，舌质淡、苔白腻滑。

【医案助读】 夏某，女，51岁，郑州人。有多年支气管哮喘病史，近因哮喘加重前来诊治。刻诊：哮喘，胸中、喉中痰鸣，痰多色白黏稠，咽喉如痰阻塞，胸闷，舌质淡、苔白腻，脉沉略弱。辨为寒痰气滞证，治当温阳化痰、行气导滞，给予小半夏加茯苓汤与橘枳姜汤合方加味：生半夏24g，生姜50g，茯苓10g，枳实10，陈皮50g，麻黄15g，厚朴24g，葶苈子15g，红参10g，炙甘草15g。6剂，每日1剂，水煎服，每日分三服。二诊：胸中、喉中痰鸣减轻，以前方6剂续服。三诊：哮喘好转，以前方6剂续服。四诊：痰量减少，以前方6剂续服。五诊：诸症得到明显控制，又以前方治疗50余剂，病情稳定。之后，以前方变汤剂为散剂，每次6g，每日分三服，治疗半年。随访1年，一切尚好。

【点评】 根据痰多色白黏稠辨为寒，再根据咽喉如痰阻塞、苔白腻辨为痰阻气机，因脉沉略弱辨为夹气虚，以此辨为寒痰气滞证。方以小半夏加茯苓汤温肺降逆，醒脾燥湿，杜绝生痰之源；以橘枳姜汤行气化痰降逆，加麻黄宣肺平喘，厚朴下气化湿，葶苈子泻肺降逆，红参补益中气，化生气血。方药相互为用，以奏其效。

葶苈丸

【方歌】　葶苈丸泻肺消肿，咳喘痰逆皆可消。

【组成】　葶苈子二斤（100g）（编者注：原方无用量，此乃编者所加）

【解读方药】　方中葶苈子泻肺降逆，利水消肿。

【经典导读】　师曰：寸口脉沉而紧，沉为水，紧为寒，沉紧相搏，结在关元，始时尚微，年盛不觉，阳衰之后，营卫相干，阳损阴盛，结寒微动，肾气上冲，喉咽塞噎，胁下急痛，医以为留饮而大下之，气击不去，其病不除。后重吐之，胃家虚烦，咽燥欲饮水，小便不利，水谷不化，面目手足浮肿。又与葶苈丸下水，当时如小差，食饮过度，肿复如前，胸胁苦痛，象若奔豚，其水扬溢，则浮咳喘逆。当先攻击冲气，令止，乃治咳，咳止，其喘自差。先治新病，病当在后。（第十四　21）

【应用指征】　本方以泻肺消肿为主，主治水气浸淫证，常见症状：喉咽塞噎，胁下急痛，小便不利，肢体水肿。

【运用须知】　关注方药煎煮与服用方法，即"上一味，捣碎，以蜜为丸，共为二十丸，温服一丸，日分三服"。（编者注：原方无用法，此乃编者所加）

【方证辨病】

（1）肺源性心脏病水肿、高血压性心脏病水肿、肾病水肿等，辨证要点为小便不利，水肿，舌质红、苔薄黄。

（2）慢性支气管炎、支气管哮喘等，辨证要点为咳嗽，哮喘，舌质红、苔薄黄。

葶苈大枣泻肺汤

【方歌】　葶苈大枣泻肺汤，支饮喘息不得卧，

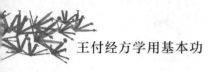

面目浮肿胸满胀，肺痈支饮有把握。

【组成】 葶苈子熬令黄色，捣丸如弹子大，二十枚（10g） 大枣十二枚（编者注：仲景方中大枣无用量，本书引用剂量源于《千金要方》《外台秘要》）

【解读方药】

1. 诠释用药要点　方中葶苈子泻肺降逆；大枣益气和中。

2. 剖析方药配伍　大枣与葶苈子，属于相反、相畏配伍，葶苈子清热泻肺，大枣益肺气并制约葶苈子泻肺伤气。

3. 权衡用量比例　葶苈子与大枣的用量比例为 2∶5，提示泻肺与益气间的用量关系，以治肺热夹虚。

【经典导读】

（1）肺痈，喘不得卧，葶苈大枣泻肺汤主之。（第七　11）

（2）肺痈，胸满胀，一身面目浮肿，鼻塞，清涕出，不闻香臭酸辛，咳逆上气，喘鸣迫塞，葶苈大枣泻肺汤主之。（第七　15）

（3）支饮，不得息，葶苈大枣泻肺汤主之。（第十二　27）

【应用指征】 本方以泻肺降逆，兼以益气为主，主治肺热气逆证或肺热气逆夹虚证，常见症状：鼻塞，清涕出，不闻香臭酸辛，咳逆上气，喘鸣迫塞，喘不得卧，不得息，胸满胀，一身面目浮肿。

【运用须知】 关注方药煎煮、服用方法及注意事项，即"上先以水三升，煮枣取二升，去枣，内葶苈，煮取一升，顿服"。

【方证辨病】

（1）大叶性肺炎、支气管炎、肺脓肿等，辨证要点为咳吐腥臭脓痰，舌质红、苔黄腻。

（2）慢性鼻炎、慢性鼻窦炎、慢性额窦炎等，辨证要点为鼻塞，头痛，舌质红、苔薄黄。

（3）肺源性心脏病水肿、高血压水肿、肾病水肿等，辨证要点为水肿，舌质红、苔薄黄。

苓甘五味姜辛汤

【方歌】 苓甘五味姜辛汤，寒饮郁肺夹气逆，

　　　　冲气即低咳胸满，温肺化饮能降逆。

【组成】 茯苓四两（12g） 甘草三两（9g） 干姜三两（9g） 细辛三两（9g） 五味子半升（12g）

【解读方药】

1. **诠释用药要点** 方中茯苓健脾益气，通调水道；五味子益肺敛肺；细辛温肺化饮；干姜温中化饮；甘草益气和中。

2. **剖析方药配伍** 茯苓与干姜，属于相使配伍，温肺降逆，通调水道；茯苓与五味子，属于相反、相畏配伍，相反者，茯苓渗利痰湿，五味子收敛肺气，相畏者，五味子制约茯苓利水伤阴；干姜与细辛，属于相使配伍，干姜助细辛化饮，细辛助干姜温肺；五味子与干姜、细辛，属于相反、相畏配伍，干姜、细辛宣散制约五味子益肺恋痰，五味子敛肺制约干姜、细辛辛散伤气；甘草与干姜、细辛，属于相使配伍，益气化阳散寒；茯苓与甘草，属于相使配伍，健脾益气利湿。

3. **权衡用量比例** 茯苓与甘草的用量比例为 4∶3，提示渗利与益气间的用量关系，以治痰湿；茯苓与五味子为 1∶1，提示渗利与敛阴间的用量关系；五味子与干姜、细辛为 4∶3∶3，提示敛肺与辛散间的用量关系，以治咳喘。

【经典导读】 冲气即低，而反更咳，胸满者，用桂苓五味甘草汤去桂加干姜、细辛，以治其咳满。（第十二　37）

【应用指征】 本方以温肺化饮为主，主治寒饮郁肺证，常见症状：咳嗽，胸满，气喘，咯痰，舌质淡、苔薄白。

【运用须知】 关注方药煎煮与服用方法，即"上五味，以水八升，煮取三升，温服半升，日三服"。

【方证辨病】

（1）慢性支气管炎、阻塞性肺疾病、支气管哮喘等，辨证要点为咳嗽，气

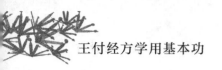

喘，痰多色白，舌质淡、苔薄白。

（2）慢性鼻炎、慢性鼻窦炎等，辨证要点为鼻塞，鼻涕清稀，舌质淡、苔薄白。

（3）神经性皮炎、过敏性皮炎等，辨证要点为皮肤瘙痒，因寒加重，舌质淡、苔薄白。

桂苓五味甘草去桂加姜辛夏汤

【方歌】　桂苓味草去桂枝，细辛干姜半夏同，

寒饮郁肺气上攻，温肺降逆有奇功。

【组成】　茯苓四两（12g）　甘草二两（6g）　细辛二两（6g）　干姜二两（6g）　五味子半升（12g）　半夏半升（12g）

【解读方药】

1.**诠释用药要点**　方中茯苓渗利降浊；五味子酸涩收敛；干姜温肺化饮；细辛温通化饮；半夏燥湿化痰；甘草益气和中。

2.**剖析方药配伍**　本方较上方（苓甘五味姜辛汤），加入半夏，甘草、细辛、干姜减量。半夏与茯苓，属于相使配伍，半夏助茯苓渗利饮浊，茯苓助半夏降逆化饮；干姜、细辛与半夏，属于相使配伍，干姜、细辛偏于宣肺，半夏偏于降肺。

3.**权衡用量比例**　细辛与干姜的用量比例为1∶1，以治寒饮；半夏与五味子为1∶1，提示降逆与敛肺间的用量关系，以治咳喘；茯苓与干姜、细辛为2∶1∶1，提示益气渗利与温肺化饮间的用量关系，以治痰饮；茯苓与五味子为1∶1，提示渗利与敛阴间的用量关系，以治气虚。

【经典导读】　咳满即止，而更复渴，冲气复发者，以细辛、干姜为热药也。服之当遂渴，而渴反止者，为支饮也。支饮者，法当冒，冒者必呕，呕者复内半夏以去其水。（第十二　38）

【应用指征】　本方以降逆化饮、收敛肺气，兼以益气为主，主治寒郁支饮

证，常见症状：头昏、头蒙、呕吐、咳嗽、气喘、短气、痰多色白、舌质淡、苔薄白。

【运用须知】　关注方药煎煮与服用方法，即"上六味，以水八升，煮取三升，去滓。温服半升，日三服"。

【方证辨病】

（1）慢性支气管炎、间质性肺疾病、阻塞性肺疾病、支气管哮喘等，辨证要点为胸中气逆，咳嗽，气喘，舌质淡、苔白。

（2）内分泌失调、代谢紊乱等，辨证要点为气上逆胸，失眠，水肿，舌质淡、苔白。

（3）慢性肾炎、肾病综合征等，辨证要点为水肿，气逆冲胸，舌质淡、苔白腻。

苓甘五味加姜辛半夏杏仁汤

【方歌】　苓甘五味加姜辛，再加半夏杏仁汤，

温肺化饮能消肿，咳喘痰饮皆可荡。

【组成】　茯苓四两（12g）　甘草三两（9g）　细辛三两（9g）　干姜三两（9g）　五味子半升（12g）　半夏半升（12g）　杏仁去皮尖，半升（12g）

【解读方药】

1.诠释用药要点　方中茯苓健脾益气，通调水道；五味子益肺敛肺；细辛温肺化饮；干姜温中化饮；半夏燥湿化痰；杏仁降肺化痰；甘草益气和中。

2.剖析方药配伍　本方较上方（桂苓五味甘草去桂加姜辛夏汤），加入杏仁。

3.权衡用量比例　参考上方。

【经典导读】　水去呕止，其人形肿者，加杏仁主之。其证应内麻黄，以其人遂痹，故不内之。若逆而内之者，必厥。所以然者，以其人血虚，麻黄发其阳故也。（第十二　39）

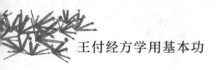

【应用指征】 本方以温肺降逆化饮为主，主治肺寒溢饮证，常见症状：肢体形肿，咳嗽，气喘，咯痰，舌质淡、苔薄白。

【运用须知】 关注方药煎煮与服用方法，即"上七味，以水一斗，煮取三升，去滓。温服半升，日三服"。

【方证辨病】

（1）慢性支气管炎、阻塞性肺疾病、支气管哮喘等，辨证要点为咳嗽，气喘，痰多色白，肢体水肿，舌质淡、苔薄白。

（2）风湿性心脏病、肺源性心脏病、病毒性心肌炎等，辨证要点为咳喘，心悸，肢体水肿，舌质淡、苔薄白。

（3）神经性皮炎、过敏性皮炎、日光性皮炎、药物性皮炎等，辨证要点为皮肤瘙痒，手足不温，肢体水肿，舌质淡、苔薄白。

【医案助读】 孙某，女，56岁，郑州人。有多年支气管哮喘、肺源性心脏病病史，近因哮喘加重前来诊治。刻诊：咳嗽，气喘，痰多色白，心悸，肢体水肿，舌质淡、苔白腻，脉沉弱。辨为肺寒溢饮夹气虚证，治当温肺降逆、益气化饮，给予苓甘五味加姜辛半夏杏仁汤与五苓散合方加味：茯苓12g，细辛10g，干姜10g，五味子12g，姜半夏12g，杏仁12g，猪苓10g，泽泻15g，红参10g，白术10g，桂枝8g，葶苈子15g，炙甘草10g。6剂，每日1剂，水煎服，每日分三服。二诊：咳喘好转，以前方6剂续服。三诊：痰量减少，以前方6剂续服。四诊：肢体水肿减轻，以前方6剂续服。五诊：心悸止，以前方6剂续服。六诊：肢体水肿基本消除，以前方6剂续服。七诊：诸症基本消除，又以前方50余剂续服。之后，以前方变汤剂为散剂，每次6g，每日分三服。随访1年，一切尚好。

【点评】 根据咳喘、痰多色白辨为肺寒，再根据心悸、肢体水肿辨为水气凌心，因脉沉弱辨为气虚，以此辨为肺寒溢饮夹气虚证。方以苓甘五味加姜辛半夏杏仁汤温肺降逆化饮；以五苓散温阳利水化饮，加红参补益中气，葶苈子降肺行水。方药相互为用，以奏其效。

苓甘五味加姜辛半杏大黄汤

【方歌】 苓甘五味加姜辛，半杏大黄合成汤，

寒饮郁肺夹胃热，寒饮热结皆可荡。

【组成】 茯苓四两（12g） 甘草三两（9g） 细辛三两（9g） 干姜三两（9g） 五味子半升（12g） 半夏半升（12g） 杏仁去皮尖，半升（12g） 大黄三两（9g）

【解读方药】

1. 诠释用药要点 方中茯苓健脾益气，通调水道；五味子益气敛肺；细辛温肺化饮；干姜温中化饮；半夏燥湿化痰；杏仁降肺化痰；大黄通泻郁热；甘草益气和中。

2. 剖析方药配伍 本方较上方（苓甘五味加姜辛半夏杏仁汤），加入大黄。大黄与茯苓，属于相使、相畏配伍，相使者，大黄泻郁热，茯苓利湿浊，相畏者，茯苓渗利制约大黄通泻太过；大黄与干姜、细辛，属于相反、相畏配伍，干姜、细辛温肺制约大黄泻热寒凝，大黄制约干姜、细辛辛温化燥。

3. 权衡用量比例 参考上方。

【经典导读】 若面热如醉，此为胃热上冲熏其面，加大黄以利之。（第十二 40）

【应用指征】 本方以温肺降逆化饮，兼泻郁热为主，主治寒饮郁肺夹热证，常见症状：面热如醉，咳嗽，气喘，痰多色白，或痰黄白夹杂，舌质淡红、苔薄黄。

【运用须知】 关注方药煎煮与服用方法，即"上八味，以水一斗，煮取三升，去滓。温服半升，日三服"。

【方证辨病】

（1）慢性支气管炎、阻塞性肺疾病、支气管哮喘等，辨证要点为咳嗽，气喘，痰多色白或黄白夹杂，肢体水肿，或大便干结，舌质淡红、苔薄黄。

（2）风湿性心脏病、肺源性心脏病、病毒性心肌炎等，辨证要点为咳喘，心悸，肢体水肿，或大便干结，口干欲饮热水，舌质淡红、苔薄黄。

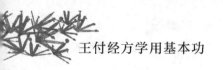

（3）神经性皮炎、过敏性皮炎、日光性皮炎、药物性皮炎等，辨证要点为皮肤瘙痒，抓破流黄水，手足不温，舌质淡红、苔薄黄。

【医案助读】 赵某，女，10岁，郑州人。有4年慢性支气管炎病史，近因咳喘加重前来诊治。刻诊：咳嗽，气喘，痰多色白，面色黯红，口干欲饮热水，舌质淡红、苔白腻中心夹薄黄，脉沉弱。辨为寒饮郁肺夹热证，治当温肺化饮，兼泻郁热，给予苓甘五味加姜辛半杏大黄汤与葶苈大枣泻肺汤合方加味：茯苓12g，炙甘草10g，细辛10g，干姜10g，五味子12g，姜半夏12g，杏仁12g，大黄10g，葶苈子15g，大枣10枚。6剂，每日1剂，水煎服，每日分六服。二诊：痰多减少，大便溏，1日3次，减大黄为6g，以前方6剂续服。三诊：大便正常，咳喘好转，以前方6剂续服。四诊：面色黯红好转，口干止，咳喘基本消除，以前方6剂续服。五诊：苔腻消除，以前方6剂续服。六诊：诸症基本消除，又以前方20余剂。随访1年，一切尚好。

【点评】 根据咳喘、痰多色白辨为肺寒，再根据面色黯红、口干欲热水辨为寒夹热，因脉沉弱辨为气虚，以此辨为寒饮郁肺夹热证。方以苓甘五味加姜辛半杏大黄汤温肺降逆，化饮泻热；以葶苈大枣泻肺汤泻肺降逆，兼益肺气。方药相互为用，以奏其效。

硝石矾石散

【方歌】 仲景硝石矾石散，辨治瘀血湿热证，

内伤杂病皆可治，随证加减再调整。

【组成】 硝石　矾石烧，等分

【解读方药】

1. **诠释用药要点**　方中硝石破积聚，散坚结，逐瘀血；矾石利水化痰，逐瘀散结；大麦粥保养胃气，缓和药性。

2. **剖析方药配伍**　硝石与矾石，属于相使配伍，化瘀化痰；大麦粥与硝石、矾石，属于相反、相畏配伍，大麦粥补益，硝石、矾石泻实，大麦粥制约硝石、

矾石攻下伤正。

3.**权衡用量比例**　硝石与矾石用量比例为 1 ∶ 1，提示逐瘀与燥湿化痰间的用量关系，以治瘀湿。

【**经典导读**】　黄家，日晡所发热，而反恶寒，此为女劳得之；膀胱急，少腹满，身尽黄，额上黑，足下热，因作黑疸，其腹胀如水状，大便必黑，时溏，此女劳之病，非水也；腹胀者，难治，硝石矾石散主之。（第十五　14）

【**应用指征**】　本方以清热利湿化瘀为主，主治瘀血湿热证，常见症状：额上黑，少腹满，腹胀如水状，足下热，身尽黄，日晡所发热，而反恶寒，大便必黑，时溏。

【**运用须知**】　关注方药煎煮与服用方法，即"上二味，为散，以大麦粥汁和，服方寸匕，日三服。病随大小便去，小便正黄，大便正黑，是候也。"

【**方证辨病**】

（1）胆结石、慢性肝炎、肝硬化、肝大、脾大等，辨证要点为疼痛拒按，肢体沉重，舌质黯红瘀紫、苔黄腻。

（2）高血压、高脂血症、前列腺结石等，辨证要点为疼痛，肢体沉重，舌质黯红瘀紫、苔黄腻。

滑石代赭汤

【**方歌**】　*滑石代赭利心肺，阴虚气逆夹内湿，*

心烦干咳四肢重，清利心肺能降逆。

【**组成**】　百合擘，七枚（14g）　滑石碎，绵裹，三两（9g）　代赭石碎，绵裹，如弹丸大一枚（15g）

【**解读方药**】

1.**诠释用药要点**　方中百合滋补阴津；滑石清热利湿；代赭石清热重镇降逆。

2.**剖析方药配伍**　百合与滑石，属于相使、相畏配伍，相使者，寒以清泻

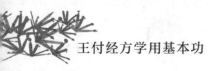

郁热，相畏者，滑石利湿制约百合滋阴浊腻，百合滋阴制约滑石利湿伤阴；百合与代赭石，属于相使配伍，百合使代赭石清热重镇安神，代赭石使百合清热养心安神；滑石与代赭石，属于相使配伍，重镇降逆利湿。

3.权衡用量比例　百合与滑石的用量比例为 14：9，提示滋阴与利湿间的用量关系，以治阴虚夹湿；百合与代赭石为近 1：1，提示滋阴与降泄间的用量关系，以治阴虚气逆；滑石与代赭石为 3：5，提示利湿与降泄间的用量关系，以治湿浊上逆。

【经典导读】　百合病，下之后者，滑石代赭汤主之。（第三　3）

【应用指征】　本方以清热滋阴、利湿降逆为主，主治虚热气逆夹湿证，常见症状：心悸，心烦，头沉，头闷，肢体困重，舌质红、苔黄腻，脉细数。

【运用须知】　关注方药煎煮与服用方法，即"上先以水洗百合，渍一宿，当白沫出，去其水，更以泉水二升，煎取一升，去滓。别以泉水二升煎滑石、代赭，取一升，去滓。后合和重煎，取一升五合，分温服"。

【方证辨病】

（1）β－受体过敏综合征、心肌缺血、心动过速等，辨证要点为心烦，失眠，五心烦热，头沉，舌质红、苔黄腻。

（2）支气管炎、支气管哮喘、支气管扩张等，辨证要点为咳嗽，失眠，五心烦热，肢体困重，舌质红、苔黄腻。

（3）慢性肝炎、慢性胆囊炎、慢性胰腺炎等，辨证要点为胁肋不舒，失眠，烦躁，五心烦热，头沉，舌质红、苔黄腻。

排脓散

【方歌】　排脓散治胃热痈，枳实桔梗芍药同，

　　　　　　胃痛呕吐有脓血，功效主解毒排脓。

【组成】　枳实十六枚（16g）　芍药六分（18g）　桔梗二分（6g）

【解读方药】

1. 诠释用药要点　方中桔梗清热排脓；枳实清热理气；芍药泻热敛阴；鸡子黄清热益阴。

2. 剖析方药配伍　桔梗与枳实，属于相使配伍，清热行气，解毒排脓；枳实与芍药，属于相使配伍，理脾和胃，行瘀缓急；桔梗与芍药，属于相使配伍，清热解毒，散瘀排脓。

3. 权衡用量比例　桔梗与枳实的用量比例为 3：8，提示清热排脓与清热行气间的用量关系，以治胃胀；枳实与芍药为 8：9，提示清热行气与泻热敛阴间的用量关系，以治胃热痛脓；桔梗与芍药为 3：9，提示清热排脓与泻热敛阴间的用量关系，以治胃痛。

【应用指征】　本方以清热排脓、行气散瘀为主，主治胃痛热证，常见症状：胃痛，胃胀，吐脓血，舌质红、苔薄黄。

【运用须知】　关注方药煎煮与服用方法，即"上三味，杵为散，取鸡子黄一枚，以药散与鸡黄相等，揉和令相得，饮和服之，日一服"。

【方证辨病】

（1）慢性糜烂性胃炎、糜烂性食管炎等，辨证要点为疼痛，吐脓血，舌质红、苔黄厚腻。

（2）肺脓肿、大叶性肺炎等，辨证要点为咳嗽，气喘，吐脓血，舌质红、苔黄厚腻。

【医案助读】　温某，男，37 岁，郑州人。有 3 年糜烂性食管炎病史，近因病证加重前来诊治。刻诊：胸骨后灼痛，吐黏稠脓痰，食则烧心，胃胀，舌质红、苔黄略腻，脉浮。辨为胃痛热证，治当清热排脓、行气散瘀，给予排脓散与栀子豉汤合方加味：枳实 16g，白芍 18g，桔梗 6g，栀子 15g，淡豆豉 10g，厚朴 10g，黄连 12g，黄芩 12g，生甘草 12g。6 剂，每日 1 剂，水煎服，每日分三服。二诊：胸骨后灼痛减轻，以前方 6 剂续服。三诊：食则烧心缓解，以前方 6 剂续服。四诊：未再吐黏稠脓痰，以前方 6 剂续服。五诊：胃胀解除，以前方 6 剂续服。六诊：诸症基本消除，以前方 12 剂。随访 1 年，一切尚好。

【点评】　根据胸骨后灼痛辨为热，再根据吐黏稠脓痰辨为热灼津血，因胃

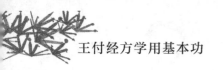

胀辨为气滞，以此辨为胃痛热证。方以排脓散清热行气排脓；以栀子豉汤清宣郁热，加厚朴行气除胀，黄连、黄芩清热燥湿解毒，生甘草益气清热解毒。方药相互为用，以奏其效。

排脓汤

【方歌】 排脓汤中桔梗姜，甘草大枣同煎汤，

胃寒痛脓舌质淡，益气扶正病可康。

【组成】 甘草二两（6g） 桔梗三两（9g） 生姜一两（3g） 大枣十枚

【解读方药】

1.诠释用药要点 方中桔梗解毒排脓；生姜温脾和胃；大枣、甘草益气和中。

2.剖析方药配伍 桔梗与甘草，属于相使配伍，甘草益气解毒，桔梗宣利排脓，甘草助桔梗解毒排脓；大枣与甘草，属于相须配伍，增强补益脾胃；大枣与生姜属于相须配伍，温补脾胃；桔梗与生姜，属于相反、相畏配伍，桔梗性平偏于清，生姜辛温偏于散，桔梗制约生姜辛温燥热。

3.权衡用量比例 桔梗与甘草的用量比例为3：2，提示排脓与益气间的用量关系，以治痛脓；生姜与大枣、甘草为1：10：2，提示温胃与益气间的用量关系，以治气虚夹寒；桔梗与生姜为3：1，提示排脓与温阳间的用量关系，以治胃气上逆。

【应用指征】 本方以解毒排脓、补益中气为主，主治胃痛寒证，常见症状：胃痛，胃胀，吐脓血，舌质淡、苔薄白。

【运用须知】 关注方药煎煮与服用方法，即"上四味，以水三升，煮取一升。温服五合，日再服"。

【方证辨病】

（1）慢性糜烂性胃炎、糜烂性食管炎等，辨证要点为疼痛，咯吐脓血，舌质淡、苔白厚腻。

（2）肺脓肿、大叶性肺炎等，辨证要点为咳嗽，气喘，吐脓血，舌质淡、苔

白厚腻，脉弱。

桂枝加大黄汤

【方歌】 桂枝加大黄芍药，生姜大枣甘草方，

脉络不通夹瘀滞，腹满大痛此方良。

【组成】 桂枝去皮，三两（9g）　芍药六两（18g）　大黄二两（6g）　甘草炙，二两（6g）　生姜切，三两（9g）　大枣擘，十二枚

【解读方药】

1. 诠释用药要点　方中桂枝温阳通经散瘀；芍药益营通络止痛；大黄泻实通腑；生姜辛温通阳；大枣补益中气；甘草益气和中。

2. 剖析方药配伍　参考桂枝汤。大黄与芍药，属于相反、相畏配伍，相反者，芍药补血缓急，大黄泻实通下，相畏者，大黄制约芍药敛阴留邪，芍药制约大黄泻实伤血；大黄与桂枝，属于相反、相畏、相使配伍，相反者，寒温同用，相畏者，大黄制约桂枝温通化热，桂枝制约大黄通腑寒凝，相使者，大黄助桂枝通经止痛，桂枝助大黄通腑止痛；大黄与大枣、甘草，属于相反、相畏配伍，大枣、甘草益气制约大黄泻实伤气，大黄泻实制约大枣、甘草益气恋邪。

3. 权衡用量比例　大黄与芍药的用量比例为 1 : 3，提示泻实与敛阴缓急间的用量关系，以治急痛；大黄与桂枝为 2 : 3，提示泻实与通阳间的用量关系，以治寒痛；桂枝与芍药为 1 : 2，提示温通与缓急间的用量关系，以治瘀痛；芍药与大枣、甘草为 3 : 5 : 1，提示敛阴缓急与益气缓急间的用量关系，以治虚痛。

方中大黄用量为二两（6g），若病变证机无夹热者，用大黄受到辛温的桂枝、生姜制约且尽在泻实；若病变证机夹有热者，大黄即可清泻夹热；若病变证机夹热较重者，可酌情加大大黄用量。

【经典导读】 本太阳病，医反下之，因而腹满时痛者，属太阴也，桂枝加芍药汤主之；大实痛者，桂枝加大黄汤主之。（279）

【应用指征】 本方以益气温阳、补血通络，兼以泻实为主，主治气虚络瘀重

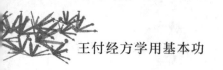

证，常见症状：大实痛，腹胀，心下痞硬，不思饮食，舌质淡、苔薄。

【运用须知】 关注方药煎煮与服用方法，即"上六味，以水七升，煮取三升，去滓。温服一升，日三服"。

【方证辨病】

（1）慢性胃炎、慢性结肠炎、慢性肝炎、胃及十二指肠溃疡等，辨证要点为脘腹疼痛较重，倦怠乏力，舌质黯淡、苔白或黄白夹杂。

（2）心肌缺血、心律不齐、房室传导阻滞、风湿性心脏病等，辨证要点为心痛如针刺，舌质黯淡、苔白或黄白夹杂。

【医案助读】 邱某，女，49岁，郑州人。有多年慢性肠胃炎病史，服用温热药即大便干结不通，服用寒下药即加重胃痛，近因病证加重前来诊治。刻诊：脘腹疼痛，因食凉或受凉加重，手足不温，口渴欲热水，大便干结，舌质黯淡夹瘀紫、苔薄黄，脉沉弱涩。辨为脾胃虚寒、络瘀夹热证，治当温阳益气、通络清热，给予桂枝加大黄汤、桂枝人参汤与失笑散合方加味：桂枝12g，白芍18g，生姜10g，大枣12枚，白术10g，红参10g，干姜10g，大黄6g，五灵脂10g，蒲黄10g，炙甘草6g。嘱其忌食辛辣，不食生冷，不饱食。6剂，每日1剂，水煎服，每日分三服。二诊：大便通畅，以前方6剂续服。三诊：脘腹疼痛减轻，以前方6剂续服。四诊：手足温和，以前方6剂续服。五诊：诸症基本消除，为了巩固疗效，又以前方治疗30余剂。随访1年，一切尚好。

【点评】 根据脘腹疼痛、手足不温辨为脾虚夹寒，再根据口渴欲热水、苔薄黄辨为寒夹热，因舌质黯淡瘀紫、脉沉弱涩辨为瘀，以此辨为脾胃虚寒、络瘀夹热证。方以桂枝加大黄汤温阳益气，兼清夹热；以桂枝人参汤温阳散寒，健脾益气，以失笑散活血通络止痛。方药相互为用，以奏其效。

甘遂半夏汤

【方歌】 甘遂半夏汤芍草，加蜜煎煮效果好，
　　　　辨治痰水郁结证，妙用遂草疗效高。

【组成】　甘遂大者三枚（5g）　半夏以水一升，煮取半升，去滓，十二枚（12g）　芍药五枚（15g）　甘草炙，如指大一枚（5g）

【解读方药】

1. 诠释用药要点　方中甘遂攻逐水饮；半夏燥湿化饮；芍药益阴缓急；蜂蜜、甘草益气和中。

2. 剖析方药配伍　甘遂与半夏，属于相使配伍，醒脾燥湿攻饮；甘遂与甘草、蜂蜜，属于相反、相畏配伍，相反者，补泻同用，相畏者，甘草、蜂蜜制约甘遂攻逐伤气；半夏与芍药，属于相反、相畏配伍，相反者，燥湿敛阴同用，相畏者，芍药制约半夏燥湿伤阴；甘遂与芍药，属于相反、相畏配伍，相反者，补泻同用，相畏者，芍药制约甘遂攻逐水饮伤津，甘遂制约芍药敛阴恋湿。

3. 权衡用量比例　甘遂与半夏的用量比例为 1 ∶ 2，提示益气逐饮与燥湿间的用量关系，以治饮结；甘遂与芍药为 1 ∶ 3，提示攻饮与敛阴间的用量关系；甘遂与甘草为 1 ∶ 1，提示攻饮与缓急间的用量关系；半夏与芍药为 4 ∶ 5，提示燥湿与敛阴间的用量关系。

【经典导读】　病者脉伏，其人欲自利，利反快，虽利，心下续坚满，此为留饮欲去故也，甘遂半夏汤主之。（第十二　18）

【应用指征】　本方以攻逐水饮、益气敛阴为主，主治水饮蕴结证，常见症状：下利，心下续坚满，欲自利，利反快，脉伏。

【运用须知】　关注方药煎煮与服用方法，即"上四味，以水二升，煮取半升，去滓。以蜜半升，和药汁煎服八合。顿服之"。

【方证辨病】

（1）慢性结肠炎、慢性溃疡性结肠炎、肠结核等，辨证要点为腹痛，腹泻，舌质淡、苔白腻。

（2）甲状腺肿大、乳腺增生、前列腺增生等，辨证要点为肿块，或肿痛，或小便不利，舌质淡、苔白腻。

【医案助读】　杨某，男，62 岁，郑州人。有 10 年慢性溃疡性结肠炎病史，服用中、西药，但未能有效控制症状，近因病证加重前来诊治。刻诊：大便溏泄且胶结不爽，1 日 3 ~ 5 次，腹中夹水声，脘腹痞塞，腹痛如针刺，手足不

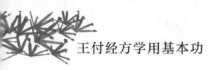

温，口干不欲饮水，舌质黯夹瘀紫、苔白厚腻，脉沉涩。辨为水饮蕴结、瘀血阻滞证，治当攻逐水饮、益气敛阴、活血化瘀，给予甘遂半夏汤与失笑散合方加味：甘遂 5g，生半夏 12g，白芍 15g，红参 10g，五灵脂 10g，蒲黄 10g，肉桂 10g，赤石脂 20g，炙甘草 5g。6 剂，每日 1 剂，水煎服，每日分三服。二诊：大便仍溏泄，1 日 2 次，胶结不爽解除，以前方 6 剂续服。三诊：腹痛止，脘腹痞塞减轻，以前方 6 剂续服。四诊：腹中水声消除，手足转温，以前方 6 剂续服。五诊：大便恢复正常，以前方 6 剂续服。之后，为了巩固疗效，以前方变汤剂为散剂，每次 3g，每日分三服，治疗 3 个月。随访 1 年，一切尚好。

【点评】 根据大便溏泄、腹中水声辨为水饮，再根据脘腹痞塞辨为水饮阻结，因腹痛如针刺辨为瘀血，以此辨为水饮蕴结、瘀血阻滞证。方以甘遂半夏汤攻逐水饮，兼以益气；以失笑散活血化瘀止痛，加肉桂温阳止泄，赤石脂温涩固脱，红参补益中气。方药相互为用，以奏其效。

甘草粉蜜汤

【方歌】 杀虫甘草粉蜜汤，缓急安中能止痛，

　　　　　脘腹疼痛令吐涎，服用本方有奇功。

【组成】 甘草二两（6g） 轻粉或铅粉一两（3g） 蜂蜜四两（12g）

【解读方药】

1. **诠释用药要点** 方中甘草益气缓急；轻粉或铅粉驱虫杀虫；蜂蜜味甘诱虫食药。

2. **剖析方药配伍** 甘草与蜂蜜，属于相须配伍，益气和中缓急；甘草、蜂蜜与轻粉或铅粉，属于相反配伍，补泻同用，轻粉或铅粉驱虫杀虫，甘草、蜂蜜减缓轻粉或铅粉之毒性。

3. **权衡用量比例** 甘草、蜂蜜与轻粉或铅粉的用量比例为 2：4：1，提示缓急与杀虫间的用量关系，以治虫积。

【经典导读】 蛔虫之为病，令人吐涎，心痛，发作有时，毒药不止，甘草粉

蜜汤主之。（第十九 6）

【应用指征】 本方以杀虫驱虫为主，主治虫证，常见症状：吐涎，心痛，发作有时，咳喘，痰多。

【运用须知】 关注方药煎煮、服用方法及注意事项，即"上三味，以水三升，先煮甘草，取二升，去滓。内粉、蜜，搅令和，煎如薄粥。温服一升，差即止"。

【方证辨病】

（1）绦虫、蛲虫、钩虫、蛔虫，以及胆道蛔虫、蛔虫性肠梗阻等，辨证要点为腹痛，舌质淡红、苔薄。

（2）慢性支气管炎、支气管哮喘、支气管扩张炎等，辨证要点为咳嗽，气喘，咯痰，舌质淡红、苔薄。

薏苡附子败酱散

【方歌】 薏苡附子败酱散，辨治肠痈诸般证，
病变证机寒夹热，临证用量须调整。

【组成】 薏苡仁十分（30g） 附子二分（6g） 败酱草五分（15g）

【解读方药】

1. 诠释用药要点 方中薏苡仁利湿消肿；附子温阳散寒；败酱草解毒排脓。

2. 剖析方药配伍 附子与薏苡仁，属于相反、相畏配伍，附子温阳逐寒，薏苡仁清热利湿制约附子温热化燥；附子与败酱草，属于相反、相畏配伍，相反者，附子逐寒，败酱草清热解毒，相畏者，败酱草制约附子温热伤阴，附子制约薏苡仁解毒寒凝。

3. 权衡用量比例 附子与薏苡仁的用量比例为5∶1，提示散寒与利湿间的用量关系，以治寒湿；附子与败酱草为2∶5，提示散寒与解毒间的用量关系，以治寒夹郁热。

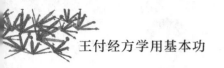

【经典导读】 肠痈之为病，其身甲错，腹皮急，按之濡，如肿状，腹无积聚，身无热，脉数，此为肠内有痈脓，薏苡附子败酱散主之。（第十八　3）

【应用指征】 本方以温阳利湿，兼以清热解毒为主，主治肠痈寒湿夹热证，常见症状：腹皮急，按之濡，如肿状，腹无积聚，身无热，身甲错，脉数。

【运用须知】 关注方药制作与服用方法，即"上三味，杵为散，取方寸匕，以水二升，煎减半，顿服，小便当下"。

【方证辨病】

（1）慢性阑尾炎、真菌性肠炎、真菌性肠炎等，辨证要点为大便不爽、舌质淡红、苔白腻夹黄。

（2）慢性盆腔炎、慢性阴道炎、慢性附件炎等，辨证要点为带下量多，色黄白夹杂，阴部潮湿，舌质淡红、苔白腻夹黄。

（3）慢性前列腺炎、前列腺结石等，辨证要点为小便不利，阴部坠胀，舌质淡红、苔白腻夹黄。

【医案助读】 樊某，女，41岁，郑州人。有多年慢性阴道炎病史，近因病证加重前来诊治。刻诊：带下量多呈灰白色，伴有鱼腥味，同房后加重，外阴瘙痒，时有灼热感，口渴欲饮水，舌质淡红、苔白腻，脉沉弱。辨为寒热夹杂湿浊证，治当温阳散寒、清热利湿，给予薏苡附子败酱散与茵陈五苓散合方加味：薏苡仁30g，附子6g，败酱草15g，茵陈30g，桂枝10g，茯苓10g，泽泻15g，猪苓10g，白术10g，车前子15g，山药15g。6剂，每日1剂，水煎服，每日分三服。二诊：带下减少，以前方6剂续服。三诊：带下鱼腥味减轻，以前方6剂续服。四诊：外阴瘙痒好转，以前方6剂续服。五诊：阴部灼热基本消除，以前方6剂续服。六诊：诸症基本消除，以前方6剂续服。之后，为了巩固疗效，又以前方治疗20余剂。随访1年，一切尚好。

【点评】 根据带下量多呈灰白色辨为寒湿，再根据时有灼热感、口渴欲饮水辨为寒夹热，因脉沉弱辨为气虚，以此辨为寒热夹杂湿浊证。方以薏苡附子败酱散温阳散寒，益气除湿，兼以清热；以茵陈五苓散清热利湿，温阳化气，加车前子清热利湿，山药益气止带。方药相互为用，以奏其效。

烧裈散

【方歌】　烧裈散治阴阳易，男女阴病皆可宜，

肾中浊邪在阴中，导邪外出功效奇。

【组成】　妇人中裈近隐处剪烧作灰

【解读方药】　方中烧裈导泻肾中浊邪。

【经典导读】　伤寒，阴阳易之为病，其人身体重，少气，少腹里急，或引阴中拘挛，热上冲胸，头重不欲举，眼中生花，膝胫拘急者，烧裈散主之。（392）

【应用指征】　本方以导泄湿浊为主，主治肾浊阴阳易证，常见症状：头重不欲举，眼中生花，少腹里急，或引阴中拘挛，膝胫拘急，身体重，少气。

【运用须知】　关注方药煎煮与服用方法，即"上一味，以水服方寸匕，日三服。小便即利，阴头微肿，此为愈也。妇人病，取男子裈，烧，服"。

【方证辨病】

（1）女子阴道炎、男子龟头炎、淋病等，辨证要点为阴中拘急，热上冲胸，眼中生花，舌红、苔薄黄。

（2）过敏性皮炎、神经性皮炎等，辨证要点为瘙痒，丘疹，舌质红、苔薄黄。

第9章

补益方

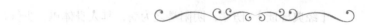

补益方是通过补益的方法而达到治疗目的的方药，亦即虚证补之，损者益之。补益方辨治中医证型并不局限于虚证，更可用于实证或顽固性实证而酌情配伍补益药以制约泻药伤正，临证只要审明病变证机，即可以法选择方药。

桂枝甘草汤

【方歌】 温阳桂枝甘草汤，心胃悸动欲得按，

辨治阳虚基础方，阳气恢复正气安。

【组成】 桂枝去皮，四两（12g）　甘草炙，二两（6g）

【解读方药】

1.诠释用药要点　方中桂枝辛温通阳；甘草益气缓急。

2.剖析方药配伍　桂枝与甘草，属于相使配伍，桂枝助甘草益气之中以化阳，甘草助桂枝温阳之中以化气。

3.权衡用量比例　桂枝与甘草的用量比例为 2∶1，提示温阳与益气间的用量关系，以治阳虚。

【经典导读】 发汗过多，其人叉手自冒心，心下悸，欲得按者，桂枝甘草汤

主之。(64)

【应用指征】　本方以益气温阳为主，主治阳虚证，常见症状：叉手自冒心，心下悸，欲得按，手足不温，舌质淡、苔薄白，脉虚弱。

【运用须知】　关注方药煎煮与服用方法，即"上二味，以水三升，温服一升，去滓。顿服"。

【方证辨病】

（1）风湿性心脏病、肺源性心脏病、冠心病、病毒性心肌炎等，辨证要点为心悸，心烦，口淡不渴，舌质淡、苔薄白。

（2）慢性胃炎、慢性肠炎、慢性胰腺炎、慢性胆囊炎等，辨证要点为脘腹不适，口淡不渴，舌质淡、苔薄白。

（3）内分泌失调、免疫功能低下等，辨证要点为畏寒怕冷，倦怠乏力，口淡不渴，舌质淡、苔薄白。

桂枝甘草龙骨牡蛎汤

【方歌】　桂枝甘草龙牡汤，温补心阳可安神，
　　　　心悸心烦及汗出，阳虚烦躁效如神。

【组成】　桂枝去皮，一两（3g）　甘草炙，二两（6g）　牡蛎熬，二两（6g）　龙骨二两（6g）

【解读方药】

1. 诠释用药要点　方中桂枝辛温通阳；龙骨重镇安神；牡蛎敛阴潜阳；甘草益气缓急。

2. 剖析方药配伍　桂枝与甘草，属于相使配伍，桂枝助甘草益气之中以化阳，甘草助桂枝温阳之中以化气；龙骨与牡蛎，属于相使配伍，龙骨助牡蛎敛阴涩精，牡蛎助龙骨潜阳安神。

3. 权衡用量比例　桂枝与甘草的用量比例为 1 : 2，提示温阳与益气间的用量关系，以治阳虚；龙骨与牡蛎为 1 : 1，提示安神与敛阴间的用量关系，以

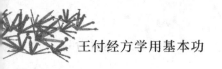

治烦躁。

【经典导读】 火逆，下之，因烧针烦躁者，桂枝甘草龙骨牡蛎汤主之。
（118）

【应用指征】 本方以益气温阳、潜阳安神为主，主治心阳虚烦躁证，常见症状：烦躁，心悸，心烦，心痛，舌质淡、苔薄白，脉弱。

【运用须知】 关注方药煎煮与服用方法，即"上四味，以水五升，煮取二升半，去滓。温服八合，日三服"。

【方证辨病】

（1）风湿性心脏病、肺源性心脏病、冠心病、病毒性心肌炎等，辨证要点为心悸，心烦，口淡不渴，舌质淡、苔薄白。

（2）内分泌失调、免疫功能低下等，辨证要点为畏寒怕冷，倦怠乏力，烦躁，口淡不渴，舌质淡、苔薄白。

（3）抑郁症、癔症、神经衰弱等，辨证要点为失眠多梦，心烦急躁，情绪低落，畏寒怕冷，倦怠乏力，口淡不渴，舌质淡、苔薄白。

【医案助读】 许某，女，52岁，郑州人。有多年神经衰弱病史，服用中、西药即改善症状，停药则诸症复发，近因失眠加重前来诊治。刻诊：失眠多梦，头晕目眩，心烦急躁，情绪低落，汗出，倦怠乏力，手足不温，舌质淡红、苔薄白夹黄，脉沉弱。辨为心阳虚弱、肝气郁滞证，治当温补心阳、疏肝解郁，给予桂枝甘草龙骨牡蛎汤与四逆散合方加味：桂枝6g，龙骨12g，牡蛎12g，柴胡12g，枳实12g，白芍12g，红参10g，附子10g，干姜10g，炙甘草12g。6剂，每日1剂，水煎服，每日分三服。二诊：汗出减少，以前方6剂续服。三诊：手足温和，失眠多梦好转，以前方6剂续服。四诊：头晕目眩基本消除，以前方6剂续服。五诊：睡眠可达约6小时，以前方6剂续服。之后，为了巩固疗效，以前方变汤剂为散剂，每次6g，每日分三服，治疗3个月。随访1年，一切尚好。

【点评】 根据失眠多梦、手足不温辨为心阳虚，再根据汗出、倦怠乏力辨为心气虚，因情绪低落、心烦急躁辨为肝郁，以此辨为心阳虚弱、肝气郁滞证。方以桂枝甘草龙骨牡蛎汤益气温阳，潜阳安神；以四逆散疏肝解郁，调理气机，加红参补益心气，附子、干姜温阳益心。方药相互为用，以奏其效。

炙甘草汤

【方歌】　炙甘草汤参桂姜，麦冬生地麻仁襄，

大枣阿胶加酒服，阴阳俱虚有奇效。

【组成】　甘草炙，四两（12g）　生姜切，三两（9g）　人参二两（6g）　生地黄一斤（48g）
桂枝去皮，三两（9g）　阿胶二两（6g）　麦冬去心，半升（12g）　麻仁半升（12g）　大枣
擘，三十枚

【解读方药】

1. **诠释用药要点**　方中炙甘草益气化阳，生血化阴；人参、大枣补益中气；桂枝、生姜温阳化阳；阿胶、生地黄养血补血；麻仁、麦冬滋阴化阴；清酒温通气血。

2. **剖析方药配伍**　人参与大枣，属于相须配伍，增强大补元气；炙甘草与人参、大枣，属于相须配伍，增强补益中气；桂枝与生姜，属于相须配伍，增强温阳散寒；炙甘草与桂枝、生姜，属于相使配伍，益气温阳化阳；生地黄与阿胶，属于相须配伍，增强补血养血；炙甘草与生地黄、阿胶，属于相使配伍，益气补血；麻仁与麦冬，属于相须配伍，增强滋补阴津；炙甘草与麻仁、麦冬，属于相使配伍，益气化阴。

3. **权衡用量比例**　炙甘草与人参、大枣的用量比例为 2∶1∶12，以治气虚；炙甘草与桂枝、生姜为 4∶3∶3，提示益气与温阳间的用量关系，以治阳虚；炙甘草与生地黄、阿胶为 2∶8∶1，提示益气与补血间的用量关系，以治气血虚弱；炙甘草与麻仁、麦冬为 1∶1∶1，提示益气与滋阴间的用量关系，以治气阴不足。

【经典导读】　伤寒，脉结代，心动悸，炙甘草汤主之。（177）

【应用指征】　本方以益气化阳、补血化阴为主，主治心阴阳俱虚证，常见症状：心动悸，胸闷，心痛，五心烦热，或手足不温，或自汗，或盗汗，舌质淡红、少苔，或苔薄，脉结代。

【运用须知】　关注方药煎煮与服用方法，即"上九味，以清酒七升，水八升，先煮八味，取三升，去滓。内胶烊消尽，温服一升，日三服。一名复脉汤"。

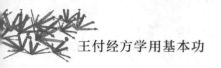

【方证辨病】

（1）病毒性心肌炎、病态窦房结综合征、β-受体过敏综合征、风湿性心脏病、冠心病、心律失常、频发性室性期前收缩、心肌劳损、心力衰竭、缺血性心脏病、克山病等，辨证要点为心悸，手足不温，舌质红、少苔，或苔薄。

（2）甲状腺功能亢进症、糖尿病、尿崩症等，表现以心烦，口渴，手足不温，舌质淡红、少苔，或苔薄。

（3）慢性肝炎、慢性胆囊炎、萎缩性胃炎等，表现以脘腹不适，手足不温，舌质红、少苔，或苔薄。

【医案助读】 周某，女，63岁，郑州人。有多年β-受体过敏综合征病史，近因病证加重前来诊治。刻诊：心悸，气短，失眠多梦，心烦，因情绪异常加重，手足不温，畏寒怕冷，咽中似有痰阻，口渴欲饮水，舌红少苔，脉沉细弱。辨为心阴阳俱虚夹痰郁证，治当滋补阴阳、养心安神、行气化痰，给予炙甘草汤与四逆散合方加味：红参6g，生地黄48g，桂枝10g，阿胶珠6g，麦冬12g，麻仁12g，大枣20枚，生姜10g，柴胡12g，枳实12g，白芍12g，生川乌6g，生半夏12g，炙甘草12g。6剂，每日1剂，水煎服，每日分三服。二诊：心悸、气短好转，以前方6剂续服。三诊：手足转温、畏寒怕冷减轻，以前方6剂续服。四诊：咽中似有痰阻减轻，以前方6剂续服。五诊：情绪好转，心悸、心烦止，失眠多梦较前好转，以前方6剂续服。六诊：诸症基本消除，以前方6剂续服。之后，为了巩固疗效，以前方50余剂续服。随访1年，一切尚好。

【点评】 根据心悸、舌红少苔辨为阴虚，再根据手足不温、畏寒怕冷辨为阳虚，因咽中似有痰阻辨为痰郁，又因情绪异常加重辨为气郁，以此辨为心阴阳俱虚夹痰郁证。方以炙甘草汤滋补心阴，温补心阳；以四逆散疏肝解郁，加生川乌温阳逐寒，生半夏醒脾燥湿化痰。方药相互为用，以奏其效。

小建中汤

【方歌】 小建中汤倍芍药，桂姜甘草大枣和，胶饴为主补气血，温养心脾功效可。

【组成】 桂枝去皮，三两（9g）　甘草炙，二两（6g）　芍药六两（18g）　生姜切，三两（9g）　大枣擘，十二枚　胶饴（饴糖）一升（70mL）

【解读方药】

1. **诠释用药要点**　方中胶饴（饴糖）温补脾胃，化生气血；芍药补血敛阴；大枣补益中气；桂枝温阳散寒；生姜调理脾胃；炙甘草益气和中。

2. **剖析方药配伍**　胶饴与芍药，属于相使配伍，补益气血；胶饴与大枣、甘草，属于相须配伍，增强益气生血；桂枝与生姜，属于相须配伍，增强温阳散寒；胶饴与桂枝、生姜，属于相使配伍，益气温阳。

3. **权衡用量比例**　胶饴与芍药的用量比例为 3：1，提示益气与补血间的用量关系，以治气血虚；胶饴与大枣、甘草为 10：5：1，以治气虚；桂枝与生姜为 1：1，提示温阳与暖胃间的用量关系，以治阳虚。

【经典导读】

（1）伤寒，阳脉涩，阴脉弦，法当腹中急痛，先与小建中汤；不差者，小柴胡汤主之。（100）

（2）伤寒二三日，心中悸而烦者，小建中汤主之。（102）

（3）虚劳，里急，悸，衄，腹中痛，梦失精，四肢酸疼，手足烦热，咽干，口燥，小建中汤主之。（第六　13）

（4）男子黄，小便自利，当与虚劳小建中汤。（第十五　22）

（5）妇人腹中痛，小建中汤主之。（第二十二　18）

【应用指征】　本方以温补气血为主，主治气血虚寒证，常见症状：心中悸而烦，咽干，口燥，腹中急痛，小便自利，四肢酸疼，手足烦热，梦失精，发黄，衄血，阳脉涩，阴脉弦。

【运用须知】　关注方药煎煮、服用方法及注意事项，即"上六味，以水七升，煮取三升，去滓。内饴，更上微火消解。温服一升，日三服。呕家不可与建中汤，以甜故也"。

【方证辨病】

（1）心血管神经症、β - 受体过敏综合征、心律不齐、室上性心动过速、传

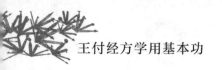

导阻滞、冠心病、风湿性心脏病、心肌病、心肌炎等，辨证要点为心悸，心烦，倦怠乏力，舌质淡、苔薄。

（2）慢性胃炎、胃下垂、慢性肠胃炎、消化性溃疡、肠系膜淋巴结结核、慢性肝炎、慢性胆囊炎、慢性胰腺炎等，辨证要点为脘腹疼痛，因劳累加重，舌质淡、苔薄。

（3）缺铁性贫血、再生障碍性贫血、血小板减少性紫癜、过敏性紫癜等，辨证要点为瘀斑，倦怠乏力，舌质淡、苔薄。

（4）甲状腺功能减退症、围绝经期综合征等，辨证要点为心烦，心悸，头晕眼花，舌质淡、苔薄，脉虚弱。

【医案助读】 梁某，女，59岁，郑州人。有多年冠心病、心律不齐病史，近因心悸、心烦加重前来诊治。刻诊：心悸，心烦，心痛，气短，因活动加重，失眠多梦，口干舌燥且不欲饮水，舌质淡红、苔薄白，脉沉弱。辨为心气血虚寒证，治当益气补血、养心安神，给予小建中汤与安神定志丸合方加味：桂枝10g，白芍20g，生姜10g，大枣12枚，人参15g，茯苓30g，远志15g，石菖蒲10g，龙齿10g，薤白24g，五味子12g，炙甘草6g。6剂，每日1剂，水煎服，每日分三服。二诊：心悸好转，以前方6剂续服。三诊：心烦减轻，心痛好转，以前方6剂续服。四诊：心悸、心烦止，略有心痛，以前方6剂续服。五诊：口干舌燥消除，以前方6剂续服。六诊：诸症基本消除，以前方12剂续服。之后，为了巩固疗效，以前方变汤剂为散剂，每次6g，每日分三服，治疗5个月。随访1年，一切尚好。

【点评】 根据心悸、气短辨为气虚，再根据失眠多梦、脉沉弱辨为血虚，因口干舌燥且不欲饮水辨为血虚不能滋荣，以此辨为心气血虚寒证。方以小建中汤益气补血，温阳通脉；以安神定志丸养心安神定志，加薤白通阳止痛，五味子益气敛阴生津。方药相互为用，以奏其效。

黄芪建中汤

【方歌】 温补黄芪建中汤，脾胃虚弱服之良，虚劳里急诸不足，温补脾胃效非常。

【组成】 桂枝去皮，三两（9g）　甘草炙，二两（6g）　芍药六两（18g）　生姜切，三两（9g）　大枣擘，十二枚　胶饴一升（70mL）　黄芪一两半（4.5g）

【解读方药】

1.诠释用药要点　方中黄芪补益中气；胶饴补益气血；桂枝温通脾阳，芍药益营缓急；生姜调理脾胃；大枣、甘草益气和中。

2.剖析方药配伍　黄芪与胶饴，属于相须配伍，增强补气生血；黄芪与桂枝，属于相使配伍，益气温阳；桂枝与生姜，属于相须配伍，增强温中散寒，调理脾胃；芍药与胶饴，属于相使配伍，补血化气；桂枝与芍药，属于相反、相使配伍，相反者，散敛同用，相使者，补血缓急，通阳止痛；黄芪与大枣、甘草，属于相须配伍，增强补益中气。

3.权衡用量比例　黄芪与胶饴的用量比例为1∶15，以治气虚；胶饴与芍药为10∶3，提示益气与补血间的用量关系，以治气血虚；桂枝与胶饴为近1∶7，提示温阳与益气间的用量关系，以治虚寒；桂枝与芍药为1∶2，提示温阳与补血间的用量关系，以治拘急；黄芪与桂枝为1∶2，提示益气与温阳间的用量关系，以治虚寒。

【经典导读】　虚劳里急，诸不足，黄芪建中汤主之。（第六　14）

【应用指征】　本方以补益中气、温阳散寒、补血缓急为主，主治脾胃气虚证，常见症状：脘腹疼痛，手足烦热，因劳加重，舌质淡、苔薄，脉弱。

【运用须知】

关注方药煎煮、服用方法及加减用药、注意事项，即"上七味，以水七升，煮取三升，去滓。内饴，更上微火消解。温服一升，日三服。呕家，不可用建中汤，以甜故也。气短，胸满者，加生姜；腹满者，去枣，加茯苓一两半；及疗肺虚损不足，补气加半夏三两"。

【方证辨病】

（1）慢性胃炎、胃及十二指肠溃疡、慢性肝炎、慢性胆囊炎、慢性胰腺炎等，辨证要点为脘腹疼痛，因劳累加重，舌质淡、苔薄白。

（2）心律不齐、心动过速、房室传导阻滞等，辨证要点为心悸，倦怠乏力，

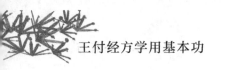

因劳累加重，舌质淡、苔薄白。

黄芪桂枝五物汤

【方歌】 黄芪桂枝五物汤，芍药大枣与生姜，

　　　　气血不足加阳虚，益气补血能通阳。

【组成】 黄芪三两（9g）　芍药三两（9g）　桂枝三两（9g）　生姜六两（18g）　大枣十二枚

【解读方药】

1. **诠释用药要点**　方中黄芪益气固卫；桂枝辛温通阳散寒；芍药益营敛阴缓急；生姜调理脾胃；大枣益气和中。

2. **剖析方药配伍**　黄芪与芍药，属于相使配伍，黄芪助芍药补血化气，芍药助黄芪益气生血；桂枝、生姜与黄芪，属于相使配伍，增强温阳益气；黄芪与大枣，属于相须配伍，增强补益中气，顾护肌表；桂枝与黄芪、大枣，属于相使配伍，温阳益气固卫。

3. **权衡用量比例**　黄芪与芍药的用量比例为1∶1，提示益气与补血间的用量关系，以治汗出；桂枝、生姜与黄芪为1∶2∶1，提示温阳散寒与益气间的用量关系，以治虚寒；黄芪与大枣为3∶10，以治气虚；桂枝与黄芪、大枣为1∶1∶10，提示温阳通经与益气间的用量关系。

【经典导读】　血痹，阴阳俱微，寸口关上微，尺中小紧，外证身体不仁，如风痹状，黄芪桂枝五物汤主之。（第六　2）

【应用指征】　本方以益气温阳、补血缓急为主，主治气血虚痹证，常见症状：身体不仁，如风痹状，手指疼痛，寸口关上微，尺中小紧。

【运用须知】　关注方药煎煮与服用方法，即"上五味，以水六升，煮取二升。温服七合，日三服"。

【方证辨病】

（1）多发性神经炎、面神经炎、单侧神经根痛、三叉神经痛等，辨证要点为疼痛，麻木，因劳累加重，舌质淡、苔薄白。

（2）心律不齐、心动过速、房室传导阻滞等，辨证要点为心悸，倦怠乏力，因劳累加重，舌质淡、苔薄白。

（3）慢性胃炎、慢性结肠炎等，辨证要点为脘腹疼痛，因劳累加重，舌质淡、苔薄白。

【医案助读】　牛某，女，48 岁，郑州人。有多年慢性胃炎病史，近因病证加重前来诊治。刻诊：胃痛，因劳累加重或诱发，上肢麻木，时有肌肉颤动，倦怠乏力，大便溏泄，手足不温，心烦，舌质淡红、苔薄黄，脉沉弱。辨为脾胃气虚夹热证，治当益气补血，兼清郁热，给予黄芪桂枝五物汤、黄芩汤与四君子汤合方加味：黄芪 10g，白芍 10g，桂枝 10g，生姜 18g，大枣 12 枚，人参 10g，白术 10g，茯苓 10g，黄连 10g，黄芩 10g，炙甘草 10g。6 剂，每日 1 剂，水煎服，每日分三服。二诊：胃痛减轻，以前方 6 剂续服。三诊：胃痛止，上肢麻木减轻，以前方 6 剂续服。四诊：大便正常，未再出现肌肉颤动，以前方 6 剂续服。五诊：诸症悉除，又以前方 12 剂续服。随访 1 年，一切尚好。

【点评】　根据胃痛、因劳累加重辨为气虚，再根据上肢麻木、肌肉颤动辨为血虚，因心烦、苔薄黄辨为夹郁热，以此辨为脾胃气虚夹热证。方以黄芪桂枝五物汤益气补血缓急；以黄芩汤清热益气补血；以四君子汤健脾益气，加黄连清泻郁热。方药相互为用，以奏其效。

肾气丸

【方歌】　肾气丸治阴阳虚，干地山药及山萸，

　　　　　丹皮苓泽加桂附，滋阴温阳病康复。

【组成】　干地黄半斤（24g）　薯蓣（即山药）四两（12g）　山茱萸四两（12g）　泽泻三两（9g）　茯苓三两（9g）　牡丹皮三两（9g）　桂枝一两（3g）　附子炮，一两（3g）

【解读方药】

1.诠释用药特点　方中干地黄滋补阴津，清热凉血；附子温壮阳气；桂枝

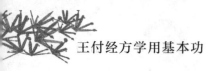

温阳通经；山药健脾益气；山茱萸温阳固精；泽泻渗利浊腻；茯苓益气渗利；牡丹皮清热凉血；白酒能助阳行血；蜂蜜益气缓急。

2. 剖析配伍作用 附子与桂枝，属于相须配伍，增强温壮阳气；干地黄与附子、桂枝，属于相反、相使配伍，相反者，干地黄滋阴，附子、桂枝温阳，相使者，干地黄滋阴助附子、桂枝温阳化阴，附子、桂枝温阳助干地黄滋阴化阳；干地黄与山药，属于相使配伍，使阴得气而化生；附子、桂枝与山药，属于相使配伍，山药助附子、桂枝温阳益气化阳；干地黄与牡丹皮，属于相使配伍，滋阴凉血；干地黄与泽泻、茯苓，属于相反、相畏配伍，相反者，干地黄滋补，茯苓、泽泻渗利，相畏者，茯苓、泽泻制约干地黄浊腻；附子、桂枝与牡丹皮，属于相反、相畏配伍，相反者，附子、桂枝温阳，牡丹皮凉血，相畏者，牡丹皮制约附子、桂枝温热伤血；山药与山茱萸，属于相使配伍，气以固精，精以化气；白酒与附子、桂枝，属于相使配伍，增强温壮阳气；蜂蜜与干地黄，属于相使配伍，增强滋补阴津。

方中重用干地黄属于单行用药，滋补阴津。

3. 权衡用量比例 附子与桂枝的用量比例为1：1，以治阳虚；干地黄与山药为2：1，提示滋阴与益气间的用量关系；附子、桂枝与山药为1：1：4，提示温阳与益气间的用量关系，以治阳气虚弱；干地黄与牡丹皮为8：3，提示滋阴与凉血间的用量关系，以治阴虚生热；干地黄与泽泻、茯苓为8：3：3，提示滋阴与渗利间的用量关系；附子、桂枝与牡丹皮为1：1：3，提示温阳与凉血间的用量关系；干地黄与附子、桂枝为8：1：1，提示滋阴与温阳间的用量关系；山药与山茱萸为1：1，提示益气与温固间的用量关系。

【经典导读】

（1）崔氏八味丸，治脚气上入，少腹不仁。（第五　16）

（2）虚劳，腰痛，少腹拘急，小便不利者，八味肾气丸主之。（第六　15）

（3）夫短气有微饮，当从小便去之，苓桂术甘汤主之；肾气丸亦主之。（第十二　17）

（4）男子消渴，小便反多，以饮一斗，小便一斗，肾气丸主之。（第十三　3）

（5）问曰：妇人病，饮食如故，烦热不得卧，而反倚息者，何也？师曰：此名转胞，不得溺也，以胞系了戾，故致此病，但利小便则愈，宜肾气丸主之。（第二十二 19）

【应用指征】 本方以滋补肾阴、温补肾阳为主，主治肾阴阳俱虚证，常见症状：少腹不仁，少腹拘急，腰痛，小便不利，不得溺，或小便反多，消渴，烦热不得卧，倚息，短气。

【运用须知】 关注方药煎煮与服用方法，即"上八味，末之，炼蜜和丸，梧子大，酒下十五丸，加至二十五丸，日再服"。

本方既可作丸剂，又可作汤剂。若重病、顽固病、难治病，用汤剂；丸剂适用于慢性或较轻的病。

【方证辨病】

（1）急慢性肾小球肾炎、肾功能不全、膀胱颈部硬变、尿毒症、神经性膀胱炎等，辨证要点为小便异常，手足不温，舌质红、少苔。

（2）冠心病心动过缓、高血压、高脂血症、卒中后遗症、脑血管病等，辨证要点为头晕目眩，五心烦热，舌质淡、苔薄白。

（3）甲状腺功能减退症、腺垂体功能减退症、醛固酮增多症、糖尿病等，辨证要点为手足不温，舌质红、苔薄。

（4）前列腺肥大、精子活动率低下、精子减少症、性神经衰弱等，辨证要点为畏寒怕冷，舌质红、苔薄。

（5）围绝经期综合征、功能性子宫出血、不孕症、子宫肌瘤等，辨证要点为五心烦热，舌质淡、苔薄。

【医案助读】 许某，女，43 岁，郑州人。有 4 年甲状腺功能减退症病史，近因病证加重前来诊治。刻诊：腰酸，肢体水肿，因劳累加重，心悸，气短，易疲劳，嗜睡，畏寒怕冷，月经不调，手足不温，口渴欲饮水，舌红少苔，脉沉细弱。辨为阴阳俱虚、气不化水证，治当温补阳气、滋补阴津，兼以化水，给予肾气丸与五苓散合方加味：生地黄 24g，山药 12g，山茱萸 12g，茯苓 10g，泽泻 12g，牡丹皮 10g，附子 3g，桂枝 10g，猪苓 10g，白术 10g，车前子 15g，川牛膝 15g。6 剂，每日 1 剂，水煎服，每日分三服。二诊：腰酸减轻，以前方 6

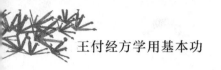

剂续服。三诊：心悸好转，以前方6剂续服。四诊：水肿减轻，以前方6剂续服。五诊：畏寒怕冷减轻，手足温和，以前方6剂续服。六诊：嗜睡减少，以前方6剂续服。七诊：诸症缓解，以前方治疗20余剂。之后，以前方变汤剂为散剂，每次6g，每日分三服。随访2年，一切尚好。

【点评】 根据畏寒怕冷、手足不温辨为阳虚，再根据口渴欲饮水、舌红少苔辨为阴虚，因气短、易疲劳辨为气热，以此辨为阴阳俱虚、气不化水证。方以肾气丸温补阳气，滋补阴津；以五苓散化气利水渗湿，加车前子利水消肿，川牛膝强健筋骨。方药相互为用，以奏其效。

麦门冬汤

【方歌】 麦门冬汤用人参，枣草半夏与粳米，

　　　　虚热肺痿夹咳逆，气阴两虚服之宜。

【组成】 麦冬七升（168g）　半夏一升（24g）　人参三两（9g）　甘草二两（6g）　粳米三合（9g）　大枣十二枚

【解读方药】

1.诠释用药要点　方中麦冬滋补阴津；半夏醒脾燥湿，降逆利咽；人参补益中气；粳米、大枣、甘草益气和中。

2.剖析方药配伍　麦冬与半夏，属于相反、相畏配伍，相反者，麦冬滋阴，半夏降逆燥湿，相畏者，半夏制约麦冬滋补浊腻；人参与粳米、大枣、甘草，属于相须配伍，增强补益中气；麦冬与人参、粳米、大枣、甘草，属于相使配伍，阴得气而生，气得阴而化，气阴互化；半夏与人参、粳米、大枣、甘草，属于相反、相畏配伍，半夏辛苦制约人参、粳米、大枣、甘草补益壅滞。

3.权衡用量比例　麦冬与半夏的用量比例为7：1，提示滋阴与燥湿间的用量关系，以治阴虚；人参与粳米、大枣、甘草为3：3：10：2，以治气虚；半夏与人参、粳米、大枣、甘草为8：3：3：10：2，提示辛开苦降与益气间的用量关系，以治气虚气逆。

【经典导读】　火逆上气，咽喉不利，止逆下气者，麦门冬汤主之。(第七　10)

【应用指征】　本方以益气滋阴、降泄浊逆为主，主治虚热肺痿证、胃气阴虚证或虚热扰咽证，常见症状：咽喉不利，咳嗽，气喘，脘腹疼痛，饥不思食，咽喉疼痛，舌质淡红、少苔，或苔薄。

【运用须知】　关注方药煎煮与服用方法，即"上六味，以水一斗二升，煮取六升，温服一升，日三夜一服"。

【方证辨病】

（1）慢性支气管炎、慢性阻塞性肺疾病、间质性肺疾病、支气管扩张、支气管哮喘等，辨证要点为咳嗽，气喘，唾涎，口渴，舌质淡红、少苔，或苔薄。

（2）慢性胃炎、慢性肝炎、慢性胰腺炎等，辨证要点为脘腹不适，饥不思食，唾涎，口渴，舌质淡红、少苔，或苔薄。

（3）慢性咽炎、慢性扁桃体炎、慢性喉炎等，辨证要点为咽痛，咽喉不利，口渴，舌质淡红、少苔，或苔薄。

【医案助读】　孙某，男，52 岁，郑州人。有 8 年慢性胃炎病史，病情反复，屡经中、西药治疗，但未能有效改善症状，近因病证加重前来诊治。刻诊：胃脘隐隐作痛，饥不思食，胃脘支结胀闷，因活动或劳累加重，大便干结，三四日 1 次，上午唾液多，下午口燥渴，舌红少苔，脉细数。辨为脾胃虚热证，治当滋阴清热、益气降逆，给予麦门冬汤与大黄甘草汤合方加味：麦冬 170g，姜半夏 24g，红参 10g，粳米 10g，大枣 12 枚，大黄 12g，山楂 24g，神曲 15g，炙甘草 10g。6 剂，每日 1 剂，水煎服（大黄与药同煎，不后下），每日分三服。二诊：食后胃脘支结胀闷减轻，大便溏泄，1 日 2 次，减大黄为 6g，以前方 6 剂续服。三诊：上午唾液减少，下午口燥渴基本消除，大便成形且 1 日 1 次，减麦冬为 60g，以前方 6 剂续服。四诊：胃脘隐痛止，饥而能食，以前方 6 剂续服。五诊：诸症基本消除，以前方 12 剂续服。随访 1 年，一切尚好。

【点评】　根据饥不思食、舌红少苔辨为阴虚，再根据胃脘支结胀闷、因活动或劳累加重、上午唾液多辨为气虚，因下午口燥渴辨为虚热伤津，以此辨为脾胃虚热证。方以麦门冬汤滋阴清热，益气降逆；以大黄甘草汤通降泻热，加山楂、

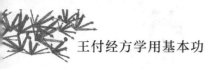

神曲酸甘化阴，消食和胃。方药相互为用，以奏其效。

薯蓣丸

【方歌】 薯蓣丸归桂曲地，草参芎芍术麦仁，

　　　　　柴桔苓胶姜蔹防，大枣黄卷效如神。

【组成】 薯蓣三十分（90g） 当归 桂枝 曲 干地黄 豆黄卷各十分（各30g） 甘草二十八分（84g） 人参七分（21g） 川芎 芍药 白术 麦冬 杏仁各六分（各18g） 柴胡 桔梗 茯苓各五分（各15g） 阿胶七分（21g） 干姜三分（9g） 白蔹二分（6g） 防风六分（18g） 大枣百枚为膏

【解读方药】

1.诠释用药要点 方中薯蓣（山药）平补三焦；当归补血活血；桂枝温阳通经；神曲消食和胃；干地黄滋补阴津；豆黄卷开胃醒脾；人参补益中气；川芎理血行气；芍药补血敛阴；白术健脾益气；麦冬滋阴润燥；杏仁降肺利气；柴胡疏利气机；桔梗宣畅气机；茯苓益气渗湿；阿胶滋补阴血；干姜温中散寒；白蔹散结气，除烦热；防风疏散透达；大枣、甘草、蜂蜜益气和中。

2.剖析方药配伍 山药、大枣、人参、白术、茯苓与甘草，属于相须配伍，增强健脾益气，化生气血，兼以渗利；阿胶、干地黄、芍药、当归与川芎，属于相须配伍，增强滋补阴血，兼以活血行气；桂枝与防风，属于相须配伍，辛温透散，有表解表，无表温通；桂枝与干姜，属于相使配伍，温阳通经；麦冬与干地黄，属于相须配伍，增强滋补阴津，兼以凉血；杏仁与桔梗，属于相使配伍，杏仁偏于降，桔梗偏于宣，宣降气机；神曲与豆黄卷，属于相须配伍，消食和胃除烦；柴胡与桔梗、豆黄卷，属于相使配伍，辛散透热，疏利气机；山药、大枣、人参、白术、茯苓、甘草与桂枝、干姜，属于相使配伍，山药等六味助桂枝、干姜温阳化气，桂枝、干姜助山药等六味益气化阳，增强温补阳气；阿胶、干地黄、芍药、当归、川芎与麦冬，属于相使配伍，阿胶等五味助麦冬滋阴化血，麦冬助阿胶等五味补血化阴；神曲、豆黄卷与桔梗、柴胡，属于相使配伍，消食和

胃，调理气机；神曲、豆黄卷、桔梗、柴胡与山药、大枣、人参、白术、茯苓、甘草、阿胶、干地黄、芍药、当归、川芎，属于相反配伍，消不伐正，补不浊腻。

3.权衡用量比例　山药、大枣、人参、白术、茯苓与甘草的用量比例为30：83：7：6：5：28，以治气虚；阿胶、干地黄、芍药、当归与川芎为7：10：6：10：6，以治血虚；桂枝与防风为5：3，提示辛温通经与辛温疏散间的用量关系；桂枝与干姜为10：3，提示辛温通经与温阳和中间的用量关系，以治阴寒；麦冬与干地黄为3：5，提示滋阴与凉血间的用量关系，以治阴虚；杏仁与桔梗为6：5，提示降泄与宣发间的用量关系；神曲与豆黄卷为1：1，提示消食与清热消积间的用量关系；柴胡与桔梗、豆黄卷为1：1：2，提示理气与消积除胀间的用量关系；山药、大枣、人参、白术、茯苓、甘草与桂枝、干姜为30：83：7：6：5：28：10：3，提示益气与温阳间的用量关系，以治阳虚；阿胶、干地黄、芍药、当归、川芎与麦冬为7：10：6：10：6：6，提示补血与滋阴间的用量关系，以治阴血虚；神曲、豆黄卷与桔梗、柴胡为2：2：1：1，提示消食与行气间的用量关系。

【经典导读】　虚劳，诸不足，风气百疾，薯蓣丸主之。（第六　16）

【应用指征】　本方以益气助阳、补血化阴为主，主治阴阳气血俱虚证或与表证相兼，常见症状：心悸，心烦，头晕目眩，咳嗽，气喘，腰痛，不思饮食，胸胁不适，脉虚弱。

【运用须知】　关注方药制作、服用方法及注意事项，即"上二十一味，末之，炼蜜为丸，如弹子大，空腹酒服一丸，一百丸为剂"。

【方证辨病】

（1）心肌缺血、心律不齐、房室传导阻滞、心肌炎等，辨证要点为心悸，心痛，舌质淡红、苔薄，脉虚弱。

（2）慢性支气管炎、慢性阻塞性肺疾病等，辨证要点为咳嗽，气喘，舌质淡红、苔薄。

（3）慢性肾炎、肾病综合征等，辨证要点为小便不利，舌质淡红、苔薄，脉虚弱。

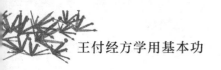
（4）慢性胃炎、慢性肝炎、慢性胰腺炎等，辨证要点为脘腹疼痛或不适，舌质淡红、苔薄，脉虚弱。

（5）内分泌失调、免疫功能低下等，辨证要点为低热，倦怠乏力，精神疲惫，舌质淡红、苔薄，脉虚弱。

【医案助读】 程某，男，48岁，郑州人。有多年免疫功能低下病史，多次检查，均未发现明显异常器质性病变，屡经中、西药治疗，但低热等症状未能消除，近因病证加重前来诊治。刻诊：低热（37.4℃），倦怠乏力，手心发热、手足不温交替出现，大便干稀不调，时而失眠，时而嗜睡，心神恍惚，腰酸腿软，口干舌燥不欲饮水，易感冒，舌质淡红、苔薄白，脉虚弱。辨为阴阳气血俱虚证，治当滋补阴阳、调和营卫，给予薯蓣丸变汤剂加味：薯蓣45g，当归15g，桂枝15g，神曲15g，淡豆豉6g，生地黄15g，生甘草40g，红参10g，川芎10g，白芍10g，白术10g，麦冬10g，杏仁10g，柴胡8g，桔梗8g，茯苓8g，阿胶10g，干姜5g，白蔹3g，防风10g，大枣30枚。6剂，每日1剂，水煎服，每日分三服。二诊：精神好转，以前方6剂续服。三诊：低热未发，以前方6剂续服。四诊：口干舌燥基本消除，以前方6剂续服。五诊：未再感冒，以前方6剂续服。六诊：诸症基本消除，以前方6剂续服。之后，以前方变汤剂为散剂，每次6g，每日分三服，治疗3个月。随访1年，一切尚好。

【点评】 根据手足不温辨为阳虚，再根据手心发热辨为阴虚，因倦怠乏力辨为气虚，又因心神恍惚辨为气血虚，以此辨为阴阳气血俱虚证。方以薯蓣丸（因无豆黄卷，以淡豆豉替代）滋补阴津，温补阳气，化生气血，宣利气机。方药相互为用，以奏其效。

酸枣仁汤

【方歌】 酸枣仁汤甘草知，茯苓川芎合成方，
　　　　　心肝虚弱夹郁瘀，补利清活效非常。

【组成】 酸枣仁二升（48g）　甘草一两（3g）　知母二两（6g）　茯苓二两（6g）　川

芎二两（6g）

【解读方药】

1. **诠释用药要点**　方中酸枣仁补血舍魂，养心安神；茯苓益气渗利安神；知母清热滋阴；川芎理血行气；甘草益气和中。

2. **剖析方药配伍**　酸枣仁与茯苓，属于相反、相畏、相使配伍，相反者，酸枣仁养血，茯苓渗利，相畏者，茯苓制约酸枣仁滋补浊腻，酸枣仁制约茯苓渗利伤阴，相使者，酸枣仁助茯苓益气宁心，茯苓助酸枣仁养心安神；酸枣仁与知母，属于相使配伍，养心清热安神；酸枣仁与川芎，属于相使配伍，补血活血，养心安神；酸枣仁与甘草，属于相使配伍，益气养心安神；川芎与甘草，属于相使配伍，益气帅血。

3. **权衡用量比例**　酸枣仁与茯苓的用量比例为 8：1，提示补血与渗利间的用量关系，以治失眠；酸枣仁与知母为 8：1，提示补血与清热间的用量关系，以治心烦；酸枣仁与川芎为 8：1，提示补血与理血间的用量关系，以治心悸；酸枣仁与甘草为 16：1，提示补血与益气间的用量关系，以治头晕目眩；川芎与甘草为 2：1，提示理血与益气间的用量关系。

【经典导读】　虚劳，虚烦，不得眠，酸枣仁汤主之。（第六　17）

【应用指征】　本方以养血舍魂、益气清热为主，主治心肝阴血虚证，常见症状：心烦，不得眠，心悸，头晕目眩，健忘，多梦，指甲不荣。

【运用须知】　关注方药煎煮、服用方法及注意事项，即"上五味，以水八升，煮酸枣仁，得六升，内诸药，煮取三升，分温三服"。

【方证辨病】

（1）内分泌失调、神经衰弱等，辨证要点为失眠多梦，头晕目眩，舌质红、苔薄。

（2）心肌缺血、心律不齐、房室传导阻滞、心肌炎等，辨证要点为失眠多梦，心悸，心痛，舌质红、苔薄。

（3）抑郁症、癔症、精神分裂症等，辨证要点为失眠多梦，烦躁不安，舌质红、苔薄。

【医案助读】　郑某，女，37 岁，郑州人。有多年抑郁症病史，近因烦躁加

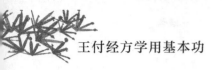

重前来诊治。刻诊：烦躁不安，易怒，心神恍惚，失眠，噩梦连篇，头晕目眩，大便干结不通，不思饮食，舌质红、苔薄黄，脉沉细。辨为心肝血虚、阳明热结证，治当养心荣肝、清泻热结，给予酸枣仁汤、大承气汤与四逆散合方加味：酸枣仁45g，知母6g，茯苓6g，川芎6g，大黄12g，芒硝10g，枳实12g，厚朴24g，柴胡12g，白芍12g，炙甘草12g。6剂，每日1剂，水煎服，每日分三服。二诊：大便较前通畅，以前方6剂续服。三诊：烦躁不安减轻，以前方6剂续服。四诊：噩梦减少，以前方6剂续服。五诊：失眠、头晕目眩减轻，以前方6剂续服。六诊：大便恢复正常，减大黄为6g，芒硝为5g，以前方6剂续服。七诊：病情稳定，以前方治疗30余剂。之后，以前方变汤剂为散剂，每次6g，每日分三服，治疗半年。随访1年，一切尚好。

【点评】 根据失眠、噩梦连篇辨为心肝阴血不足，再根据大便干结、不思饮食辨为阳明热结，因易怒辨为肝郁，又因心神恍惚辨为气血虚，以此辨为心肝血虚、阳明热结证。方以酸枣仁汤养心舍魂安神；以大承气汤清泻阳明热结；以四逆散疏肝解郁。方药相互为用，以奏其效。

百合洗方

【方歌】 百合洗方亦内服，辨治百病之阴虚，

心烦口渴舌质红，滋阴清热病可除。

【组成】 百合一升（24g）

【解读方药】 方中百合滋补阴津，益心润肺，滋肝育肾。

【经典导读】 百合病，一月不解，变成渴者，百合洗方主之。（第三　6）

【应用指征】 本方以滋补阴津为主，主治阴津不足证，常见症状：口渴，心烦，心悸，失眠，咳嗽，盗汗，手足心热。

【运用须知】 关注方药煎煮、服用方法及注意事项，即"上以百合一升，以水一斗，渍之一宿，以洗身，洗已，食煮饼，勿以盐豉也"。

运用百合洗方，既可作内服，又可作外用，若能外用结合内服，治疗效果会

更好。内服者，每日分三服；外用者，每日分 2 次外洗；在服药期间可酌情食用饼类食物以助药力，忌食盐类和豆类发酵物。

【方证辨病】

（1）肺源性心脏病、肺结核、支气管炎、支气管肺炎、大叶性肺炎恢复期等，辨证要点为咳嗽，气喘，口渴，舌质红、少苔。

（2）心肌炎、心神经官能症、心动过速、心律失常、高血压、冠心病、癔症等，辨证要点为口渴，心悸，心烦，舌质红、少苔。

（3）甲状腺功能亢进症、糖尿病等，辨证要点为口渴，失眠，多梦，口渴，舌质红、少苔，脉细。

百合地黄汤

【方歌】 血热百合地黄汤，脏腑阴虚通用方，

失眠多梦神涣散，滋补凉血服之康。

【组成】 百合擘，七枚（14g）　生地黄汁一升（80mL）

【解读方药】

1. **诠释用药要点**　方中百合滋补阴津；生地黄清热凉血，滋阴生津。

2. **剖析方药配伍**　百合与生地黄，属于相使配伍，百合助生地黄清热凉血益阴，生地黄助百合养阴生津。

3. **权衡用量比例**　百合与生地黄（折算为克）的用量比例为近 1∶5，提示滋阴与凉血间的用量关系，以治阴血虚。

【经典导读】 百合病，不经吐下、发汗，病形如初者，百合地黄汤主之。（第三　5）

【应用指征】 本方以滋阴凉血为主，主治阴虚血热证，常见症状：心悸，心烦，心痛，失眠，多梦，健忘，咳嗽，头晕目眩，舌质红、少苔，脉细。

【运用须知】 关注方药煎煮、服用方法及注意事项，即"上先以水洗百合，渍一宿，当白沫出，去其水，更以泉水二升，煎取一升，去滓。内地黄汁，取其

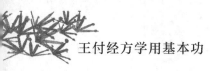

一升五合，分温再服。中病，勿更服，大便当如漆"。

因生地黄汁质地阴柔润滑，易引起大便溏泄如漆，当达到治疗目的后，即停止服药。

【方证辨病】

（1）肺源性心脏病、肺结核、支气管炎、支气管肺炎、大叶性肺炎恢复期等，辨证要点为咳嗽，气喘，舌质红、少苔。

（2）心肌炎、心血管神经症、β-受体过敏综合征、心动过速、心律失常、高血压、冠心病等，辨证要点为心悸，心烦，舌质红、少苔。

（3）甲状腺功能亢进症、糖尿病等，辨证要点为失眠，多梦，口渴，舌质红、少苔。

【医案助读】 蔡某，男，52岁，郑州人。有多年β-受体过敏综合征病史，近因心悸、胸闷、心痛发作前来诊治。刻诊：心悸，胸闷，心痛如针刺，因劳累和情绪异常加重，口干咽燥，盗汗，舌红夹瘀紫、少苔，脉沉弦。辨为阴虚内热、郁瘀阻滞证，治当滋阴清热、行气活血，给予百合地黄汤、四逆散与失笑散合方加味：百合15g，生地黄80g，柴胡12g，枳实12g，白芍12g，五灵脂12g，蒲黄12g，桂枝12g，麦冬24g，炙甘草12g。6剂，每日1剂，水煎服，每日分三服。二诊：心悸好转，心痛减轻，以前方6剂续服。三诊：胸闷消除，以前方6剂续服。四诊：盗汗止，以前方6剂续服。五诊：情绪好转，舌上生薄苔，以前方6剂续服。之后，为了巩固疗效，又以前方治疗30余剂。随访1年，一切尚好。

【点评】 根据口干咽燥、盗汗辨为阴虚，再根据心痛如针刺辨为瘀血，因劳累加重辨为气虚，又因情绪异常加重辨为气郁，以此辨为阴虚内热、郁瘀阻滞证。方以百合地黄汤滋阴清热；以四逆散疏肝解郁，调理气机；以失笑散活血化瘀，加桂枝通经散瘀，兼防生地黄浊腻，麦冬滋补阴津。方药相互为用，以奏其效。

百合鸡子汤

【方歌】 百合鸡子治心肺，魂魄颠倒似鬼灵，颧红失眠及干咳，清心润肺养血宁。

【组成】 百合擘，七枚（14g） 鸡子黄一枚

【解读方药】

1. 诠释用药要点 方中百合滋补阴津；鸡子黄补血养血。

2. 剖析方药配伍 百合与鸡子黄，属于相使配伍，百合滋阴，鸡子黄补血，鸡子黄助百合滋阴化血，百合助鸡子黄补血养阴。

3. 权衡用量比例 百合与鸡子黄的用量比例为近 1：2，提示滋阴与补血间的用量关系，以治阴血虚。

药用鸡子黄：生用以泻火为主；熟用以补血为主；若半生不熟以滋阴为主。

【经典导读】 百合病，吐之后者，用后方（百合鸡子汤）主之。（第三 4）

【应用指征】 本方以滋补阴血为主，主治阴血虚证，常见症状：心烦，心悸，面色不荣，头晕目眩，脉细弱。

【运用须知】 关注方药煎煮、服用方法及注意事项，即"上先以水洗百合，渍一宿，当白沫出，去其水，更以泉水二升，煎取一升，去滓。内鸡子黄，搅匀，煎五分，温服"。

将鸡子黄搅匀，加入沸腾药液中煎煮约两分半钟，以补血为主。

【方证辨病】

（1）肺源性心脏病、肺结核、支气管炎、支气管肺炎、大叶性肺炎恢复期等，辨证要点为咳嗽，气喘，头晕目眩，舌质淡红、苔薄，脉细弱。

（2）心肌炎、心血管神经症、β-受体过敏综合征、心动过速、心律失常、高血压、冠心病等，辨证要点为心悸，心烦，头晕目眩，舌质淡红、苔薄，脉细弱。

（3）甲状腺功能亢进症、糖尿病等，辨证要点为失眠，多梦，口渴，头晕目眩，舌质淡红、苔薄，脉细弱。

百合知母汤

【方歌】 心肺百合知母汤，阴虚郁热夹心烦，

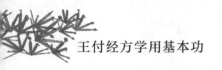

咳嗽失眠小便赤，滋阴清热脏腑安。

【组成】 百合擘，七枚（14g）　知母切，三两（9g）

【解读方药】

1. **诠释用药要点**　方中百合滋补阴津；知母清热泻火，滋阴生津。

2. **剖析方药配伍**　百合与知母，属于相须配伍，百合助知母清热滋阴，知母助百合滋阴泻火。

3. **权衡用量比例**　百合与知母的用量比例为近5：3，提示滋阴与清热泻火间的用量关系，以治虚热。

【经典导读】　百合病，发汗后者，百合知母汤主之。（第三　2）

【应用指征】　本方以滋阴泻火为主，主治阴虚内热证，常见症状：心烦，咳嗽，口渴，舌质红、苔薄黄，脉细。

【运用须知】　关注方药煎煮、服用方法及注意事项，即"上先以水洗百合，渍一宿，当白沫出，去其水，更以泉水二升，煎取一升，去滓。别以泉水二升煎知母，取一升，去滓。后合和，煎取一升五合，分温再服"。

【方证辨病】

（1）肺源性心脏病、肺结核、支气管炎、支气管肺炎、大叶性肺炎恢复期等，辨证要点为咳嗽，气喘，舌质红、苔薄黄。

（2）心肌炎、心血管神经症、β－受体过敏综合征、心动过速、心律失常、高血压、冠心病等，辨证要点为心悸，心烦，舌质红、苔薄黄。

（3）甲状腺功能亢进症、糖尿病等，辨证要点为失眠，多梦，口渴，舌质红、苔薄黄。

猪肤汤

【方歌】　阴虚内热猪肤汤，白蜜白粉合成方，
　　　　　　心烦胸满或下利，辨治阴虚效力彰。

【组成】　猪肤一斤（48g）

【解读方药】

1. **诠释用药要点**　方中猪肤润肺滋肾，育阴润燥；白蜜滋阴清热，生津止渴；白粉（大米粉）益中气，补肾气，和津液。

2. **剖析方药配伍**　猪肤与白蜜，属于相须配伍，增强滋补阴津；猪肤与白粉，属于相使配伍，益气润燥生津；白蜜与白粉，属于相使配伍，益气养阴。

3. **权衡用量比例**　猪肤与白蜜、白粉的用量比例为近 2∶2∶1，以治气虚津亏；白粉与白蜜为 1∶2，以治气虚。

【经典导读】　少阴病，下利，咽痛，胸满，心烦，猪肤汤主之。（310）

【应用指征】　本方以益气养阴为主，主治气阴两虚咽痛证，常见症状：咽痛，胸满，心烦，下利。

【运用须知】　关注方药煎煮与服用方法，即"上一味，以水一斗，煮取五升，去滓。加白蜜一升，白粉五合，熬香，和令相得，温分六服"。

【方证辨病】

（1）慢性咽炎、慢性扁桃体炎、慢性腮腺炎、牙周炎等，辨证要点为咽喉不利，咽中干涩，舌质红、少苔，或苔薄。

（2）慢性支气管炎、支气管哮喘、支气管扩张等，辨证要点为咳喘，咽中干涩，咯痰不利，口渴，舌质红、少苔，或苔薄。

当归散

【方歌】　当归散中川芎芍，芩术安胎为圣药，

　　　　　杂病血虚夹郁热，清养补血效果好。

【组成】　当归一斤（48g）　黄芩一斤（48g）　芍药一斤（48g）　川芎一斤（48g）　白术半斤（24g）

【解读方药】

1. **诠释用药要点**　方中当归补血活血；芍药补血敛阴；川芎活血行气；黄芩清热安胎；白术健脾益气安胎；白酒能行血通脉。

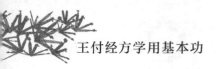

2.**剖析方药配伍**　当归与芍药，属于相须配伍，增强补血养血；当归与川芎，属于相使配伍，补血活血，行气理血；芍药与川芎，属于相反、相畏配伍，相反者，敛活同用，相畏者，川芎制约芍药敛阴壅滞，芍药制约川芎活血伤血；黄芩与白术，属于相反、相畏、相使配伍，相反者，寒温同用，寒清不凝，温化不燥，相畏者，白术制约黄芩苦寒伤胃，相使者，清热安胎，益气安胎；川芎与白酒，属于相须配伍，增强活血通脉。

3.**权衡用量比例**　当归与芍药的用量比例为1：1，提示补血活血与补血敛阴间的用量关系，以治血虚；黄芩与白术为2：1，提示清热（安胎）与健脾（安胎）间的用量关系，以治虚热（胎动不安）；当归、芍药与川芎为1：1：1，提示补血与活血间的用量关系。

【**经典导读**】　妇人妊娠，宜常服当归散主之。（第二十　9）

【**应用指征**】　本方以补血益气、清热安胎为主，主治血虚夹热证，常见症状：面色不荣，头晕目眩，舌质淡红、苔薄黄。

妊娠常服即易产，胎无苦疾。

【**运用须知**】　关注方药制作、服用方法及注意事项，即"上五味，杵为散，酒饮服方寸匕，日三服。妊娠常服即易产，胎无苦疾。产后百病悉主之"。

【**方证辨病**】

（1）习惯性流产、子宫内膜炎、宫颈炎等，辨证要点为腹痛，舌质淡红、苔薄黄。

（2）原发性血小板减少、过敏性血小板减少、特发性血小板减少性紫癜、血友病、再生障碍性贫血等，辨证要点为瘀斑，出血，舌质淡红、苔薄黄。

【**医案助读**】　韩某，女，41岁，郑州人。有多年特发性血小板减少性紫癜病史，近因皮肤紫癜加重前来诊治。刻诊：皮肤多处紫斑，心悸，头晕目眩，肢节疼痛，经血漏下不止，口淡不渴，舌质红、苔薄黄，脉沉弱。辨为血虚夹热出血证，治当补血养血、益气清热，给予当归散与胶艾汤合方加味：当归24g，黄芩24g，白芍24g，川芎24g，白术12g，阿胶6g，艾叶10g，生地黄18g，桂枝10g，牡丹皮12g，红参10g，炙甘草6g。6剂，每日1剂，水煎服，每日分三服。二诊：心悸、头晕目眩好转，以前方6剂续服。三诊：皮肤紫斑变浅淡，以前方

6剂续服。四诊：经血漏下停止，以前方6剂续服。五诊：肢节疼痛消除，以前方6剂续服。六诊：心悸、头晕目眩消除，以前方6剂继服。之后，为了巩固疗效，又以前方治疗30余剂。随访1年，一切尚好。

【点评】 根据心悸、头晕目眩辨为血虚，再根据皮肤紫斑、经血漏下不止辨为出血，因舌质红、苔薄黄辨为血虚夹热，以此辨为血虚夹热出血证。方以当归散补血止血，兼以清热；以胶艾汤补血敛阴止血，加桂枝温通经脉，牡丹皮凉血止血。方药相互为用，以奏其效。

当归芍药散

【方歌】 当归芍药散川芎，茯苓白术泽泻同，
辨治气血夹湿瘀，疏理化湿有奇功。

【组成】 当归三两（9g） 芍药一斤（48g） 川芎半斤（24g） 茯苓四两（12g） 白术四两（12g） 泽泻半斤（24g）

【解读方药】

1. **诠释用药要点** 方中当归补血活血；重用芍药补血敛阴；川芎活血行气；白术健脾益气；茯苓健脾利湿；泽泻清利湿浊；酒能活血通脉。

2. **剖析方药配伍** 当归与芍药，属于相须配伍，增强补血敛阴，缓急止痛；茯苓与泽泻，属于相须配伍，增强渗利湿浊；当归与川芎，属于相使配伍，补血之中以活血，活血之中以止痛；川芎与芍药，属于相反、相畏配伍，相反者，行敛同用，相畏者，川芎制约芍药敛阴壅滞；白术与茯苓，属于相使配伍，健脾燥湿之中以利湿，健脾利湿之中以燥湿；川芎与酒，属于相须配伍，增强活血通脉。

3. **权衡用量比例** 当归与芍药的用量比例为3∶16，提示补血活血与补血敛阴间的用量关系，以治血虚；川芎与当归、芍药为8∶3∶16，提示活血与补血敛阴间的用量关系，以治血虚滞涩；茯苓与泽泻为1∶2，提示益气利湿与清热利湿间的用量关系，以治湿浊；白术与茯苓为1∶1，提示健脾燥湿与健脾利

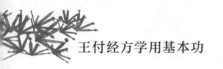

湿间的用量关系，以治脾湿。

【经典导读】

（1）妇人怀妊，腹中疠痛，当归芍药散主之。（第二十 5）

（2）妇人腹中诸疾痛，当归芍药散主之。（第二十二 17）

【应用指征】 本方以补血活血、渗利湿浊为主，主治血虚夹瘀湿证，常见症状：腹中疠痛（妇人怀妊），（妇人）腹中诸疾痛，面色不荣，肢体困重，头晕目眩，头沉，舌苔腻。

【运用须知】 关注方药制作与服用方法，即"上六味，杵为散，取方寸匕，酒服。日三服"。

【方证辨病】

（1）习惯性流产、子宫内膜炎、慢性宫颈炎、慢性盆腔炎等，辨证要点为面色不荣，腹痛重坠，舌质红、苔腻。

（2）缺铁性贫血、营养性巨幼细胞贫血、再生障碍性贫血、溶血性贫血、紫癜性疾病、凝血障碍性疾病、弥散性血管内凝血等，辨证要点为面色不荣，瘀斑，出血，肢体困重，舌质红、苔腻。

【医案助读】 詹某，女，47岁，郑州人。有多年慢性子宫内膜炎病史，近因病情加重前来诊治。刻诊：带下色白夹赤，面色不荣，小腹空痛下坠、固定不移，头晕目眩，舌质黯淡夹瘀紫、苔薄白，脉沉涩。辨为血虚夹湿瘀证，治当补血养血，兼以化瘀，给予当归芍药散与桂枝茯苓丸合方加味：当归10g，白芍48g，川芎24g，茯苓12g，白术12g，泽泻24g，桂枝12g，桃仁12g，牡丹皮12g，薏苡仁24g，炙甘草10g。6剂，水煎服，每日1剂，每日分三服。二诊：头晕目眩减轻，以前方6剂续服。三诊：小腹下坠减轻，以前方6剂续服。四诊：带下消除，以前方6剂续服。五诊：小腹空痛止，以前方6剂续服。六诊：诸症悉除，以前方12剂巩固治疗。随访1年，一切尚好。

【点评】 根据面色不荣、头晕目眩辨为血虚，再根据小腹空痛、固定不移、舌质黯淡夹瘀紫辨为血瘀，因苔薄白辨为寒，根据小腹下坠、带下色白夹赤辨为湿，以此辨为血虚夹湿瘀证。方以当归芍药散补血养血，兼以利湿；以桂枝茯苓丸活血化瘀，兼以利水，加薏苡仁渗利湿浊，炙甘草益气和中。方药相互为用，以奏其效。

当归生姜羊肉汤

【方歌】　当归生姜羊肉汤，血虚寒疝此方良，

腹痛胁痛面不荣，养血温阳散寒方。

【组成】　当归三两（9g）　生姜五两（15g）　羊肉一斤（48g）

【解读方药】

1. 诠释用药要点　方中当归补血活血；生姜温阳散寒；羊肉温补阳气。

2. 剖析方药配伍　当归与羊肉，属于相须配伍，增强温通补血养血；生姜与羊肉，属于相使配伍，温阳补血，散寒止痛；生姜与当归，属于相使配伍，温通补血。

3. 权衡用量配伍　当归与生姜的用量比例为 3 ∶ 5，提示补血与散寒间的用量关系，以治血寒；当归与羊肉为 1 ∶ 5，提示补血与补阳间的用量关系；生姜与羊肉为 1 ∶ 3，提示辛温散寒与温阳补血间的用量关系，以治寒痛。

【经典导读】

（1）寒疝，腹中痛，及胁痛里急者，当归生姜羊肉汤主之。（第十　18）

（2）产后，腹中疗痛，当归生姜羊肉汤主之；并治腹中寒疝，虚劳不足。（第二十一　4）

【应用指征】　本方以补血温阳为主，主治血虚寒疝证，常见症状：胁痛里急，腹中疗痛，腹中寒疝，舌质淡、苔薄白，脉紧。

【运用须知】　关注方药煎煮、服用方法及加减注意事项，即"上三味，以水八升，煮取三升，温服七合，日三服。若寒多者，加生姜成一斤；痛多而呕者，加橘皮二两，白术一两；加生姜者，亦加水五升，煮取三升二合，服之"。

【方证辨病】

（1）内分泌失调、免疫功能低下等，辨证要点为疼痛，麻木，舌质淡、苔薄白。

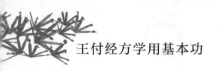

（2）痛经、闭经、慢性盆腔炎、慢性附件炎、子宫内膜炎等，辨证要点为腹痛，手足不温，舌质淡、苔白。

【医案助读】 袁某，女，25岁，郑州人。有10年痛经病史，近因痛经加重前来诊治。刻诊：痛经剧烈，月经周期延长、量少色淡，经期恶心呕吐，面色萎黄，头晕目眩，手足不温，畏寒怕冷，舌质黯淡、苔薄白，脉沉弱。辨为血虚寒逆证，治当温阳散寒、补血止痛，给予当归生姜羊肉汤与吴茱萸汤合方加味：当归10g，生姜15g，羊肉50g，吴茱萸24g，红参10g，大枣12枚。6剂，每日1剂，水煎服，每日分三服。二诊：手足不温减轻，以前方6剂续服。三诊：畏寒怕冷好转，以前方6剂续服。四诊：月经来潮，未痛经，嘱病人每次月经来临之前1周服药，连续用药4次，诸症悉除。随访1年，一切尚好。

【点评】 根据痛经剧烈、手足不温辨为寒，再根据月经量少色淡、头晕目眩辨为血虚，因畏寒怕冷、脉沉弱辨为阳虚，以此辨为血虚寒逆证。方以当归生姜羊肉汤温阳散寒，补血活血；以吴茱萸汤益气温阳，散寒降逆。方药相互为用，以奏其效。

芍药甘草汤

【方歌】 芍药甘草益气血，舒筋活络能缓急，

酸甘养阴益脏腑，气阴不足皆相宜。

【组成】 芍药四两（12g） 甘草四两（12g）

【解读方药】

1.诠释用药要点 方中芍药补血敛阴，缓急柔筋；甘草益气缓急止痛。

2.剖析方药配伍 芍药与甘草，属于相使配伍，甘草助芍药补血化气，芍药助甘草益气生血；芍药之酸，甘草之甘，酸甘化阴，柔筋缓急。

3.权衡用量比例 芍药与甘草用量相等，提示补血缓急与益气缓急间的用量关系，以治筋脉挛急。

【经典导读】

（1）伤寒，脉浮，自汗出，小便数，心烦，微恶寒，脚挛急，反与桂枝欲攻其表，此误也；得之便厥，咽中干，烦躁，吐逆者，作甘草干姜汤与之，以复其阳；若厥愈足温者，更作芍药甘草汤与之，其脚即伸；若胃气不和，谵语者，少与调胃承气汤；若重发汗，复加烧针者，四逆汤主之。（29）

（2）夜半阳气还，两足当热，胫尚微拘急，重与芍药甘草汤，尔乃胫伸。（30）

【应用指征】　本方以益气养血、缓急柔筋为主，主治气血虚筋脉挛急证，常见症状：两足当热，胫尚微拘急，面色不荣，倦怠乏力，手足心热，舌质淡红，脉沉。

【运用须知】　关注方药煎煮与服用方法，即"上二味，以水三升，煮取一升五合，去滓，分温再服"。

【方证辨病】

（1）面神经炎、三叉神经痛、血管神经性头痛等，辨证要点为麻木或疼痛，舌质淡红、苔薄。

（2）慢性胃炎、慢性胆囊炎等，辨证要点为疼痛，面色不荣，舌质淡、苔薄。

芍药甘草附子汤

【方歌】　芍药甘草附子汤，益阴助阳舒筋方，

气血不足及阴寒，辨治杂病病能康。

【组成】　芍药　甘草各三两（各9g）　附子炮，去皮，破八片，一枚（5g）

【解读方药】

1. **诠释用药要点**　方中芍药补血敛阴，缓急柔筋；附子温壮阳气，强健筋骨；甘草益气缓急止痛。

2. **剖析方药配伍**　芍药与甘草，属于相使配伍，甘草助芍药补血化气，芍

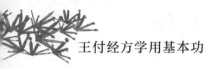

药助甘草益气生血，二者酸甘化阴，柔筋缓急；芍药与附子，属于相反、相使配伍，相反者，芍药性寒益血，附子性热温阳，相使者，芍药助附子阳可化阴，附子助芍药阴可生阳；附子与甘草，属于相使配伍，辛甘温阳化阳。

3.权衡用量比例　芍药与甘草的用量比例为1∶1，提示补血缓急与益气缓急间的用量关系，以治挛急；芍药与附子为9∶5，提示补血与温阳间的用量关系；甘草与附子为9∶5，提示益气与温阳间的用量关系。

【经典导读】　发汗，病不解，反恶寒者，虚故也，芍药甘草附子汤主之。（68）

【应用指征】　本方以益气温阳、养血缓急为主，主治阴阳俱虚挛急证，常见症状：两足当热，胫尚微拘急，筋急因寒加重，面色不荣，倦怠乏力，手足心热，舌质淡红，脉沉。

【运用须知】　关注方药煎煮与服用方法，即"上三味，以水五升，煮取一升五合，去滓。分温三服"。

【方证辨病】

（1）面神经炎、三叉神经痛、血管神经性头痛等，辨证要点为麻木或疼痛，手足不温，舌质红、苔薄黄。

（2）慢性胃炎、慢性胆囊炎等，辨证要点为疼痛，面色不荣，手足不温，舌质红、苔薄黄。

【医案助读】　杨某，男，67岁，郑州人。有多年血管神经性头痛病史，近因头痛加重前来诊治。刻诊：头痛，因寒及劳累加重，舌质淡红、苔薄白，脉沉弱。辨为气血虚夹寒证，治当补益气血、温阳散寒，给予芍药甘草附子汤与麻黄汤合方加味：白芍10g，附子5g，麻黄10g，桂枝6g，杏仁12g，黄芪15g，当归15g，细辛10g，炙甘草10g。6剂，每日1剂，水煎服，每日分三服。二诊：头痛减轻，以前方6剂续服。三诊：头痛止，以前方6剂续服。四诊：头痛未再发作，以前方6剂续服。五诊：诸症悉除，为了巩固疗效，又以前方12剂续服。随访半年，一切尚好。

【点评】　根据头痛因劳累加重辨为气血虚，再根据头痛因寒加重辨为寒扰，以此辨为气血虚夹寒证。方以芍药甘草附子汤益气补血，温阳散寒；以麻黄汤辛散温通止痛，加黄芪补益中气，当归补血调经，细辛温阳散寒止痛。方药相互为用，以奏其效。

桂枝加芍药生姜各一两人参三两新加汤

【方歌】 桂枝新加汤人参，芍药甘草枣生姜，

营卫不足血虚证，辨治杂病如良将。

【组成】 桂枝去皮，三两（9g） 芍药四两（12g） 生姜切，四两（12g） 甘草炙，二两（6g） 人参三两（9g） 大枣擘，十二枚

【解读方药】

1. **诠释用药要点** 方中桂枝温阳解肌；芍药补血益营；人参补益中气；生姜辛温通阳；大枣补益中气；甘草益气和中。

2. **剖析方药配伍** 桂枝与芍药，属于相反、相使配伍，相反者，散敛同用，相使者，芍药助桂枝益卫和营，桂枝助芍药益营和卫；人参与芍药，属于相使配伍，人参助芍药补血化气，芍药助人参补气生血；芍药与生姜，属于相畏配伍，生姜制约芍药补血敛阴恋邪，芍药制约生姜辛温发散伤阴；桂枝与生姜，属于相须配伍，辛温通阳散寒；大枣与甘草，属于相须配伍，增强补益中气；人参与大枣、甘草，属于相须配伍，增强补气生血；人参与桂枝，属于相使配伍，益气化阳。

3. **权衡用量比例** 人参与芍药的用量比例为 3：4，提示补气与补血间的用量关系，以治气血虚；桂枝与芍药为 3：4，提示温通与补血缓急间的用量关系，以治营卫不固；芍药与大枣、甘草为 2：5：1，提示补血与益气间的用量关系；芍药与生姜为 1：1，提示补血敛阴与辛温通阳间的用量关系，以治身体疼痛。

【经典导读】 发汗后，身疼痛，脉沉迟者，桂枝加芍药生姜各一两人参三两新加汤主之。（62）

【应用指征】 本方以温阳解肌、益气补血为主，主治营血不足证或太阳中风证与营血不足证相兼，常见症状：身疼痛，肌肉疼痛，舌质淡、苔薄白，脉沉迟。

【运用须知】 关注方药煎煮与服用方法，即"上六味，以水一斗二升，煮取

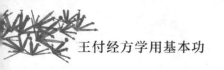

三升，去滓。温服一升。本云：桂枝汤，今加芍药、生姜、人参"。

【方证辨病】

（1）感冒、流行性感冒等，辨证要点为身体疼痛，面色不荣，经久不愈，舌质淡、苔薄白。

（2）心肌缺血、心律不齐、房室传导阻滞、风湿性心脏病等，辨证要点为心痛，劳累加重，舌质淡、苔薄白。

（3）慢性胃炎、慢性胆囊炎、慢性肝炎、慢性胰腺炎等，辨证要点为脘腹疼痛，倦怠乏力，汗出，舌质淡、苔薄白。

【医案助读】 谢某，女，50岁，郑州人。主诉：在26岁时，因产后引起全身肌肉疼痛，至今已20余年，虽经治疗，但全身肌肉疼痛未能有效控制，近由亲戚介绍前来诊治。刻诊：全身肌肉疼痛，因活动加重，汗多，畏寒怕冷，手足不温，肌肉麻木，面色不荣，舌质淡、苔薄白，脉沉弱。辨为营卫气血虚证，治当益卫和营、补益气血，给予桂枝新加汤与当归补血汤合方加味：桂枝10g，白芍12g，生姜12g，生川乌10g，红参10g，大枣12枚，当归6g，黄芪30g，炙甘草6g。6剂，每日1剂，水煎服，每日分三服。二诊：汗出减少，以前方6剂续服。三诊：全身肌肉疼痛缓解，仍畏寒怕冷，改生川乌为12g，以前方6剂续服。四诊：全身肌肉疼痛基本消除，畏寒怕冷减轻，以前方6剂续服。五诊：汗出止，肌肉麻木基本消除，以前方6剂续服。六诊：诸症悉除，为了巩固疗效，又以前方治疗20余剂。随访1年，一切尚好。

【点评】 根据汗多辨为卫虚，再根据肌肉麻木辨为营虚，因全身肌肉疼痛、活动加重辨为气虚，又因面色不荣辨为血虚，以此辨为营卫气血虚证。方以桂枝新加汤温阳益气，生化气血；以当归补血汤益气生血，生川乌温阳散寒，通络止痛。方药相互为用，以奏其效。

甘麦大枣汤

【方歌】 脏躁甘麦大枣汤，精神恍惚喜悲伤，心神不定数欠伸，养心安神效力彰。

【**组成**】　甘草三两（9g）　小麦一升（24g）　大枣十枚

【**解读方药**】

1.诠释用药要点　方中甘草益气缓急；大枣益气生血；小麦益气安神。

2.剖析方药配伍　甘草与小麦，属于相须配伍，增强益气缓急，收敛安神；甘草与大枣，属于相须配伍，益气缓急，养心安神。

3.权衡用量比例　甘草、小麦与大枣的用量比例为 3∶8∶8，提示益气缓急与益气安神间的用量关系，以治脏躁证。

【**经典导读**】　妇人脏躁，喜悲伤欲哭，象如神灵所作，数欠伸，甘麦大枣汤主之。（第二十二　6）

【**应用指征**】　本方以益气缓急安神为主，主治心脾两虚脏躁证，常见症状：喜悲伤欲哭，象如神灵所作，数欠伸。

【**运用须知**】　关注方药煎煮与服用方法，即"上三味，以水六升，煮取三升。温分三服，亦补脾气"。

【**方证辨病**】

（1）内分泌失调、免疫功能低下等，辨证要点为心烦，倦怠乏力，舌质淡、苔白。

（2）癔症、精神分裂症、抑郁症等，辨证要点为失眠，烦躁，焦虑，倦怠乏力，舌质淡、苔白。

【**医案助读**】　孙某，女，48 岁，郑州人。有多年癔症病史，近因病情加重前来诊治。刻诊：情绪不稳，悲伤哭泣，胸胁满闷，喜叹息，失眠，多梦易醒，身体发热，头痛，不思饮食，舌质淡红、苔薄略黄，脉沉弱。辨为心脾两虚夹郁证，治当补益心脾、抚思安神，给予甘麦大枣汤、四逆散与酸枣仁汤合方加味：小麦24g，大枣10 枚，酸枣仁48g，知母6g，茯苓6g，川芎6g，远志12g，石菖蒲12g，柴胡10g，枳实10g，白芍10g，炙甘草10g。6 剂，每日1 剂，水煎服，每日分三服。二诊：自觉身体发热消退，以前方6 剂续服。三诊：头痛基本消除。四诊：失眠好转，以前方6 剂续服。五诊：情绪转佳，悲伤哭泣未再发作，以前方6 剂续服。六诊：诸症基本消除，以前方治疗60 余剂。之后，为了巩固疗效，

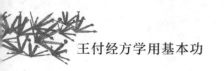

以前方变汤剂为散剂，每次 6g，每日分三服，治疗半年。随访 1 年，一切尚好。

【点评】 根据失眠、多梦易醒辨为心气虚，再根据不思饮食辨为脾气虚，因情绪不稳、胸胁满闷辨为气郁，又因喜叹息、头痛辨为气郁不通，以此辨为心脾两虚夹郁证。方以甘麦大枣汤补益心脾，抚思安神；以酸枣仁汤养心清热，舍魂安神；以四逆散疏肝解郁，调理气机，加远志、石菖蒲开窍安神。方药相互为用，以奏其效。

茯苓桂枝甘草大枣汤（苓桂枣草汤）

【方歌】 益气苓桂枣草汤，脐下悸动服之宜，

益气助阳可化水，辨治杂病功效奇。

【组成】 茯苓半斤（24g） 桂枝去皮，四两（12g） 甘草炙，二两（6g） 大枣擘，十五枚

【解读方药】

1. 诠释用药要点 方中茯苓益气利湿；桂枝温阳化气；大枣、甘草补益中气。

2. 剖析方药配伍 茯苓与桂枝，属于相使配伍，茯苓助桂枝温阳化饮，桂枝助茯苓利水通阳；桂枝与甘草，属于相使配伍，温阳益气；茯苓与甘草，属于相使配伍，益气缓急；大枣与甘草，属于相须配伍，增强补益中气。

3. 权衡用量比例 茯苓与桂枝的用量比例为 2 : 1，提示益气利湿与温阳化气间的用量关系，以治寒水；茯苓与甘草、大枣为 4 : 1 : 6，重在益气渗利；桂枝与甘草为 2 : 1，提示温阳降逆与益气间的用量关系，以治阳虚。

【经典导读】 发汗后，其人脐下悸者，欲作奔豚，茯苓桂枝甘草大枣汤主之。（65）

【应用指征】 本方以温阳益气、渗利湿浊为主，主治气虚水湿上逆证，常见症状：脐下悸，欲作奔豚，倦怠乏力，头晕目眩，因劳累加重，舌质淡、苔腻。

【运用须知】 关注方药煎煮与服用方法，即"上四味，以甘烂水一斗，先煮

茯苓减二升，内诸药，煮取三升，去滓。温服一升，日三服。作甘烂水法，取水二斗，置大盆内，以杓扬之，水上有珠子五六千颗相逐，取用之"。

【方证辨病】

（1）内分泌失调、内脏神经紊乱等，辨证要点为浊气上冲，腹满，舌质淡、苔白。

（2）肾小球肾炎、肾病综合征等，辨证要点为浊气上冲，水肿，舌质淡、苔白。

（3）慢性肠炎、慢性胃炎、慢性胰腺炎等，辨证要点为浊气上冲，腹中水声，舌质淡、苔白。

桂枝去桂加茯苓白术汤

【方歌】 桂枝去桂加苓术，芍药甘草枣生姜，

治虚治水治表里，辨治杂病如帅将。

【组成】 芍药三两（9g） 甘草炙，二两（6g） 生姜切 白术 茯苓各三两（各9g） 大枣擘，十二枚

【解读方药】

1.**诠释用药要点** 方中生姜辛温通阳；芍药益营缓急；茯苓健脾益气渗湿；白术健脾益气燥湿；大枣补益中气；甘草益气和中。

2.**剖析方药配伍** 生姜属于单行用药，解表于外，散水于内；茯苓与白术，属于相使配伍，健脾益气，燥湿利湿；生姜与芍药，属于相畏配伍，芍药制约生姜发汗伤津，生姜制约芍药益营恋邪；大枣与甘草，属于相须配伍，外固营卫，内益中气；白术、大枣、甘草与茯苓，属于相使配伍，补益脾胃，化生阳气，渗利湿浊。

3.**权衡用量比例** 芍药与生姜的用量比例为 1 : 1，提示益营与发汗间的用量关系，以治营卫受邪；白术与茯苓为 1 : 1，提示健脾燥湿与益气利湿间的用量关系，以治脾虚水气；大枣、甘草与茯苓、白术为 10 : 2 : 3 : 3，提示益

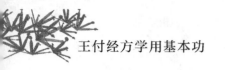

气缓急与燥湿利湿间的用量关系，以治气虚水气。

桂枝去桂加茯苓白术汤加减变化用药：因病情变化既可去桂枝，又可不去桂枝而适当调整用量；既可去芍药，又可不去芍药而酌情调整用量。辨治用方贵在审证求机，且不能局限于某一方面而顾此失彼。

【经典导读】 服桂枝汤，或下之，仍头项强痛，翕翕发热，无汗，心下满微痛，小便不利者，桂枝去桂加茯苓白术汤主之。（28）

【应用指征】 本方以辛温解肌、健脾利水为主，主治太阳中风证或脾虚水气证，常见症状：头项强痛，心下满微痛，小便不利，翕翕发热，无汗，舌质淡、苔薄白。

【运用须知】 关注方药煎煮与服用方法，即"上六味，以水八升，煮取三升，去滓。温服一升，小便利则愈。本云：桂枝汤，今去桂枝，加茯苓、白术"。

【方证辨病】

（1）感冒、流行性感冒等，辨证要点为发热恶寒，不思饮食，汗出，舌质淡、苔白。

（2）心肌缺血、心律不齐、房室传导阻滞、风湿性心脏病等，辨证要点为心悸，胸闷，脘腹不适，汗出，舌质淡、苔白。

（3）慢性胃炎、慢性结肠炎、慢性肝炎、胃及十二指肠溃疡等，辨证要点为胃痛，胃胀，汗出，舌质淡、苔白。

【医案助读】 李某，女，62岁，郑州人。有多年慢性胃炎病史，近因病证加重前来诊治。刻诊：脘腹胀满痞硬，头晕目眩，倦怠乏力，不思饮食，脘腹水鸣，时有汗出，大便溏泄，小便少，舌质淡、苔薄白略腻，脉沉弱。辨为脾虚水气证，治当健脾益气、渗利湿浊，给予桂枝去桂加茯苓白术汤与桂枝人参汤合方加味：白芍10g，生姜10g，白术10g，茯苓10g，大枣12枚，桂枝12g，红参10g，干姜10g，泽泻15g，炙甘草12g。6剂，每日1剂，水煎服，每日分三服。二诊：大便溏泄止，以前方6剂续服。三诊：脘腹水鸣基本消除，以前方6剂续服。四诊：饮食好转，以前方6剂续服。五诊：仍有轻微汗出，以前方6剂续服。六诊：诸症悉除，为了巩固疗效，又以前方治疗30剂。随访1年，一切尚好。

【点评】 根据脘腹胀满痞硬、小便少辨为水气内停，再根据不思饮食、倦怠乏力辨为脾胃虚弱，因大便溏泄辨为脾虚水气，以此辨为脾虚水气证。方以桂枝去桂加茯苓白术汤健脾益气，渗利湿浊；桂枝人参汤温阳益气，气化水饮，加泽泻渗利湿浊。方药相互为用，以奏其效。

防己地黄汤

【方歌】　防己地黄治发狂，桂枝甘草及防风，

温通清热定发狂，饮用加酒效相成。

【组成】　防己一钱（1.8g）　桂枝三钱（5g）　防风三钱（5g）　甘草二钱（3.6g）　生地黄二斤（100g）

【解读方药】

1. 诠释用药要点　方中防己降泄通窍；生地黄清热凉血，滋阴生津；桂枝温阳通经；防风通透疏散；白酒能行气活血；甘草益气缓急。

2. 剖析方药配伍　防己与生地黄，属于相反、相畏配伍，相反者，滋利同用，相畏者，防己降泄制约生地黄滋补浊腻，生地黄益阴制约防己降泄伤津；防己与甘草，属于相反、相使配伍，相反者，补利同用，相使者，防己助甘草益气化湿，甘草助防己利湿化气；桂枝与防风，属于相须配伍，增强辛散通阳，透热外出；桂枝与生地黄，属于相反、相使配伍，相反者，寒热同用，相使者，温阳以化阴，滋阴以助阳；白酒与生地黄，属于相反、相畏、相使配伍，相反者，辛开甘滋同用，相畏者，白酒制约生地黄滋补浊腻，相使者，白酒助生地黄滋补之中以通脉。

3. 权衡用量比例　防己与生地黄的用量比例为近1∶50，提示苦降与滋补间的用量关系，以治心热；桂枝与防风为1∶3，以治阳郁；防己与甘草为1∶2，提示通降与益气间的用量关系；甘草与生地黄为近1∶28，提示益气与养阴间的用量关系，以治阴血虚。

【经典导读】　防己地黄汤：治病如狂状，妄行，独语不休，无寒热，其脉浮。（第五　13）

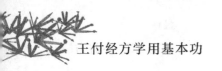

【应用指征】 本方以养心清热、滋阴生津、通阳定狂为主，主治心虚热发狂证，常见症状：狂状，妄行，独语不休，精神疲倦，寒热，脉浮。

【运用须知】 关注方药制作与服用方法，即"上四味，以酒一杯，浸之一宿，绞取汁，生地黄二斤（100g），咀，蒸之如斗米饭久，以铜器盛其汁，更绞地黄汁，和，分再服"。

【方证辨病】

（1）抑郁症、焦虑症、癔症、精神分裂症等，辨证要点为烦躁，失眠，多动，心神恍惚，舌质红、少苔或薄黄。

（2）风湿性心脏病、冠心病、房室传导阻滞、病毒性心肌炎、细菌性心肌炎等，辨证要点为心悸，心痛，失眠，舌质红、少苔或薄黄。

【医案助读】 许某，女，32岁，郑州人。有5年焦虑症病史，近因烦躁不安加重前来诊治。刻诊：烦躁，失眠，多梦，盗汗，手足不温，畏寒怕冷，口渴欲饮水，心神恍惚，舌质红、苔薄黄，脉浮弱。辨为虚热扰心、阳郁神遏证，治当清热滋阴、通阳养心，给予防己地黄汤与酸枣仁汤合方加味：防己2g，生地黄100g，桂枝5g，防风5g，酸枣仁48g，知母6g，茯苓6g，川芎6g，炙甘草4g。6剂，每日1剂，水煎服，每日分三服。二诊：烦躁减轻，以前方6剂续服。三诊：烦躁又有减轻，以前方6剂续服。四诊：失眠好转，多梦减少，以前方6剂续服。五诊：手足不温、畏寒怕冷基本消除，以前方治疗60余剂。之后，以前方变汤剂为散剂，每次6g，每日分三服，治疗半年。随访1年，一切尚好。

【点评】 根据口渴、舌质红辨为热，再根据失眠、盗汗辨为阴虚，因手足不温、畏寒怕冷辨为阳郁，以此辨为虚热扰心、郁阳神遏证。方以防己地黄汤养心清热，滋阴生津，通阳定狂；以酸枣仁汤养心清热，舍魂安神。方药相互为用，以奏其效。

栝楼瞿麦丸

【方歌】 栝楼瞿麦山苓附，小便不利有水气，其人苦渴最相宜，温阳化阴功效奇。

【组成】 栝楼根二两（6g） 茯苓三两（9g） 薯蓣三两（9g） 附子炮，一枚（5g） 瞿麦一两（3g）

【解读方药】

1. **诠释用药要点** 方中栝楼根养阴生津；山药益气化阴；附子温阳化气；瞿麦通利小便；茯苓益气渗利。

2. **剖析方药配伍** 栝楼根与瞿麦，属于相反、相畏配伍，相反者，滋利同用，相畏者，栝楼根益阴制约瞿麦利湿伤阴，瞿麦利水制约栝楼根益阴恋湿；栝楼根与附子，属于相畏配伍，栝楼根制约附子温化伤阴，附子温阳制约栝楼根益阴恋湿；栝楼根与山药，属于相使配伍，栝楼根助山药益气化阴，山药助栝楼根益阴化气；茯苓与瞿麦，属于相须配伍，增强渗利水气；栝楼根与茯苓、瞿麦，属于相反、相畏配伍，相反者，滋利同用，相畏者，栝楼根制约茯苓、瞿麦利水伤阴。

3. **权衡用量比例** 栝楼根与瞿麦、茯苓的用量比例为2:1:3，提示养阴与利水间的用量关系，以治水气；栝楼根与附子为近1:1，提示养阴与温阳间的用量关系，以治水结；栝楼根与山药为2:3，提示养阴与益气间的用量关系。

【经典导读】 小便不利者，有水气，其人苦渴，栝楼瞿麦丸主之。（第十三 10）

【应用指征】 本方以益气温阳、渗利水气为主，主治肾虚不化证，常见症状：小便不利，苦渴，舌质淡红。

【运用须知】 关注方药煎煮与服用方法，即"上五味，末之，炼蜜丸，梧子大，饮服三丸，日三服。不知，增至七八丸，以小便利，腹中温为知"。

【方证辨病】

（1）糖尿病、甲状腺功能亢进症等，辨证要点为心烦，口渴，舌质淡红、苔薄。

（2）肾小球肾炎、肾盂肾炎、肾病综合征等，辨证要点为小便不利，口渴，舌质淡红、苔薄。

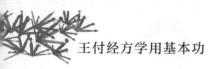

【医案助读】 朱某，女，56岁，郑州人。有多年慢性肾小球肾炎病史，近因病证加重前来诊治。刻诊：下肢水肿，小便不利，腰酸困痛，口渴，倦怠乏力，舌质淡红、苔薄白，脉沉弱。经检查：尿蛋白（+++），辨为肾虚不化证，治当益气温阳、渗利水气，给予栝楼瞿麦丸与防己黄芪汤合方加味：天花粉12g，茯苓20g，山药20g，附子10g，瞿麦6g，防己3g，白术12g，黄芪15g，生姜12g，大枣1枚，炙甘草2g。6剂，每日1剂，水煎服，每日分三服。二诊：腰酸困痛减轻，以前方6剂续服。三诊：下肢水肿减轻，以前方6剂续服。四诊：小便通利，以前方6剂续服。五诊：倦怠乏力好转，以前方6剂续服。六诊：下肢水肿消退，经检查，尿蛋白（+），以前方6剂续服。之后，为了巩固疗效，又以前方治疗60余剂，经复查，尿蛋白（-），以前方变汤剂为散剂，每次6g，每日分三服。随访1年，一切尚好。

【点评】 根据腰酸困痛、小便不利辨为肾虚不化，再根据下肢水肿辨为水气内停，因倦怠乏力辨为气虚，以此辨为肾虚不化证。方以栝楼瞿麦丸益气温肾，利水消肿；以防己黄芪汤健脾制水，发散水气，加大黄芪用量以益气利水化水。方药相互为用，以奏其效。

栝楼牡蛎散

【方歌】 栝楼牡蛎清滋方，阴虚生热伤津液，
　　　　　诸般脏腑基础方，疗效显著生津液。

【组成】 栝楼根　牡蛎熬，各等分

【解读方药】

1. **诠释用药要点**　方中栝楼根养阴生津；牡蛎益阴敛阴。

2. **剖析方药配伍**　栝楼根与牡蛎，属于相须配伍，栝楼根助牡蛎清热敛阴，牡蛎助栝楼根益阴益生津。

3. **权衡用量比例**　栝楼根与牡蛎的用量比例为1∶1，提示养阴与敛阴间的用量关系，以治阴虚。

【经典导读】　百合病，渴不差者，用后方（栝楼牡蛎散）主之。（第三　7）

【应用指征】　本方以清热养阴敛阴为主，主治阴虚内热证，常见症状：口渴不解，心悸，心烦，失眠，咳嗽，舌质红，脉细数。

【运用须知】　关注方药煎煮与服用方法，即"上为细末，饮服方寸匕，日三服"。

【方证辨病】

（1）糖尿病、甲状腺功能亢进症等，辨证要点为心烦，口渴，舌质红、少苔。

（2）肺源性心脏病、肺结核、支气管炎、支气管肺炎、大叶性肺炎恢复期等，辨证要点为咳嗽，口渴，舌质红、少苔，脉细数。

（3）围绝经期综合征、经前期紧张综合征等，辨证要点为心烦，急躁，失眠，口渴，舌质红、少苔，脉细数。

【医案助读】　尚某，女，49 岁，郑州人。有 2 年围绝经期综合征病史，服用中、西药，每因疗效不佳而更医，近因病情加重前来诊治。刻诊：失眠多梦，口渴甚于夜间，盗汗，五心烦热，皮肤干燥，月经不调，舌质红、少苔，脉细数。辨为阴虚内热证，治当滋阴敛阴、生津润燥，给予栝楼牡蛎散与百合地黄汤合方加味：天花粉 12g，牡蛎 12g，百合 15g，生地黄 70g，酸枣仁 50g，知母 10g，生甘草 6g。6 剂，每日 1 剂，水煎服，每日分三服。二诊：失眠多梦好转，以前方 6 剂续服。三诊：五心烦热减轻，以前方 6 剂续服。四诊：口渴基本缓解，以前方 6 剂续服。五诊：失眠多梦又有好转，盗汗止，以前方 6 剂续服。六诊：诸症基本消除，又以前方 12 剂续服。随访 1 年，一切尚好。

【点评】　*根据失眠多梦、盗汗辨为阴虚，再根据五心烦热辨为虚热内生，以此辨为阴虚内热证。方以栝楼牡蛎散清热养阴生津；以百合地黄汤清热凉血，生津润燥，加酸枣仁养心安神，知母清热除烦。方药相互为用，以奏其效。*

第 10 章

固 涩 方

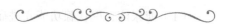

固涩方是通过固涩的方法而达到治疗目的的方药，亦即滑者当固，脱者当涩。固涩方辨治中医证型并不局限于滑脱虚证，更可用于实证而酌情配伍少量固涩药以兼防泻实伤正，临证只要审明病变证机，即可以法选择方药。

桃花汤

【方歌】 桃花汤用干姜米，赤石脂用法独异，

辨治阳虚便脓血，温阳固脱最相宜。

【组成】 赤石脂一半全用，一半筛末，一斤（48g） 干姜一两（3g） 粳米一升（24g）

【解读方药】

1. **诠释用药要点** 方中干姜温阳散寒；赤石脂温涩固脱；粳米益气和中。

2. **剖析方药配伍** 干姜与赤石脂，属于相使配伍，温中固涩；干姜与粳米，属于相使配伍，温中益气；赤石脂与粳米，属于相使配伍，固涩益气。

3. **权衡用量比例** 干姜与赤石脂的用量比例为 1 ∶ 16，提示温中与固涩间的用量关系，以治滑脱；干姜与粳米为 1 ∶ 8，提示温中与益气间的用量关系，以治阳虚。

【经典导读】

（1）少阴病，下利，便脓血者，桃花汤主之。（306）（第十七 42）

（2）少阴病，二三日至四五日，腹痛，小便不利，下利不止，便脓血者，桃花汤主之。（307）

【应用指征】 本方以温涩固脱为主，主治少阴阳虚滑脱证或大肠滑脱证，常见症状：腹痛，小便不利，下利不止，便脓血。

【运用须知】 关注方药煎煮、服用方法及注意事项，即"上三味，以水七升，煮米令熟，去滓。温服七合，内赤石脂末方寸匕，日三服。若一服愈，余勿服"。

【方证辨病】

（1）慢性结肠炎、慢性痢疾等，辨证要点为大便滑脱，舌质淡、苔薄白。

（2）慢性盆腔炎、慢性附件炎等，辨证要点为带下量多色白，舌质淡、苔薄白。

赤石脂禹余粮汤

【方歌】 赤石脂禹余粮汤，大肠滑脱固涩方，

下利不止日数行，温涩固脱效非常。

【组成】 赤石脂碎，一斤（48g） 太一禹余粮碎，一斤（48g）

【解读方药】

1.诠释用药要点 方中赤石脂甘涩酸敛，固脱止泻；禹余粮甘涩固脱止泻。

2.剖析方药配伍 赤石脂与禹余粮，属于相须配伍，增强温涩固脱止泻。

方中用固涩药虽少，但用量大，若能酌情配伍行气药，则可避免固涩药壅滞。

3.权衡用量比例 赤石脂与禹余粮用量相等，提示酸敛与甘涩间的用量关系，以治滑脱。

【经典导读】 伤寒服汤药，下利不止，心下痞硬。服泻心汤已，复以他药下

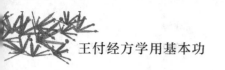

之，利不止，医以理中与之，利益甚。理中者，理中焦，此利在下焦，赤石脂禹余粮汤主之。复不止者，当利其小便。(159)

【应用指征】 本方以温涩固脱为主，主治大肠滑脱证，常见症状：下利不止，滑脱不禁，舌质淡、苔薄白。

【运用须知】 关注方药煎煮与服用方法，即"上二味，以水六升，煮取二升，去滓。分温三服"。

【方证辨病】 慢性结肠炎、慢性溃疡性结肠炎、肠结核等，辨证要点为大便滑脱不禁，肛门下坠，舌质淡、苔薄白。

【医案助读】 段某，女，64岁，郑州人。有多年慢性溃疡性结肠炎病史，近因服中、西药无疗效，且腹泻加重前来诊治。刻诊：大便溏泄，甚则如水样，1日6～7次，手足不温，舌质淡、苔白厚腻，脉沉。辨为滑脱寒证，治当温阳散寒固脱，给予赤石脂禹余粮汤加味：赤石脂60g，禹余粮60g，肉桂20g。1剂，共为细末，每次10g，每日分三服。二诊：大便成形，1日2次，以前方1剂续服。三诊：大便成形，略有腹胀，以前方加木香5g，1剂。四诊：诸症悉除，以前方1剂续服。之后，为了巩固疗效，以前方变汤剂为散剂，每次5g，每日分三服，治疗2个月。随访半年，一切尚好。

【点评】 根据大便溏泄、甚则如水样辨为湿，再根据手足不温、舌质淡辨为寒，以此辨为滑脱寒证。方以赤石脂禹余粮汤温涩固脱，加肉桂温阳散寒。方药相互为用，以奏其效。

禹余粮丸

【方歌】 禹余粮丸基础方，辨治心乱及阴痛，
　　　　　各科杂病津不固，固涩阴津有奇功。

【组成】 禹余粮二斤(100g)(编者注：原方无用量，此乃编者所加)

【解读方药】 方中禹余粮温涩固脱，益阴敛津，和调心肾。

【经典导读】 汗家，重发汗，必恍惚心乱，小便已阴疼，与禹余粮丸。(88)

【应用指征】 本方以温涩固脱、益阴敛津为主，主治心肾阴阳俱虚证，常见症状：恍惚心乱，阴疼。

【运用须知】 关注方药煎煮与服用方法，即"上一味，捣碎，以蜜为丸，为十二丸，温服一丸，日分三服"。（编者注：原方无用法，此乃编者所加）

【方证辨病】

（1）慢性膀胱炎、慢性输尿管炎等，辨证要点为小便后疼痛，舌质淡、苔薄白。

（2）心律不齐、室性心动过速等，辨证要点为心悸，心烦，舌质淡、苔白。

诃梨勒散

【方歌】 诃梨勒散治气利，气从胃中直下泄，

　　　　中气不足伴乏力，顾护胃气功效协。

【组成】 诃梨勒煨，十枚（10g）

【解读方药】 方中诃梨勒属于单行用药，固涩益气。

【经典导读】 气利，诃梨勒散主之。（第十七　47）

【应用指征】 本方以固涩益气为主，主治滑脱证，常见症状：气利，大便失禁，倦怠乏力，脉弱。

【运用须知】 关注方药制作与服用方法，即"上一味，为散，粥饮和，顿服"。

【方证辨病】

（1）慢性结肠炎、溃疡性结肠炎、脱肛等，辨证要点为大便溏泄，矢气多，倦怠乏力，舌质淡、苔薄白。

（2）盆腔炎、附件炎、阴道炎等，辨证要点为带下色白量多，阴中矢气，倦怠乏力，舌质淡、苔薄白。

第 11 章

治血方

治血方是通过治血的方法而达到治疗目的的方药，血证包括瘀血证、出血证和血虚证。血虚证用方归在补益方中，本章仅限于瘀血和出血。瘀久不愈，治当祛瘀，其治祛瘀又易伤血出血，可酌情配伍止血药；出血久而不愈，治当止血，可止血又有留瘀，其治可酌情配伍祛瘀药，以此相互兼顾，相互制约，从而取得最佳治疗效果。

红蓝花酒

【方歌】 红蓝花酒行气血，腹中血气有刺痛，

　　　　妇人六十二种风，服用此方气血通。

【组成】 红蓝花一两（3g）

【解读方药】 方中红蓝花活血通经止痛。

【经典导读】 妇人六十二种风，及腹中血气刺痛，红蓝花酒主之。（第二十二　16）

【应用指征】 本方以温阳通经止痛为主，主治经血不利证，常见症状：腹中血气刺痛，舌质黯，脉沉涩。

298

【运用须知】　关注方药制作与服用方法，即"上一味，以酒一大碗，煎减半。顿服一半，未止再服"。

【方证辨病】

（1）冠心病、风湿性心脏病、室性心动过缓、房室传导阻滞等，辨证要点为心痛，舌质黯瘀、苔薄白。

（2）盆腔炎、附件炎、子宫内膜炎、子宫内膜异位症、子宫腺肌病等，辨证要点为痛经，闭经，舌质黯瘀、苔薄白。

桃核承气汤

【方歌】　桃核承气汤大黄，桃仁芒硝桂甘草，

　　　　　脏腑瘀热诸般证，泻热活血效果好。

【组成】　桃仁去皮尖，五十个（8.5g）　大黄四两（12g）　桂枝去皮，二两（6g）　甘草炙，二两（6g）　芒硝二两（6g）

【解读方药】

1. 诠释用药要点　方中桃仁活血化瘀；桂枝温阳通经；大黄泻热祛瘀；芒硝软坚散结；甘草益气和中。

2. 剖析方药配伍　桃仁与桂枝，属于相使配伍，破血通经；大黄与芒硝，属于相须配伍，增强泻热祛瘀；桃仁与大黄、芒硝，属于相使配伍，桃仁助大黄、芒硝软坚祛瘀，大黄、芒硝助桃仁破血化瘀；桃仁与甘草，属于相反、相使配伍，相反者，补泻同用，桃仁破血，甘草益气，相使者，益气帅血行瘀。

3. 权衡用量比例　桃仁与桂枝的用量比例为近 3 ∶ 2，提示破血与通经间的用量关系，以治瘀结；大黄与芒硝为 2 ∶ 1，提示硬攻与软坚间的用量关系，以治热结；桃仁与大黄、芒硝为近 3 ∶ 4 ∶ 2，提示破血与泻热间的用量关系，以治瘀热。

【经典导读】　太阳病不解，热结膀胱，其人如狂，血自下，下者愈。其外不解者，尚未可攻，当先解其外；外解已，但少腹急结者，乃可攻之，宜桃核承气

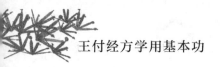

汤。（106）

【应用指征】 本方以泻热祛瘀为主，主治瘀热证，常见症状：狂躁，心痛，腹痛，头痛，少腹急结，舌质黯红。

【运用须知】 关注方药煎煮、服用方法及注意事项，即"上五味，以水七升，煮取二升半，去滓。内芒硝，更上火微沸，下火。先食，温服五合，日三服。当微利"。

【方证辨病】

（1）尿道炎、膀胱炎、输尿管炎、肾炎等，辨证要点为小便不利，少腹疼痛如刺，舌质黯红、苔薄黄。

（2）盆腔炎、附件炎、子宫内膜炎、输卵管粘连等，辨证要点为带下量多色黄，舌质黯红、苔薄黄。

（3）前列腺炎、前列腺增生等，辨证要点为小便不利，疼痛固定，舌质黯红、苔薄黄。

（4）痤疮、毛囊炎、神经性皮炎、银屑病等，辨证要点为皮肤疹痒，舌质黯红、苔薄黄。

【医案助读】 晁某，女，32岁，郑州人。有6年子宫内膜炎病史，近因小腹胀痛及带下量多加重前来诊治。刻诊：小腹胀痛，带下量多色黄，大便干结，四五日1次，舌质黯红边夹瘀紫、苔薄黄，脉沉涩。辨为瘀阻湿热证，治当活血化瘀、清热解毒，给予桃核承气汤与四妙丸合方加味：大黄12g，芒硝6g，桂枝6g，桃仁10g，黄柏24g，苍术24g，薏苡仁30g，怀牛膝30g，败酱草30g，赤芍24g，炙甘草6g。6剂，每日1剂，水煎服，每日分三服。二诊：小腹胀痛减轻，大便溏泄，减大黄为6g，芒硝为3g，以前方6剂续服。三诊：带下量减少，大便恢复正常，以前方6剂续服。四诊：带下止，以前方6剂续服。五诊：诸症基本消除，为了巩固疗效，又以前方12剂续服。六诊：诸症悉除，以前方变汤剂为散剂，每次3g，每日分三服，治疗3个月。随访1年，一切尚好。

【点评】 根据带下色黄辨为热，再根据大便干结辨为热结，因舌质黯红边瘀紫、脉沉涩辨为瘀，以此辨为瘀阻湿热证。方以桃核承气汤泻热祛瘀；以四妙丸清热燥湿，引血下行，加败酱草清热解毒，赤芍清热凉血散瘀。方药相互为用，以奏其效。

抵当汤

【方歌】　瘀热重证抵当汤，三十水蛭及虻虫，

二十桃仁三大黄，破血逐瘀效力重。

【组成】　水蛭熬（60g）　虻虫去翅足，熬，各三十个（各6g）　桃仁去皮尖，二十个（4g）　大黄酒洗，三两（9g）

【解读方药】

1. **诠释用药要点**　方中大黄泻热祛瘀；水蛭软坚破瘀；虻虫破血逐瘀；桃仁活血化瘀。

2. **剖析方药配伍**　大黄与桃仁，属于相使配伍，泻热破瘀；水蛭与虻虫，属于相须配伍，增强破血软坚逐瘀；大黄与水蛭、虻虫，属于相使配伍，大黄泻热助水蛭、虻虫破血逐瘀。

3. **权衡用量比例**　水蛭与虻虫的用量比例为 10∶1，以治瘀结重证；大黄与桃仁为 9∶4，提示泻热与破血间的用量关系；大黄与水蛭、虻虫为 3∶20∶2，提示泻热与软坚逐瘀间的用量关系，以治瘀热。

【经典导读】

（1）太阳病六七日，表证仍在，脉微而沉，反不结胸，其人发狂者，以热在下焦，少腹当硬满，小便自利者，下血乃愈。所以然者，以太阳随经，瘀热在里故也，抵当汤主之。（124）

（2）太阳病，身黄，脉沉结，少腹硬。小便不利者，为无血也；小便自利，其人如狂者，血证谛也，抵当汤主之。（125）

（3）阳明证，其人喜忘者，必有蓄血。所以然者，本有久瘀血，故令喜忘，屎虽硬，大便反易，其色必黑者，宜抵当汤下之。（237）

（4）病人无表里证，发热七八日，虽脉浮数者，可下之；假令已下，脉数不解，合热则消谷善饥。至六七日不大便者，有瘀血，宜抵当汤。（257）

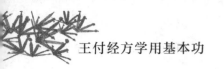

（5）妇人经水不利下，抵当汤主之；亦治男子膀胱满急有瘀血者。（第二十二 14）

【应用指征】 本方以泻热逐瘀为主，主治瘀热证，常见症状：喜忘，发狂，消谷善饥，少腹硬满，小便自利，不大便，或屎虽硬，大便反易，其色必黑，妇人经水不利下，身黄，发热，舌质黯红，脉微而沉，或脉沉结，或脉浮数，脉沉涩。

【运用须知】 关注方药煎煮与服用方法，即"上四味，以水五升，煮取三升，去滓，温服一升。不下，更服"。

【方证辨病】

（1）冠心病、高血压、高脂血症等，辨证要点为心痛如针刺，胸闷，头晕目眩，舌质黯红瘀紫、苔黄。

（2）慢性盆腔炎、慢性附件炎、子宫内膜炎等，辨证要点为腹痛，小便不利，舌质黯红瘀紫、苔黄。

（3）慢性前列腺炎、前列腺增生等，辨证要点为小腹痛如针刺，小便不利，舌质黯红瘀紫、苔黄。

（4）血栓闭塞性脉管炎、下肢深部静脉血栓、末梢循环障碍等，辨证要点为肢体疼痛如针刺，水肿，舌质黯红瘀紫、苔黄。

> 抵当汤与抵当丸：抵当丸用水蛭、虻虫较抵当汤小，亦即破血逐瘀作用小于抵当汤。抵当丸用药总量约60g，制作4丸，每丸约14g，每次服1丸；抵当汤用药总量80g，煎煮药液，每次服用三分之一（约27g）。再则，抵当丸是丸剂，约14g；抵当汤是药液，约27g，相比之下，抵当汤的治疗作用应大于抵当丸：从丸剂、汤剂分析用量，丸剂用量是原药，汤剂用量是药液，原药作用应大于汤药，但因用量不同，故抵当汤治疗作用应大于抵当丸。

【医案助读】 袁某，男，65岁，郑州人。有多年高血压病史，多次服用西药，但未能使血压降至正常范围，近因头痛加重前来诊治。刻诊：头痛如针刺，心胸烦热，大便干结，舌质黯红瘀紫、苔薄黄，脉沉涩。测血压为165/120mmHg。辨为瘀热重证，治当泻热祛瘀，给予抵当汤加味：水蛭60g，虻虫6g，桃仁5g，大黄10g，生白芍30g，生甘草10g。6剂，每日1剂，水煎服，每日分三服。二诊：头痛减轻，以前方6剂续服。三诊：大便通畅，减大黄为6g，以前方6剂续服。四诊：头痛止，测血压为125/90mmHg，减水蛭为10g，虻虫为3g，以前方6剂续服。五诊：诸症悉除，为了巩固疗效，又以前方治疗12剂。之后，以第一次方药变汤剂为散剂，每次3g，每日分三服。随访1年，一切尚好。

【点评】 根据头痛如针刺、脉沉涩辨为瘀，再根据心胸烦热、苔薄黄辨为热，因大便干结辨为瘀热内结，以此辨为瘀热重证。方以抵当汤逐瘀泻热，加生白芍敛阴潜阳，生甘草清热缓急止痛。方药相互为用，以奏其效。

抵当丸

【方歌】 抵当丸中虻水蛭，大黄桃仁基础方，

脏腑瘀热皆可治，泻热化瘀效非常。

【组成】 水蛭熬（40g） 虻虫去翅足，熬，各二十个（各4g） 桃仁去皮尖，二十五个（5g） 大黄三两（9g）

【解读方药】

1.诠释用药要点 方中大黄泻热祛瘀；水蛭软坚破瘀；虻虫破血逐瘀；桃仁活血化瘀。

2.剖析方药配伍 大黄与桃仁，属于相使配伍，泻热破瘀；水蛭与虻虫，属于相须配伍，增强破血软坚逐瘀；大黄与水蛭、虻虫，属于相使配伍，大黄泻热助水蛭、虻虫破血逐瘀。

3.权衡用量比例 水蛭与虻虫的用量比例为10：1，以治瘀结重证；大黄与桃仁为9：5，提示泻热与破血间的用量关系；大黄与水蛭、虻虫为9：40：4，提示泻热与软坚逐瘀间的用量关系，以治瘀热。

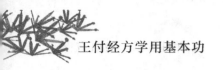

【经典导读】伤寒，有热，少腹满，应小便不利，今反利者，为有血也，当下之，不可余药，宜抵当丸。（126）

【应用指征】本方以泻热逐瘀为主，主治瘀热证，常见症状：少腹满，小便自利，身热，舌质黯红、苔薄黄，脉沉涩。

【运用须知】关注方药制作与服用方法，即"上四味，捣，分四丸，以水一升，煮一丸，取七合服之。晬时当下血，若不下，更服"。

【方证辨病】

（1）冠心病、高血压、高脂血症等，辨证要点为心痛，胸闷，头晕目眩，舌质黯红瘀紫、苔黄。

（2）慢性盆腔炎、慢性附件炎、子宫内膜炎等，辨证要点为腹痛，小便不利，舌质黯红瘀紫、苔黄。

（3）慢性前列腺炎、前列腺增生等，辨证要点为小腹痛，小便不利，舌质黯红瘀紫、苔黄。

（4）血栓闭塞性脉管炎、下肢深部静脉血栓、末梢循环障碍等，辨证要点为肢体疼痛，水肿，舌质黯红瘀紫、苔黄。

下瘀血汤

【方歌】 下瘀血汤用大黄，桃仁䗪虫合成方，

腹中干血著脐下，瘀热诸证服之良。

【组成】 大黄二两（6g） 桃仁二十枚（4g） 䗪虫熬，去足，二十枚（10g）

【解读方药】

1.诠释用药要点 方中桃仁破血通经；大黄泻热祛瘀；䗪虫破瘀通络；酒活血行气；蜂蜜缓和药性。

2.剖析方药配伍 桃仁与䗪虫，属于相须配伍，增强攻逐瘀血；大黄与桃仁、虫，属于相使配伍，泻热逐瘀；酒与桃仁、䗪虫，属于相须配伍，增强行气活血，攻逐瘀血；蜂蜜与大黄、桃仁、虫，属于相反、相畏配伍，蜂蜜益气缓急

制约大黄、桃仁、䗪虫峻下伤正。

3. **权衡用量比例**　桃仁与䗪虫的用量比例为 2 ∶ 5，提示破血与破瘀间的用量关系，以治瘀血；大黄与桃仁、䗪虫为 3 ∶ 2 ∶ 5，提示泻热与逐瘀间的用量关系，以治瘀热。

【经典导读】　师曰：产妇腹痛，法当以枳实芍药散；假令不愈者，此为腹中有干血着脐下，宜下瘀血汤主之；亦主经水不利。（第二十一　6）

【应用指征】　本方以泻热逐瘀为主，主治瘀热蕴结证，常见症状:（产妇）腹痛，经水不利，少腹拘急，舌质黯红，脉沉涩。

【运用须知】　关注方药煎煮与服用方法，即"上三味，末之，炼蜜和为四丸，以酒一升，煎一丸，取八合，顿服之，新血下如豚肝"。

【方证辨病】

（1）痛经、闭经、急性盆腔炎、急性附件炎、胎盘滞留、产后恶血不去等，辨证要点为疼痛拒按，舌质黯红瘀紫、苔薄黄。

（2）乳腺增生、前列腺增生、肝大、脾大等，辨证要点为疼痛，舌质黯红瘀紫、苔薄黄。

【医案助读】　许某，女，34 岁，郑州人。主诉：在 5 年前因产后引起少腹胀痛，曾多次治疗，但未能有效控制少腹胀痛，近因胀痛加重前来诊治。刻诊：少腹拘急胀痛、固定不移，因情绪异常加重，舌质黯红夹瘀紫、苔薄黄，脉沉略涩。辨为瘀热气滞证，治当清热活血、行气化滞，给予下瘀血汤与枳实芍药散合方加味：大黄 6g，桃仁 4g，䗪虫 10g，枳实 15g，白芍 15g，炙甘草 15g。6 剂，每日 1 剂，水煎服，每日分三服。二诊：少腹拘急胀痛减轻，以前方 6 剂续服。三诊：少腹拘急胀痛基本消除，以前方 6 剂续服。四诊：诸症悉除，又以前方 12 剂续服。随访 1 年，一切尚好。

【点评】　根据舌质黯红夹瘀紫、苔薄黄辨为瘀热，再根据少腹拘急胀痛、因情绪异常加重辨为气滞，以此辨为瘀热气滞证。方以下瘀血汤泻热祛瘀；以枳实芍药散行气补血，缓急止痛。方药相互为用，以奏其效。

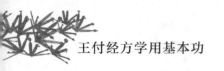

温经汤

【方歌】温经归芍桂萸芎，姜夏麦冬与丹皮，

参草益气胶益血，虚瘀寒证皆能医。

【组成】吴茱萸三两（9g） 当归二两（6g） 川芎二两（6g） 芍药二两（6g） 人参二两（6g） 桂枝二两（6g） 阿胶二两（6g） 生姜二两（6g） 牡丹皮去心，二两（6g） 甘草二两（6g） 半夏半升（12g） 麦冬去心，一升（24g）

【解读方药】

1. 诠释用药要点　方中吴茱萸温阳降逆；桂枝温经散寒化瘀；当归补血活血；川芎活血行气；阿胶补血养血；芍药养血敛阴；人参益气生血；生姜温里散寒；半夏降逆燥湿；牡丹皮活血祛瘀；麦冬养阴清热；甘草益气和中。

2. 剖析方药配伍　吴茱萸与桂枝，属于相使配伍，温阳通经；当归与川芎，属于相使配伍，补血活血，兼以行气；芍药与阿胶、当归，属于相须配伍，补血养血；半夏与生姜，属于相使配伍，辛开苦降，调理气机；麦冬与牡丹皮，属于相使配伍，清热凉血滋阴；人参与甘草，属于相须配伍，增强益气生血帅血；吴茱萸、桂枝与麦冬、牡丹皮，属于相反、相畏配伍，麦冬、牡丹皮寒凉制约吴茱萸、桂枝温热化燥，兼清郁热；当归与阿胶，属于相须配伍，增强补血养血；人参与阿胶，属于相使配伍，益气生血；人参、甘草与当归、芍药、阿胶、川芎，属于相使配伍，气能生血，血能化气，气能行血，血能载气，气血生化，气血周流。

3. 权衡用量比例　吴茱萸与桂枝的用量比例为3：2，提示温阳降逆与通经间的用量关系，以治寒瘀；当归与川芎为1：1，提示补血与活血行气间的用量关系，以治瘀滞；当归、川芎与芍药、阿胶为1：1：1：1，提示补血活血与补血敛阴间的调配关系，以治血虚；半夏与生姜为2：1，提示醒脾降逆与和胃宣散间的用量关系；芍药与甘草为1：1，提示补血缓急与益气缓急间的用量关系，以治疼痛；麦冬与牡丹皮为4：1，提示滋阴与凉血散瘀间的用量关系，以治郁热；吴茱萸、桂枝与麦冬、牡丹皮为3：2：8：2，提示温通与滋凉间的用量关系；人参与阿胶为 1：1，提示益气与补血间的用量关系，以治气血虚。

【经典导读】　问曰：妇人年五十所，病下利数十日不止，暮即发热，少腹里急，腹满，手掌烦热，唇口干燥，何也？师曰：此病属带下，何以故？曾经半产，瘀血在少腹不去，何以知之？其证唇口干燥，故知之，当以温经汤主之。（第二十二　9）

【应用指征】　本方以温经散寒、活血化瘀、补血益气为主，主治寒瘀夹虚证，常见症状：唇口干燥，手掌烦热，少腹寒，少腹里急，腹满，暮即发热，崩中去血，或月水来过多，及至期不来，久不受胎。

【运用须知】　关注方药煎煮、服用方法、变化运用与注意事项，即"上十二味，以水一斗，煮取三升，分温三服。亦主妇人少腹寒，久不受胎；兼取崩中去血，或月水来过多，及至期不来"。

【方证辨病】

（1）子宫发育不全、功能性子宫出血、产后瘀血不去、围绝经期综合征、输卵管粘连不通、附件炎、盆腔炎、痛经、中枢神经性闭经、子宫内膜异位症、不孕症等，辨证要点为疼痛，手足不温，舌质黯淡瘀紫、苔薄白。

（2）风湿性关节炎、类风湿关节炎、骨质增生等，辨证要点为疼痛，手足不温，舌质淡、苔薄白。

（3）慢性胃炎、慢性结肠炎、慢性胆囊炎等，辨证要点为疼痛，手足不温，舌质黯淡瘀紫、苔薄白。

（4）冠心病、脑动脉硬化等，辨证要点为疼痛，手足不温，舌质黯淡瘀紫、苔薄白。

【医案助读】　单某，女，37岁，郑州人。有多年慢性结肠炎病史，近因病证加重前来诊治。刻诊：腹痛，大便溏泄，1日4～5次，因凉加重，喜饮热食，口渴欲饮热水，舌质黯红瘀紫、苔薄黄，脉沉弱涩。辨为阳虚瘀阻夹热证，治当温阳益气、活血清热，给予温经汤加味：吴茱萸10g，当归6g，川芎6g，白芍6g，红参6g，桂枝6g，阿胶6g，生姜6g，牡丹皮6g，姜半夏12g，麦冬24g，黄连12g，炙甘草6g。6剂，每日1剂，水煎服，每日分三服。二诊：腹痛减轻，以前方6剂续服。三诊：大便溏泄减少，以前方6剂续服。四诊：腹痛止，以前

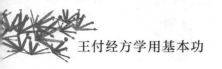

方6剂续服。五诊：大便恢复正常，以前方6剂续服。六诊：诸症悉除，以前方6剂续服。之后，为了巩固疗效，以前方变汤剂为散剂，每次6g，每日分三服，治疗4个月。随访1年，一切尚好。

【点评】　根据大便溏泄、因凉加重辨为阳虚，再根据口渴欲饮热水、苔薄黄辨为寒夹热，因舌质黯红瘀紫、脉沉弱涩辨为瘀，以此辨为阳虚瘀阻夹热证。方以温经汤温阳散寒，活血化瘀，补益中气，加黄连清热燥湿止泄。方药相互为用，以奏其效。

桂枝茯苓丸

【方歌】　桂枝茯苓桃芍丹，脏腑癥积基础方，

　　　　　妇科男科皆可治，活血消癥效非常。

【组成】　桂枝　茯苓　牡丹皮去心　芍药　桃仁去皮尖，熬，各等分（各12g）

【解读方药】

1. 诠释用药要点　方中桂枝通经散瘀；茯苓渗利瘀浊；桃仁活血化瘀；牡丹皮凉血散瘀；芍药敛阴，兼防化瘀药伤血。

2. 剖析方药配伍　桂枝与茯苓，属于相使配伍，通经利水，渗利瘀浊；桂枝与芍药，属于相反配伍，桂枝通经散瘀，芍药敛阴益血；桃仁与牡丹皮，属于相使配伍，增强活血祛瘀；桃仁与芍药，属于相反、相畏配伍，相反者，补泻同用，相畏者，芍药制约桃仁破瘀伤血，桃仁制约芍药敛阴留瘀；桂枝与桃仁，属于相使配伍，通经破瘀。

3. 权衡用量比例　桂枝、茯苓、桃仁、牡丹皮与芍药用量相等，提示通经利水、活血破瘀与益血间的用量关系，以治癥瘕。

【经典导读】　妇人宿有癥病，经断未及三月，而得漏下不止，胎动在脐上者，为癥痼害；妊娠六月动者，前三月经水利时，胎也；下血者，后断三月衃也，所以血不止者，其癥不去故也，当下其癥，桂枝茯苓丸主之。（第二十　2）

【应用指征】　本方以活血化瘀、消癥散结为主，主治癥积证，常见症状：下

血者，后断三月，衃也，经断未及三月，而得漏下不止，胎动在脐上，痛经，闭经，少腹疼痛，乳房疼痛，头痛，胃痛。

【运用须知】　关注方药制作与服用方法，即"上五味，末之，炼蜜和丸，如兔屎大，每日食前服一丸。不知，加至三丸"。

病重者可变丸剂为汤剂，病轻者用丸散。

【方证辨病】

（1）子宫肌瘤、卵巢囊肿、子宫内膜异位症、子宫腺肌病、乳腺增生等，辨证要点为疼痛，月经不调，舌质黯、苔薄。

（2）肝大、脂肪肝、肝硬化、脾大、乳腺增生、前列腺增生、脂肪瘤等，辨证要点为疼痛，肿胀，舌质黯、苔薄。

（3）高血压、高脂血症、冠心病、心脑动脉硬化、房室传导阻滞等，辨证要点为疼痛，肿胀，舌质黯、苔薄。

【医案助读】　谢某，男，58 岁，郑州人。有 10 年高血压病史，近 3 年来先服用西药，未能将血压降至正常范围，又服用中药，也未能取得预期治疗效果，近因头晕目眩加重前来诊治。刻诊：头胀痛，头晕目眩，失眠多梦，心烦，舌质黯红夹瘀紫、苔薄黄，脉沉涩。测血压为 145/64mmHg。辨为瘀血阻滞、热扰心神证，治当活血化瘀、养心安神，给予桂枝茯苓丸与酸枣仁汤合方加味：桂枝 12g，茯苓 12g，桃仁 12g，牡丹皮 12g，生白芍 30g，酸枣仁 50g，川芎 6g，知母 10g，龙骨 24g，牡蛎 24g，炙甘草 6g。6 剂，每日 1 剂，水煎服，每日分三服。二诊：心烦减轻，以前方 6 剂续服。三诊：头胀痛、头晕目眩好转，以前方 6 剂续服。四诊：头胀痛基本消除，以前方 6 剂续服。五诊：失眠多梦好转，以前方 6 剂续服。六诊：头晕目眩消除，测血压为 130/78mmHg，以前方治疗 30 余剂。之后，为了巩固疗效，以前方变汤剂为散剂，每次 6g，每日分三服，治疗 3 个月。随访 1 年，一切尚好。

【点评】　根据头胀痛、舌质黯红瘀紫辨为瘀血，再根据失眠多梦、心烦、苔薄黄辨为心热，以此辨为瘀血阻滞、热扰心神证。方以桂枝茯苓丸活血化瘀；以酸枣仁汤养心安神，清热除烦，加龙骨、牡蛎重镇潜阳，育阴安神。方药相互为用，以奏其效。

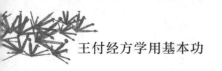

大黄䗪虫丸

【方歌】 大黄䗪虫甘草芩，桃仁杏仁芍药地，

漆蛴虻虫与水蛭，缓中补虚消癥积。

【组成】 大黄蒸，十分（7.5g） 黄芩二两（6g） 甘草三两（9g） 桃仁一升（24g） 杏仁一升（24g） 芍药四两（12g） 干地黄十两（30g） 干漆一两（3g） 虻虫一升（24g） 水蛭百枚（240g） 蛴螬一升（24g） 䗪虫半升（12g）

【解读方药】

1. 诠释用药要点　方中大黄泻热祛瘀；桃仁、干漆、虻虫、水蛭、蛴螬、䗪虫，活血破血，逐瘀通络；芍药补血敛阴；干地黄清热凉血补血；黄芩清热燥湿；杏仁降泄浊逆；酒能活血通脉；蜂蜜、甘草益气和中。

2. 剖析方药配伍　大黄与䗪虫，属于相使配伍，泻热逐瘀通络；大黄与黄芩，属于相使配伍，大黄助黄芩清热，黄芩助大黄泻热；芍药与干地黄，属于相须配伍，敛阴补血；大黄与芍药、干地黄，属于相反、相畏配伍，芍药、干地黄补血制约大黄泻下伤阴，大黄泻瘀制约芍药、干地黄滋补浊腻；水蛭与虻虫，属于相须配伍，增强逐瘀破瘀；大黄与桃仁、干漆、虻虫、水蛭、蛴螬、䗪虫，属于相使配伍，增强泻热破血，逐瘀通络；酒与桃仁、干漆、虻虫、水蛭、蛴螬、䗪虫，属于相使配伍，酒助活血破瘀药通利血脉；芍药、干地黄与桃仁、干漆、虻虫、水蛭、蛴螬、䗪虫，属于相反、相畏配伍，补泻同用（若病变证机夹有阴血亏虚，芍药、干地黄即滋补阴血；若无夹阴血亏虚，芍药、干地黄即制约破血逐瘀药伤血）；杏仁与大黄，属于相使配伍，降泄瘀热；蜂蜜、甘草与芍药、干地黄，属于相使配伍，益气生血，补血化气，气血互化；蜂蜜、甘草与大黄，属于相反、相畏配伍，相反者，补泻同用，相畏者，蜂蜜、甘草益气制约大黄泻下伤正；酒与桃仁、干漆、虻虫、水蛭、蛴螬、䗪虫，属于相使配伍，酒助活血破瘀药通行脉络；蜂蜜、甘草与桃仁、干漆、虻虫、水蛭、蛴螬、䗪虫，属于相反、相畏配伍，蜂蜜、甘草益气缓急制约破血药伤正。

3. 权衡用量比例　大黄与䗪虫的用量比例为7.5：12，提示泻热与通络间的用量关系，以治瘀热；大黄与黄芩为7.5：6，提示泻热与清热间的用量关系，以治积热；芍药与干地黄为 2：5，提示敛阴与凉血间的用量关系，以治血虚；大黄与芍药、干地黄为 7.5：12：30，提示泻热与敛阴凉血间的用量关系，以治虚实夹杂；水蛭与虻虫为 10：1，提示破血逐瘀与破血通络间的用量关系，以治瘀血；大黄与桃仁、干漆、虻虫、水蛭、蛴螬、䗪虫为 2.5：8：1：8：80：8：4，提示泻热与破血间的用量关系；芍药、干地黄与桃仁、干漆、虻虫、水蛭、蛴螬、䗪虫为 4：10：8：1：8：80：8：4，提示补血与破血间的用量关系；杏仁与大黄为 8：2.5，提示降泄与泻热间的用量关系，以治瘀浊。

【经典导读】　五劳虚极羸瘦，腹满，不能饮食，食伤，忧伤，饮伤，房室伤，饥伤，劳伤，经络营卫气伤，内有干血，肌肤甲错，两目黯黑，缓中补虚，大黄䗪虫丸主之。（第六　18）

【应用指征】　本方以泻热破瘀，兼以益正为主，主治肝瘀脉阻证，常见症状：两目黯黑，不能饮食，腹满，羸瘦，肌肤甲错，舌质黯红。

【运用须知】　关注方药煎煮与服用方法，即"上十二味，末之，炼蜜和丸小豆大，酒饮服五丸，日三服"。

【方证辨病】

（1）肝硬化、肝大、脾大等，辨证要点为腹痛，胁痛，腹胀，舌质黯红、苔薄黄。

（2）慢性粒细胞性白血病、原发性血小板减少性紫癜、真性红细胞增多症、骨髓增生性疾病等，辨证要点为发热，消瘦，瘀斑，舌质黯红、苔黄。

（3）冠心病、高血压、高脂血症、脑栓塞、脑血栓、病毒性脑炎后遗症、中风及其后遗症等，辨证要点为心痛，头痛，头晕，舌质黯红、苔黄。

（4）输卵管结核、输卵管粘连不通、宫颈癌、卵巢囊肿等，辨证要点为腹痛，带下色黄，舌质黯红、苔薄黄。

王不留行散

【方歌】　王不留行草黄芩，蒴藋细叶干姜芍，

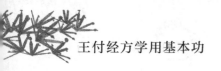

桑根白皮椒厚朴，通阳理气瘀血消。

【组成】 王不留行八月八采，十分（30g） 蒴藋细叶七月七采，十分（30g） 桑东南根白皮三月三采，十分（30g） 甘草十八分（54g） 川椒除目及闭口，去汗，三分（9g） 黄芩二分（6g） 干姜二分（6g） 厚朴二分（6g） 芍药二分（6g）

【解读方药】

1. **诠释用药要点** 方中王不留行活血化瘀；蒴藋细叶活血通络消肿；桑白皮清热，主金伤；黄芩清热消肿；干姜温通血脉；芍药通络养血；川椒通阳化瘀；厚朴下气理气；甘草益气和中。

2. **剖析方药配伍** 王不留行与蒴藋细叶，属于相须配伍，增强活血消肿；桑白皮与黄芩，属于相须配伍，增强清热消肿；干姜与川椒，属于相须配伍，增强温阳通脉止痛；王不留行、蒴藋细叶与厚朴，属于相使配伍，活血行气，气行瘀消；王不留行、蒴藋细叶与芍药，属于相反、相畏配伍，王不留行、蒴藋细叶活血，芍药敛血制约活血药伤血；桑白皮、黄芩与干姜、川椒，属于相反、相畏配伍，桑白皮与黄芩清解郁热，桑白皮、黄芩制约干姜、川椒温热化燥，干姜、川椒制约桑白皮、黄芩寒凉凝滞；芍药与甘草，属于相使配伍，益气补血，缓急止痛。

3. **权衡用量比例** 王不留行与蒴藋细叶的用量比例为 1：1，提示活血与消肿间的用量关系，以治瘀结；桑白皮与黄芩为 5：1，以治郁热；干姜与川椒为 2：3，提示温阳与止痛间的用量关系；芍药与甘草为 1：9，提示补血缓急与益气缓急间的用量关系；王不留行、蒴藋细叶与厚朴为 5：5：1，提示活血消肿与行气间的用量关系；桑白皮、黄芩与干姜、川椒为 10：2：2：3，提示清热消肿与通阳止痛间的用量关系；王不留行、蒴藋细叶与甘草为 5：5：9，提示活血消肿与益气间的用量关系。

【经典导读】 病金疮，王不留行散主之。（第十八 6）

【应用指征】 本方以活血温阳、清热消肿为主，主治阳虚瘀热证，常见症状：筋脉瘀肿，皮肤青紫，疼痛。

【运用须知】 关注方药煎煮、服用方法及注意事项，即"上九味，桑根皮以上三味烧灰存性，勿令灰过；各别杵筛，合治之为散，服方寸匕。小疮即粉之，大疮但服之，产后亦可服。如风寒，桑根勿取之。前三物皆阴干百日"。

【方证辨病】

（1）肌肉损伤、筋脉损伤、骨节损伤等，辨证要点为肿痛，瘀紫，舌质淡红、苔薄。

（2）风湿性关节炎、类风湿关节炎、骨质增生等，辨证要点为疼痛，瘀紫，舌质淡红、苔薄。

（3）产后胎盘滞留、子宫内膜炎、附件炎、月经不调等，辨证要点为疼痛，经期夹血块，舌质淡红、苔薄。

（4）神经痛、复发性多软骨炎、骨质增生等，辨证要点为疼痛，瘀紫，舌质淡红、苔薄。

【医案助读】 孙某，男，55 岁，郑州人。有多年复发性多软骨炎病史，冬重夏轻，经中、西药治疗反复不愈，近因病证加重前来诊治。刻诊：耳郭及外耳肿胀疼痛，耳软骨弥漫性紫红色斑块，冬重夏轻，口渴欲饮热水，舌质黯红瘀紫、苔薄白，脉沉弱涩。辨为阳虚瘀热证，治当温阳活血、清热通阳，给予王不留行散与当归补血汤合方加味：王不留行 30g，接骨草 30g，桑白皮 30g，花椒 10g，黄芩 6g，干姜 6g，厚朴 6g，白芍 6g，当归 6g，黄芪 30g，赤芍 15g，生甘草 50g。6 剂，每日 1 剂，水煎服，每日分三服。二诊：疼痛减轻，以前方 6 剂续服。三诊：肿胀好转，以前方 6 剂续服。四诊：肿胀疼痛又有减轻，以前方 6 剂续服。五诊：红色斑块基本消退，以前方 6 剂续服。六诊：诸症较前又有好转，以前方 6 剂继服。之后，以前方治疗 30 余剂，诸症悉除。为了巩固疗效，以前方变汤剂为散剂，每次 6g，每日分三服，治疗 2 个月。随访 2 年，一切尚好。

【点评】 根据肿胀疼痛、冬日加重辨为阳虚，再根据红色斑块、口渴欲饮热水辨为寒夹热，因舌质瘀紫、脉沉弱涩辨为瘀，以此辨为阳虚瘀热证。方以王不留行散活血化瘀，温阳清热；以当归补血汤益气补血，加赤芍清热凉血，散瘀消肿。方药相互为用，以奏其效。

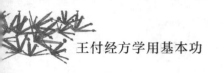

土瓜根散

【方歌】 土瓜根散䗪虫芍，桂枝化瘀又通阳，

　　　　脏腑阳郁夹血瘀，辨治瘀血诸腹满。

【组成】 土瓜根　芍药　桂枝　䗪虫各三两（各9g）

【解读方药】

1. **诠释用药要点**　方中土瓜根活血化瘀；芍药补血敛阴；桂枝通阳散瘀；䗪虫活血破瘀；酒能行气活血，通络止痛。

2. **剖析方药配伍**　土瓜根与䗪虫，属于相须配伍，攻逐瘀血；土瓜根、䗪虫与桂枝，属于相使配伍，活血逐瘀，温阳通经；土瓜根、䗪虫与芍药，属于相反、相畏配伍，相反者，土瓜根、䗪虫化瘀，芍药补血，相畏者，芍药制约土瓜根、䗪虫化瘀伤血；桂枝与芍药，属于相反、相畏配伍，相反者，芍药敛阴，桂枝通经，相畏者，芍药制约桂枝通经伤脉。

3. **权衡用量比例**　土瓜根与䗪虫的用量比例为 1：1，以治瘀结；土瓜根、䗪虫与桂枝为 1：1：1，提示化瘀与通经间的用量关系，以治瘀结不通；土瓜根、䗪虫与芍药为 1：1：1，提示化瘀与敛阴间的用量关系。

【经典导读】 带下，经水不利，少腹满痛，经一月再见者，土瓜根散主之。（第二十二　10）

【应用指征】 本方以通阳化瘀为主，主治阳郁瘀血证，常见症状：少腹满痛，带下，经水不利，经一月再见。

【运用须知】 关注方药煎煮与服用方法，即"上四味，杵为散，酒服方寸匕，日三服"。

【方证辨病】

（1）中枢性痛经、闭经、月经不调、输卵管粘连不通、附件炎、盆腔炎等，辨证要点为月经异常，疼痛，手足不温，舌质黯紫、苔薄。

（2）风湿性关节炎、类风湿关节炎、骨质增生等，辨证要点为痛如针刺，手足不温，舌质黯、苔薄。

鳖甲煎丸

【方歌】 鳖甲煎丸乌芩胡，桂葶妇姜大黄芍，

石厚丹麦紫夏参，虫胶蜂硝蜣桃。

【组成】 鳖甲炙，十二分（36g） 乌扇烧，三分（9g） 黄芩三分（9g） 柴胡六分（18g） 鼠妇熬，三分（9g） 干姜三分（9g） 大黄三分（9g） 芍药五分（15g） 桂枝三分（9g） 葶苈子熬，一分（3g） 石韦去毛，三分（9g） 厚朴三分（9g） 牡丹皮去心，五分（15g） 瞿麦二分（6g） 紫葳三分（9g） 半夏一分（3g） 人参一分（3g） 䗪虫熬，五分（15g） 阿胶炙，三分（9g） 蜂窝炙，四分（12g） 赤硝十二分（36g） 蜣螂熬，六分（18g） 桃仁二分（6g）

【解读方药】

1. **诠释用药要点** 方中鳖甲软坚散结；清酒炮制消癥破积；桂枝通经化瘀；赤硝破坚散结；䗪虫破血逐瘀；大黄泻热祛瘀；半夏燥湿化痰；阿胶滋阴养血；人参补益正气；干姜温通阳气；柴胡疏利气机；瞿麦利水化瘀；乌扇（即射干）降浊痰，散结气；葶苈子破坚逐邪，泻肺利痰；芍药养血入络；桃仁破血化瘀；鼠妇破血逐瘀，消溃癥瘕；蜣螂化瘀破积；紫葳化痰消积；牡丹皮散瘀通经；石韦利水祛湿；厚朴行气消痰；黄芩清解郁热；蜂窝解寒热，祛痰瘀。

2. **剖析方药配伍** 鼠妇、䗪虫、蜣螂、紫葳、赤硝、桃仁与牡丹皮，此七味属于相须配伍，破血逐瘀，通络消癥；鳖甲与上七味，属于相使配伍，增强软坚消癥，破血逐瘀；芍药、阿胶与上七味，属于相反配伍，芍药、阿胶益血，兼防破血药伤血；厚朴与人参，属于相反配伍，人参益气兼防厚朴行气伤气，厚朴行气兼防人参益气壅滞；人参与上七味，属于相反、相使配伍，相反者，补泻同用，相使者，人参益气，帅血散瘀；厚朴与上七味，属于相使配伍，行气帅血，血行瘀散；干姜与桂枝，属于相使配伍，温阳通经散瘀；桂枝、干姜与上七味，属于相使配伍，温通散瘀；半夏与葶苈子、石韦、瞿麦，属于相反、相使配伍，相反者，寒温同用，温而不燥，寒而不凝，相使者，燥湿利湿；半夏、葶苈子、瞿麦、石韦与上七味，属于相使配伍，燥湿降泄，渗利瘀浊；柴胡与蜂窝，属于

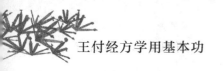

相使配伍，辛散透解痰瘀；大黄与上七味，属于相使配伍，通泻破瘀。

3. **权衡用量比例**　鳖甲与鼠妇、䗪虫、蜣螂、紫葳、赤硝、桃仁、牡丹皮这七味的用量比例为 12：3：5：6：3：12：2：5，提示软坚与逐瘀间的用量关系，以治癥结；芍药、阿胶与上七味为 5：3：3：5：6：3：12：2：5，提示补血与逐瘀间的用量关系；厚朴与人参为 3：1，提示行气下气与益气间的用量关系；人参与上七味为 1：3：5：6：3：12：2：5，提示益气帅血与逐瘀间的用量关系；厚朴与上七味为 3：3：5：6：3：12：2：5，提示行气下气与逐瘀间的用量关系，以治湿瘀；干姜与桂枝为 1：1，提示温阳与通经间的用量关系，以治阳郁；桂枝、干姜与上七味为 3：3：3：5：6：3：12：2：5，提示温通与逐瘀间的用量关系，以治寒瘀；半夏与葶苈子、石韦、瞿麦为 1：1：3：2，提示燥湿与利湿间的用量关系，以治痰湿；半夏、葶苈子、瞿麦、石韦与上七味为 1：1：3：2：3：5：6：3：12：2：5，提示燥湿化痰与逐瘀间的用量关系，以治痰瘀；柴胡与蜂窝为 3：2，提示辛散与解毒间的用量关系；大黄与上七味为 3：3：5：6：3：12：2：5，提示泻下与逐瘀间的用量关系，以治瘀结。

【经典导读】　病疟以月一日发，当以十五日愈；设不差，当月尽解；如其不差，当如何？师曰：此结为癥瘕，名曰疟母，急治之下，宜鳖甲煎丸。（第四2）

【应用指征】　本方以破瘀消癥、化痰散结为主，主治疟母证或癥瘕证，常见症状：发热恶寒，头痛，身体疼痛，癥瘕。

【运用须知】　关注方药制作与服用方法，即"上二十三味，为末。取煅灶下灰一斗，清酒一斛五斗，浸灰，候酒尽一半，着鳖甲于中，煮令泛烂如胶漆，绞取汁，内诸药，煎如丸，如梧子大，空心服七丸。日三服"。

运用鳖甲煎丸，一要重视制作方法，二要重视服用方法，三要坚持服用，且不可半途而废。

【方证辨病】

（1）肝癌、胰腺癌、脑瘤等，辨证要点为痞塞，癥积，发热，苔浊腻。

（2）肝大、脾大等，辨证要点为腹胀，腹满，舌质黯、苔浊腻。

（3）乳腺增生、前列腺增生等，辨证要点为疼痛，重着，舌质淡、苔浊腻。

大黄甘遂汤

【方歌】 大黄甘遂汤阿胶，妇人水血诸般疾，

　　　　　脏腑杂病皆可依，化瘀利水功效奇。

【组成】 大黄四两（12g）　甘遂二两（6g）　阿胶二两（6g）

【解读方药】

1. **诠释用药要点**　方中大黄苦寒泻热；甘遂苦寒逐水；阿胶益血顾正。

2. **剖析方药配伍**　大黄与甘遂，属于相使配伍，甘遂助大黄泻热，大黄助甘遂逐水；阿胶与大黄、甘遂，属于相反、相畏配伍，相反者，补泻同用，相畏者，阿胶益血制约大黄、甘遂峻猛之性。

3. **权衡用量比例**　大黄与甘遂的用量比例为 2：1，提示泻热与逐水间的用量关系，以治水热胶结；阿胶与大黄、甘遂为 1：2：1，提示逐邪与益正间的用量关系。

【经典导读】 妇人少腹满如敦状，小便微难而不渴，生后者，此为水与血俱结在血室也，大黄甘遂汤主之。（第二十二　13）

【应用指征】 本方以泻热逐水为主，主治水血互结证，常见症状:（妇人）少腹满如敦状，小便微难而不渴，舌质黯红、苔黄腻。

【运用须知】 关注方药煎煮与服用方法，即"上三味，以水三升，煮取一升，顿服之。其血当下"。

辨治病证若是在新产，药后可下血；若是妇科杂病，药后未必下血，下血是病理概念，非实物概念。

【方证辨病】

（1）胎盘滞留、急性盆腔炎、附件炎、子宫内膜炎等，辨证要点为腹痛，腹胀，舌质红、苔黄腻。

（2）肥胖症、下肢深部静脉血栓、甲状腺肿大等，辨证要点为肢体沉重，或

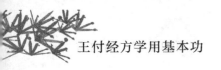

下肢水肿，肿胀，舌质红、苔黄腻。

【医案助读】 夏某，男，82岁，荥阳人。有20年下肢深部静脉血栓病史，在郑州多家省、市级医院治疗，未能有效控制病情，近因下肢水肿加重前来诊治。刻诊：下肢水肿胀痛，皮肤暗青紫，肢体沉重，倦怠乏力，舌质黯红、苔黄腻，脉沉弱。经检查，Homans征（直腿伸踝试验）为阳性；经血液学检查，抗凝血酶减少，蛋白C及蛋白S缺乏。辨为水血瘀热夹气虚证，治当泻热逐水、活血化瘀，给予大黄甘遂汤与桂枝茯苓丸合方加味：大黄12g，甘遂6g，阿胶6g，桂枝12g，白芍12g，茯苓12g，桃仁12g，牡丹皮12g，海藻30g，红参10g，炙甘草10g。6剂，每日1剂，水煎服，每日分三服。二诊：下肢胀痛减轻，大便溏泄，1日1次，减大黄为10g，以前方6剂续服。三诊：下肢水肿减轻，大便仍溏泄，减大黄为6g，以前方6剂续服。四诊：苔黄腻基本消退，以前方6剂续服。五诊：皮肤暗紫好转，下肢水肿较前减轻，以前方6剂续服。六诊：诸症较前均有明显好转，以前方治疗180余剂，病情稳定。经复查，Homans征为弱阳性；经血液学复查：抗凝血酶、蛋白C及蛋白S基本接近正常值。之后，为了巩固治疗效果，以前方变汤剂为散剂，每次3g，每日分三服。随访1年，一切尚好。

【点评】 根据下肢酸困胀痛、皮肤暗青紫辨为水血瘀结，再根据肢体困重辨为水气阻滞，因舌质黯红、苔黄腻辨为水热胶结，又因倦怠乏力、脉沉弱辨为气虚，以此辨为水血瘀热夹气虚证。方以大黄甘遂汤泻热逐水；以桂枝茯苓丸活血化瘀，加红参大补元气，化气帅血，海藻软坚散结消肿，炙甘草益气和中缓急。方药相互为用，以奏其效。

矾石丸

【方歌】 矾石丸中用杏仁，辨治妇科湿夹瘀，
　　　　男科杂病皆可用，审明病变皆可愈。

【组成】 矾石烧，三分（9g）　杏仁一分（3g）

【解读方药】

1.诠释用药要点　方中矾石清热燥湿，消肿散瘀；杏仁降利湿浊；蜂蜜滋润缓急。

2.剖析方药配伍　矾石与杏仁，属于相反、相使配伍，相反者，寒温同用，相使者，矾石助杏仁化痰祛湿，杏仁助矾石降利瘀浊；蜂蜜与矾石、杏仁，属于相反、相畏配伍，矾石、杏仁燥湿化痰，蜂蜜润燥并制约燥湿药伤阴。

3.权衡用量比例　矾石与杏仁的用量比例为 3∶1，提示清热燥湿散瘀与降利湿浊间的用量关系，以治湿浊。

【经典导读】　妇人经水闭不利，脏坚癖不止，中有干血，下白物，矾石丸主之。（第二十二　15）

【应用指征】　本方以清热燥湿、降利瘀浊为主，主治湿瘀证，常见症状：经水闭不利，下白物，经夹血块，带下浊物。

【运用须知】　关注方药制作与服用方法，即"上二味，末之，炼蜜和丸枣核大，内脏中，剧者再内之"。结合临床治病需要，最佳选择是外洗加内服。

【方证辨病】

（1）阴道炎、宫颈炎、子宫内膜炎、盆腔炎、附件炎等，辨证要点为瘙痒，带下色赤，舌质黯红、苔黄。

（2）甲沟炎、湿疹、风疹等，辨证要点为瘙痒，流黄水，舌质黯红、苔黄腻。

（3）尖锐湿疣、淋病等，辨证要点为瘙痒，小便不畅，舌质黯红、苔黄腻。

旋覆花汤

【方歌】　旋覆花汤新绛葱，缓解病情蹈其胸，
　　　　　　先未苦时但热饮，疏肝通络化瘀通。

【组成】　旋覆花三两（9g）　葱十四茎　新绛少许（6g）（编者注：按陶弘景释，新绛为茜草）

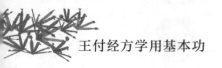

【解读方药】

1. **诠释用药要点**　方中旋覆花疏肝通络降逆；葱茎温通行气，散结通络；新绛（茜草）通达经脉，活血行血。

2. **剖析方药配伍**　旋覆花与葱茎，属于相使配伍，辛散通络止痛；旋覆花、葱茎与茜草，属于相使配伍，降逆通阳，散瘀止痛。

3. **权衡用量比例**　旋覆花与葱茎的用量比例为1：3，提示疏肝与通阳间的用量关系，以治络瘀；旋覆花、葱茎与茜草为3：9：2，提示疏肝通阳与活血间的用量关系，以治阳郁血瘀。

【经典导读】

（1）肝着，其人常欲蹈其胸上，先未苦时，但欲饮热，旋覆花汤主之。（第十一　7）

（2）寸口脉弦而大，弦则为减，大则为芤，减则为寒，芤则为虚，寒虚相搏，此名曰革，妇人则半产漏下，旋覆花汤主之。（第二十二　11）

【应用指征】　本方以疏肝通络止痛为主，主治络脉瘀阻证，常见症状：胸痛常欲蹈其胸上，欲热饮，半产漏下，脉弦。

【运用须知】　关注方药煎煮与服用方法，即"上三味，以水三升，煮取一升。顿服之"。

【方证辨病】

（1）慢性肝炎、肝硬化、肝癌、肝囊肿、慢性胃炎等，辨证要点为胁痛，胸闷，舌质淡红、苔薄。

（2）冠心病、风湿性心脏病、高血压、高脂血症等，辨证要点为心痛，头痛，头晕目眩，舌质淡红、苔薄。

蒲灰散

【方歌】　蒲灰散中用滑石，化瘀利湿通水道，
　　　　　　小便不利尿中痛，尿中坠重效果好。

【组成】 蒲灰七分（21g）　滑石三分（9g）

【解读方药】

1. 诠释用药要点　方中蒲灰（蒲黄）活血化瘀利水；滑石清热利水。

2. 剖析方药配伍　蒲黄与滑石，属于相使配伍，蒲黄活血化瘀，滑石利水消肿，蒲黄助滑石利水化瘀。

3. 权衡用量比例　蒲黄与滑石的用量比例为近 2 ∶ 1，提示化瘀与利水间的用量关系，以治小便不利。

【经典导读】 小便不利，蒲灰散主之；滑石白鱼散、茯苓戎盐汤并主之。（第十三　11）

【应用指征】 本方以活血化瘀、清热利湿为主，主治湿热瘀阻证，常见症状：小便不利，小便刺痛，淋漓不尽，舌质红、苔黄腻，脉沉涩。

【运用须知】 关注方药煎煮与服用方法，即"上二味，杵为散，饮服方寸匕，日三服"。

【方证辨病】

（1）肾小球肾炎、肾盂肾炎、膀胱炎、淋菌性尿道炎、泌尿系结石等，辨证要点为疼痛拒按，或刺痛，小便不利，舌质黯红、苔黄。

（2）肝硬化腹水、心源性腹水、胸膜炎、腹膜炎等，辨证要点为疼痛拒按，或刺痛，水肿，舌质黯红、苔黄，脉弱。

【医案助读】 余某，男，38 岁，郑州人。有 6 年肾结石病史，曾两次碎石治疗，半年前检查肾结石复发，近因腰痛加重前来诊治。刻诊：腰痛如针刺，少腹困胀，大便干结，小便不利，舌质黯红瘀紫、少苔，脉沉细。辨为湿热瘀阻证，治当活血化瘀、清热利湿，给予蒲灰散与猪苓汤合方加味：蒲黄 20g，滑石15g，猪苓 15g，茯苓 15g，阿胶珠 15g，泽泻 15g，大黄 10g，瞿麦 12g，通草6g，附子 5g，炙甘草 3g。6 剂，每日 1 剂，水煎服，每日分三服。二诊：腰痛减轻，大便溏泄，减大黄为 6g，以前方 6 剂续服。三诊：大便恢复正常，小便较前通畅，以前方 6 剂续服。四诊：小腹困胀好转，以前方 6 剂续服。五诊：腰痛基本消除，以前方 6 剂续服。六诊：诸症基本消除，以前方治疗 50 余剂，经复查，肾结石消除。随访 2 年，一切尚好。

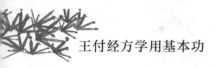

【点评】 根据腰痛如针刺、舌质黯红瘀紫辨为瘀血，再根据少腹困胀辨为湿困，因大便干结辨为热结，以此辨为湿热瘀阻证。方以蒲灰散活血化瘀，清热利湿；以猪苓汤清热利湿，加大黄泻热，瞿麦、通草通利血脉，炙甘草益气缓急止痛。方药相互为用，以奏其效。

升麻鳖甲汤

【方歌】 升麻鳖甲用当归，蜀椒甘草与雄黄，

面赤斑斑如锦纹，解毒化瘀能通阳。

【组成】 升麻二两（6g） 当归一两（3g） 蜀椒炒，去汗，一两（3g） 甘草二两（6g） 雄黄研，半两（1.5g） 鳖甲炙，手指大一枚（10g）

【解读方药】

1. **诠释用药要点** 方中升麻透热解毒；鳖甲益阴软坚散结；当归补血活血；雄黄温通解毒；蜀椒温阳散结；甘草益气解毒。

2. **剖析配伍作用** 升麻与鳖甲，属于相使配伍，鳖甲助升麻辛散透散阴中热毒，升麻助鳖甲清热滋阴软坚；升麻与当归，属于相使配伍，升麻助当归活血解毒，当归助升麻透散血中热毒；升麻与雄黄，属于相反、相使配伍，相反者，寒热同用，相使者，升麻助雄黄透散热毒，雄黄助升麻温化热毒；升麻与蜀椒，属于相使配伍，升麻助蜀椒通阳解毒，蜀椒助升麻透散郁毒；升麻与甘草，属于相使配伍，清热益气，透散热毒；蜀椒与雄黄，属于相须配伍，增强通阳散结解毒。

3. **权衡用量比例** 升麻与鳖甲的用量比例为3∶5，提示透热与益阴软坚间的用量关系，以治阴中热毒；升麻与雄黄为4∶1，提示透热与解毒间的用量关系，以治毒结；升麻与当归为2∶1，提示透热与补血活血间的用量关系，以治血中热毒；升麻与蜀椒为2∶1，提示透热与通阳间的用量关系；升麻与甘草为1∶1，提示透热解毒与益气解毒间的用量关系，以治热毒。

【经典导读】 阳毒之为病，面赤斑斑如锦纹，咽喉痛，唾脓血，五日可治，

七日不可治，升麻鳖甲汤主之。（第三　14）

【应用指征】　本方以解毒益阴、通阳散结为主，主治热毒阳郁证，常见症状：面赤斑斑如锦纹，咽喉痛，唾脓血。

【运用须知】　关注方药煎煮与服用方法，即"上六味，以水四升，煮取一升。顿服之。老小再服，取汗"。

【方证辨病】

（1）毒血症、败血症、红斑性狼疮、白血病等，辨证要点为面赤如锦纹，舌质红、苔黄。

（2）再生障碍性贫血、血小板减少性紫癜、荨麻疹等，辨证要点为瘀斑、疹痒，舌质红、苔薄黄。

【医案助读】　丘某，女，23岁，浙江人。有多年硬皮病病史，近由同学介绍前来诊治。刻诊：右上肢内侧肌肉发亮，蜡样光泽，变紧，变硬，皮革样改变，肌肉不能捏起，皮纹消失，肌肉轻度萎缩，手足不温，口渴，舌质黯红瘀紫、苔薄黄，脉略涩。经检查，血沉加快，C-反应蛋白轻度增高，血清白蛋白和球蛋白比例倒置。辨为热毒阳郁瘀滞证，治当解毒通阳、活血化瘀，给予升麻鳖甲汤与桂枝茯苓丸合方加味：升麻12g，当归6g，花椒6g，雄黄（冲服）1g，鳖甲10g，桂枝12g，茯苓12g，桃仁12g，白芍12g，牡丹皮12g，水蛭6g，海藻30g，生甘草12g。6剂，每日1剂，水煎服，每日分三服。二诊：症状改善不明显，以前方6剂续服。三诊：皮肤紧略有减轻，以前方6剂续服。四诊：肌肉发亮、蜡样光泽减轻，以前方6剂续服。五诊：肌肉硬略有减轻，以前方6剂续服。六诊：诸症较前好转，以前方6剂续服。七诊：诸症基本稳定，以前方6剂续服。经复查，血沉正常，C-反应蛋白正常，血清白蛋白和球蛋白比例仍有轻度倒置。之后，以前方变汤剂为散剂治疗120余剂，每次6g，每日分三服，治疗1年。血沉正常、C-反应蛋白正常、血清白蛋白和球蛋白比例恢复正常。随访2年，一切尚好。

【点评】　根据肌肉发亮、蜡样光泽、手足不温辨为阳郁，再根据口渴、舌质黯红、苔薄黄辨为毒热，因舌质瘀紫、脉略涩辨为瘀血，以此辨为热毒阳郁瘀滞证。方以升麻鳖甲汤解毒益阴，通阳散结；桂枝茯苓丸活血化瘀散结，加水蛭破

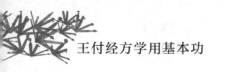

血逐瘀，海藻软坚散结。方药相互为用，以奏其效。

升麻鳖甲去雄黄蜀椒汤

【方歌】 升麻鳖甲治热毒，当归甘草调血气，

　　　　辨治血中夹毒热，解毒泻热化瘀宜。

【组成】 升麻二两（6g）　当归一两（3g）　甘草二两（6g）　鳖甲炙，手指大一枚（10g）

【解读方药】 本方乃上方（升麻鳖甲汤）去雄黄、蜀椒而成。

【经典导读】 阴毒之为病，面目青，身痛如被杖，咽喉痛，五日可治，七日不可治，升麻鳖甲汤去雄黄、蜀椒主之。（第三　15）

【应用指征】 本方以透热解毒、益阴化瘀为主，主治热毒血证，常见症状：面目青，咽喉痛，身痛如被杖，肌肉僵硬，瘀斑。

【运用须知】 关注方药煎煮与服用方法，即"上四味，以水四升，煮取一升。顿服之。老小再服，取汗"。

【方证辨病】 见上方。

胶艾汤

【方歌】 胶艾汤中芎甘草，当归芍药与地黄，

　　　　杂病血虚诸般疾，补血养血效非常。

【组成】 川芎　阿胶　甘草各二两（各6g）　艾叶　当归各三两（各9g）　芍药四两（12g）　干地黄六两（18g）

【解读方药】

1.诠释用药要点　方中阿胶补血止血；艾叶温经止血；当归补血活血；芍药补血敛阴；干地黄滋补阴血；川芎活血行气；清酒行血通脉；甘草益气和中。

2.剖析方药配伍　阿胶与艾叶，属于相使配伍，补血温经止血；阿胶与干

地黄，属于相须配伍，增强滋阴补血；阿胶与当归，属于相须配伍，增强补血养血；阿胶与芍药，属于相须配伍，增强补血敛阴；阿胶与川芎，属于相反、相畏配伍，阿胶益血制约川芎活血伤血，川芎行血制约阿胶补血壅滞；阿胶与甘草，属于相使配伍，益气补血；清酒与阿胶、芍药、干地黄，属于相反、相畏配伍，清酒制约滋补药浊腻；川芎与当归，属于相使配伍，补血活血行气；当归、芍药、干地黄与川芎，属于相使配伍，补血化阴，活血调经。

3. 权衡用量比例 阿胶与艾叶的用量比例为 2：3，提示补血与止血间的用量关系，以治出血；艾叶与当归为 1：1，提示止血与补血活血间的用量关系；阿胶与芍药为 1：2，提示补血止血与补血敛阴间的用量关系，以治血虚出血；艾叶与干地黄为 1：2，提示止血与凉血补血间的用量关系；干地黄与芍药为 3：2，提示凉血补血与敛阴补血间的用量关系，以治血虚。

【经典导读】 师曰：妇人有漏下者，有半产后因续下血都不绝者，有妊娠下血者，假令妊娠腹中痛，为胞阻，胶艾汤主之。（第二十 4）

【应用指征】 本方以滋补阴血，兼以止血为主，主治血虚出血证，常见症状：妇人漏下，半产后因续下血都不绝，妊娠下血，腹中痛。

【运用须知】 关注方药煎煮与服用方法，即"上七味，以水五升，清酒三升，合煮取三升，去滓，内胶，令消尽。温服一升，日三服。不差，更作"。

【方证辨病】

（1）功能性子宫出血、习惯性流产、先兆流产、不全流产、产后子宫复旧不全、黄体功能不全、月经不调、不孕症等，辨证要点为月经量多，舌质淡、苔薄。

（2）缺铁性贫血、再生障碍性贫血、过敏性血小板减少性紫癜、原发性血小板减少性紫癜等，辨证要点为出血，紫斑，舌质淡、苔薄。

【医案助读】 朱某，女，36 岁，郑州人。有多年功能性子宫出血病史，近因病证加重前来诊治。刻诊：月经量多，色泽淡红质稀，淋漓不断，头晕目眩，面色不荣，舌质淡红、苔薄白，脉沉弱。辨为血虚出血证，治当补血养血止血，给予胶艾汤与四君子汤合方加味：阿胶 6g，川芎 6g，艾叶 10g，当归 10g，白芍 12g，生地黄 18g，红参 12g，白术 12g，茯苓 12g，棕榈 15g，炙甘草 6g。6 剂，

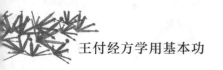

每日 1 剂，水煎服，每日分三服。二诊：经血减少，以前方 6 剂续服。三诊：月经淋漓不断止，头晕目眩基本消除，以前方 6 剂续服。四诊：诸症悉除，以前方 6 剂续服。之后，为了巩固疗效，以前方变汤剂为散剂，每次 10g，每日分三服，治疗 4 个月。随访 1 年，一切尚好。

【点评】 根据月经量多、色泽淡红质稀辨为血虚，再根据头晕目眩、面色不荣辨为气血虚，以此辨为血虚出血证，以胶艾汤补血止血；以四君子汤益气摄血，加棕榈固涩止血。方药相互为用，以奏其效。

胶姜汤

【方歌】 胶姜汤是止血方，阳虚血虚常用方，

杂病妇科诸般证，温阳止血效非常。

【组成】 阿胶三两（9g） 干姜三两（9g）（编者注：方药及剂量引自《经方辨治疑难杂病技巧》）

【解读方药】

1. 诠释用药要点　方中阿胶补血止血；干姜温经止血。

2. 剖析方药配伍　阿胶与干姜，属于相使配伍，阿胶助干姜温经散寒，兼以止血，干姜助阿胶补血止血，兼以温经。

3. 权衡用量比例　阿胶与干姜的用量比例为 1：1，提示补血与温经散寒间的用量关系，以治阳虚出血。

【经典导读】 妇人，陷经，漏下黑不解，胶姜汤主之。（第二十二　12）

【应用指征】 本方以温经补血止血为主，主治阳虚出血证，常见症状：月经漏下黑不解，手足不温，畏寒怕冷，舌质淡、苔薄白，脉弱。

【运用须知】 关注方药煎煮与服用方法，即"上二味，以水四升，煮干姜减一升，去滓，内胶烊化，微沸。温服一升，日三服"。

【方证辨病】

（1）功能性子宫出血、习惯性流产、先兆流产、不全流产、产后子宫复旧不

全、黄体功能不全、月经不调、不孕症等，辨证要点为月经量多，漏下，手足不温，舌质淡、苔薄。

（2）缺铁性贫血、再生障碍性贫血、过敏性血小板减少性紫癜、原发性血小板减少性紫癜等，辨证要点为出血，紫斑，手足不温，舌质淡、苔薄。

黄土汤

【方歌】　黄土汤中术附草，黄芩地黄与阿胶，

　　　　　阳虚出血诸般证，温阳摄血有奇效。

【组成】　甘草三两（9g）　干地黄三两（9g）　白术三两（9g）　附子炮,三两（9g）　阿胶三两（9g）　黄芩三两（9g）　灶心黄土半斤（24g）

【解读方药】

1. **诠释用药要点**　方中灶心黄土温阳止血；干地黄补血益阴；附子温壮阳气；白术健脾益气；阿胶补血止血；黄芩苦寒止血；甘草益气和中。

2. **剖析方药配伍**　灶心黄土与附子，属于相使配伍，灶心黄土助附子温阳，附子助灶心黄土止血；干地黄与阿胶，属于相须配伍，增强补血凉血止血；白术与甘草，属于相须配伍，增强补益中气；干地黄、阿胶与白术、甘草，属于相使配伍，补血之中以化气，益气之中以生血；附子与甘草，属于相使配伍，辛甘益气化阳；干地黄与黄芩，属于相畏、相使配伍，相畏者，黄芩苦泻制约干地黄甘补浊腻，干地黄甘补制约黄芩苦燥伤血，相使者，增强止血；附子、灶心黄土与干地黄、黄芩，属于相反、相畏配伍，干地黄、黄芩寒凉制约附子、灶心黄土温阳动血，附子、灶心黄土温热制约干地黄、黄芩止血凝滞；黄芩与甘草，属于相反、相畏配伍，黄芩苦寒清热燥湿，甘草益气制约黄芩苦寒伤胃。

方中黄芩苦寒，干地黄甘寒，寒能清热：若阳虚夹热，干地黄、黄芩即清热；若阳虚无夹热，其尽在发挥制约温热药温燥之性。

3. **权衡用量比例**　灶心黄土与附子的用量比例为8∶3，提示温阳止血与温阳散寒间的用量关系，以治阳虚出血；附子、灶心黄土与干地黄、黄芩为

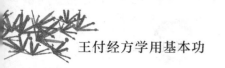

3：8：3：3，提示温阳与清热间的用量关系；干地黄与阿胶为1：1，提示凉血止血与补血止血间的用量关系，以治血虚出血；干地黄、阿胶与白术、甘草为1：1：1：1，提示补血止血与健脾益气间的用量关系，以治气血虚出血；黄芩与甘草为1：1，提示苦寒与甘温间的用量关系。

【经典导读】 下血，先便后血，此远血也，黄土汤主之。（第十六　15）

【应用指征】 本方以益气温阳、补血止血为主，主治阳虚出血证，常见症状：下血，先便后血，手足不温，口淡不渴，舌质淡、苔薄白，脉弱。

【运用须知】 关注方药煎煮与服用方法，即"上七味，以水八升，煮取三升。分温二服"。

【方证辨病】

（1）消化道出血、功能性子宫出血（崩漏、月经过多）、过敏性血小板减少性紫癜等，辨证要点为出血，手足不温，舌质淡红、苔薄白。

（2）慢性胃炎、胃及十二指肠溃疡等，辨证要点为脘腹疼痛，手足不温，舌质淡红、苔薄白。

【医案助读】 郑某，女，36岁，中牟人。有多年功能性子宫出血病史，近1年来月经淋漓不断，服用中、西药则血止，但停药又出血。多次检查且未发现明显器质性病变，近因出血加重前来诊治。刻诊：月经淋漓不断，量时多时少，面色不荣，手足不温，畏寒怕冷，舌质淡红、苔薄略黄，脉沉弱。辨为阳虚出血证，治当温阳止血，给予黄土汤与理中丸合方加味：生地黄10g，白术10g，附子10g，阿胶10g，黄芩10g，灶心黄土24g，人参10g，干姜10g，棕榈15g，艾叶10g，炙甘草10g。6剂，每日1剂，先煎煮灶心黄土30分钟，取其药液再煎煮药物，每日分三服。二诊：月经漏下减少，以前方6剂续服。三诊：漏下又有减少，以前方6剂续服。四诊：漏下淋漓不断止，以前方12剂续服。五诊：未再出现淋漓不断，以前方12剂续服。六诊：诸症基本消除，又以前方20剂续服。随访1年，一切尚好。

【点评】 根据月经淋漓不断、手足不温辨为阳虚，再根据面色不荣、脉沉弱辨为气血虚，以此辨为阳虚出血证。方以黄土汤温阳健脾，益气固摄，补血止血，兼清郁热；以理中丸温中健脾，益气摄血，加棕榈、艾叶温中止血。方药相互为用，以奏其效。

柏叶汤

【方歌】　柏叶汤中艾干姜，温阳摄血止血方，

诸多阳虚夹出血，温阳止血效非常。

【组成】　柏叶　干姜各三两（各9g）　艾叶三把（15g）　马通汁一升

【解读方药】

1. **诠释用药要点**　方中柏叶凉血止血；干姜温中散寒；艾叶温中止血；马通汁（即人尿）凉血止血。

2. **剖析方药配伍**　柏叶与艾叶，属于相反、相畏配伍，相反者，柏叶性寒止血，艾叶性温止血，相畏者，柏叶制约艾叶温阳动血；干姜与艾叶，属于相使配伍，干姜助艾叶温中固涩，艾叶助干姜止血散寒；柏叶与马通汁，属于相须配伍，凉血止血；马通汁与干姜，属于相畏配伍，马通汁性寒制约干姜温散动血，干姜温热制约马通汁寒凉凝滞。

方中柏叶、马通汁既能增强止血，又能兼防温热药伤血动血：若阳虚夹热，柏叶、马通汁寒凉即清热；若阳虚无夹热，即制约干姜、艾叶温燥之性。

3. **权衡用量比例**　柏叶与干姜的用量比例为1：1，提示凉血与温阳间的用量关系，以治出血；艾叶与干姜为5：3，提示温中止血与温中散寒间的用量关系，以治阳虚出血；柏叶与干姜、艾叶为3：3：5，提示凉血止血与温阳止血间的用量关系。

温阳止血方为何以寒性药柏叶命名：①针对病变证机选用温热药至为重要，但不能忽视温热药易伤血动血，选用方药只有考虑全面、统筹兼顾，才能避免方药治病出现不良反应；②若是阳虚夹热，热虽居次，其治也要兼顾次要方面，不能顾此失彼。

【经典导读】　吐血不止者，柏叶汤主之。（第十六　14）

【应用指征】　本方以温阳止血为主，主治阳虚出血证或阳虚夹热出血证，常

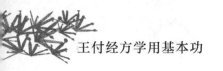

见症状：吐血不止，手足不温，舌质淡、苔薄白，或苔黄白夹杂，脉弱。

【运用须知】 关注方药煎煮、服用方法及注意事项，即"上三味，以水五升，取马通汁一升，合煮取一升。分温再服"。

取水 350mL，马通汁（即人尿）70mL，合并煎煮约 25 分钟，取药液约70mL，每日分二服。

【方证辨病】

（1）胃及十二指肠溃疡出血、鼻腔出血、牙龈出血、上消化道出血、上呼吸道出血、妇科出血（崩漏）等，辨证要点为出血，手足不温，舌质淡红、苔薄白。

（2）过敏性鼻炎、过敏性皮炎等，辨证要点为瘙痒，丘疹，因寒加重，舌质淡红、苔薄。

赤小豆当归散

【方歌】 赤小豆当归散方，血虚血瘀夹湿浊，

口眼阴部夹溃疡，治血治湿功效多。

【组成】 赤小豆浸，令芽出，曝干，三升（72g） 当归十两（30g）

【解读方药】

1. 诠释用药要点 方中赤小豆解毒排脓，兼以清热止血；当归活血补血，通经利脉。

2. 剖析方药配伍 赤小豆与当归，属于相使配伍，赤小豆助当归活血消肿，当归助赤小豆解毒排脓。

3. 权衡用量比例 赤小豆与当归的用量比例为 7：3，提示解毒排脓与活血补血间的用量关系，以治湿夹瘀毒。

【经典导读】

（1）病者脉数，无热，微烦，默默，但欲卧，汗出，初得之三四日，目赤如鸠眼；七八日，目四眦黑；若能食者，脓已成也，赤小豆当归散主之。（第

三　13）

（2）下血，先血后便，此近血也，赤小豆当归散主之。（第十六　16）

【应用指征】　本方以利湿消肿、活血通经，兼以解毒止血为主，主治湿热毒血证或湿热出血证，常见症状：目赤如鸠眼，目四眦黑，无热，微烦，默默，但欲卧，下利不止，汗出，下血，先血后便，脉数。

【运用须知】　关注方药制作与服用方法（须重视赤小豆炮制方法），即"赤小豆，浸，令牙出，曝干……上二味，杵为散，浆水服方寸匕，日三服"。

【方证辨病】

（1）贝赫切特综合征、结缔组织病、硬皮病，以及女子前阴溃烂、男子阴茎溃烂等，辨证要点为溃烂，红斑，舌质黯红、苔薄。

（2）肛裂、痔疮、慢性溃疡性结肠炎等，辨证要点为便血，舌质黯、苔薄。

第12章

治气方

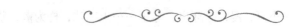

治气方是通过治气的方法而达到治疗目的的方药，气郁当行，气结当散。治气方辨治中医证型并不局限于肝气郁，更可用于心气郁、脾胃气郁等，临证只要审明病变证机，即可以法选择方药。

枳术汤

【方歌】 枳术汤治心下坚，辨治脾热夹虚滞，

脾虚不化水饮作，随证加味最有力。

【组成】 枳实七枚（7g）　白术二两（6g）

【解读方药】

1.诠释用药要点　方中枳实行气散结，清热除滞；白术健脾益气，燥湿化饮。

2.剖析方药配伍　枳实与白术，属于相反、相使配伍，相反者，枳实行气，白术益气，相使者，枳实助白术健脾消胀，白术助枳实行气醒脾。

3.权衡用量比例　枳实与白术的用量比例为7∶6，提示行气与健脾间的用量关系，以治气滞夹热。

【经典导读】　心下坚，大如盘，边如旋盘，水饮所作，枳术汤主之。（第十四　32）

【应用指征】　本方以行气和胃、健脾益气为主，主治气滞气虚证，常见症状：心下坚，大如盘，边如旋盘。

【运用须知】　关注方药煎煮、服用方法及注意事项，即"上二味，以水五升，煮取三升，分温三服，腹中软即当散也"。

【方证辨病】

（1）慢性胃炎、慢性肝炎、慢性肠炎、慢性胆囊炎、慢性胰腺炎等，辨证要点为脘腹胀满坚硬，倦怠乏力，舌质红、苔黄腻夹杂。

（2）心肌炎、心肌缺血等，辨证要点为心悸，心中痞硬，心痛，胸闷，乏力，舌质淡红、苔薄。

四逆散

【方歌】　四逆散疏肝理气，柴胡芍药与枳实，
甘草缓急柔肝气，气机郁滞皆可施。

【组成】　柴胡　枳实破，水渍，炙干　芍药　甘草炙

【解读方药】

1.诠释用药要点　方中柴胡疏肝解郁；枳实降泄浊气；芍药补血敛肝，柔肝缓急；甘草益气和中缓急。

2.剖析方药配伍　柴胡与枳实，属于相须配伍，柴胡理气偏于升举，枳实理气偏于降泄；柴胡与芍药，属于相反、相畏配伍，相反者，柴胡疏肝解郁，芍药收敛肝气，相畏者，芍药制约柴胡疏泄伤正，柴胡制约芍药收敛留邪；芍药与甘草，属于相使配伍，益气补血，柔肝缓急；柴胡与甘草，属于相反、相畏配伍，甘草益气制约柴胡疏肝伤气。

3.权衡用量比例　柴胡与枳实的用量比例为 1：1，提示疏散与降泄间的用量关系，以治肝郁；柴胡与芍药为 1：1，提示疏散与收敛间的用量关系，以

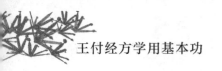

治肝急；芍药与甘草为1：1，提示收敛与益气间的用量关系；柴胡与甘草为1：1，提示疏散与益气间的用量关系。

【经典导读】 少阴病，四逆，其人或咳，或悸，或小便不利，或腹中痛，或泄利下重者，四逆散主之。（318）

【应用指征】 本方以疏肝理气为主，主治肝气郁滞证，常见症状：心悸，咳嗽，腹中痛，小便不利，泄利下重，四逆。

张仲景言"少阴病"，并非论少阴病，而是论肝气郁滞证与少阴病相类似，辨治应注意鉴别诊断。

【运用须知】 关注方药煎煮、服用方法及加减注意事项，即"上四味，各十分，捣筛，白饮和，服方寸匕，日三服。咳者，加五味子、干姜各五分，并主下利；悸者，加桂枝五分；腹中痛者，加附子一枚，炮令坼；泄利下重者，先以水五升，煮薤白三升，煮取三升，去滓。以散三方寸匕，内汤中，煮取一升半，分温再服"。

【方证辨病】

（1）抑郁症、强迫症、癔症、精神分裂症等，辨证要点为急躁易怒，舌质红、苔薄黄。

（2）月经不调、闭经、痛经、乳腺增生等，辨证要点为情绪异常，舌质红、苔薄黄。

（3）慢性胃炎、慢性肝炎、肝纤维化、慢性胆囊炎等，辨证要点为胀痛，情绪异常，舌质红、苔薄黄。

（4）冠心病、风湿性心脏病、高血压等，辨证要点为心悸，头晕目眩，情绪异常，舌质红、苔薄黄。

【医案助读】 乔某，男，56岁，郑州人。有多年乙肝病史，5年前经检查又有肝硬化，近因病证加重前来诊治。刻诊：胁肋胀痛，因情绪异常及劳累加重，表情沉默，情绪低落，不思饮食，舌质黯红夹瘀斑、苔薄黄，脉沉涩。经检查，血清Ⅲ型前胶原(PCⅢ)、Ⅳ型胶原(Ⅳ-C)含量升高，白蛋白/球蛋白倒置，血清 γ-球蛋白增加。辨为肝郁瘀阻夹气虚证，治当疏肝解郁、活血化瘀，给予四逆散、桂枝茯苓丸与失笑散合方：柴胡12g，枳实12g，白芍15g，桂枝15g，茯苓 15g，桃仁 15g，牡丹皮 15g，五灵脂 12g，蒲黄 12g，红参 12g，生麦芽 24g，炙甘草 12g。6 剂，每日 1 剂，水煎服，每日分三服。二诊：胁胀减轻，以前方 6 剂续服。三诊：饮食好转，以前方 6 剂续服。四诊：情绪好转，以前方 6 剂续服。五诊：胁肋胀痛减轻，以前方 6 剂续服。六诊：精神转佳，以前方 6 剂续服。之后，以前方治疗 180 余剂，又复查，白蛋白 / 球蛋白倒置恢复正常，血清 γ–球蛋白恢复正常。为了巩固疗效，又以前方治疗 120 余剂，又复查，血清 PC Ⅲ 、Ⅳ –C 含量恢复正常。之后，以前方变汤剂为散剂，每次 6g，每日分三服。随访 1 年，一切尚好。

【点评】 根据胁肋胀痛、因情绪异常加重辨为气郁，再根据胁肋胀痛、因劳累加重辨为气虚，因舌质瘀紫、脉沉涩辨为瘀血，以此辨为肝郁瘀阻夹气虚证。方以四逆散疏肝解郁，调理气机；以桂枝茯苓丸活血化瘀；以失笑散化瘀止痛，加红参补益中气，生麦芽消食和胃。方药相互为用，以奏其效。

枳实芍药散

【方歌】 枳实芍药能疏肝，产后腹痛诸般疾，
　　　　 辨治烦满不得卧，理气活血能缓急。

【组成】 枳实烧令黑，勿太过　芍药等分

【解读方药】

1. **诠释用药要点**　方中枳实降逆行气；芍药敛阴养血，柔肝缓急；大麦粥补益中气。

2. **剖析方药配伍**　枳实与芍药，属于相反、相畏配伍，相反者，枳实行气降逆，芍药敛阴缓急，相畏者，枳实制约芍药柔肝敛阴恋邪，芍药制约枳实行气降逆伤阴；大麦粥与枳实、芍药，属于相使配伍，益气行气生血。

3. **权衡用量比例**　枳实与芍药用量比例为 1 : 1，提示行气与益血缓急间的用量关系，以治郁结。

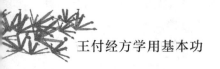
【经典导读】

（1）产后腹痛，烦满不得卧，枳实芍药散主之。（第二十一　5）

（2）师曰：产妇腹痛，法当以枳实芍药散；假令不愈者，此为腹中有余血着脐下，宜下瘀血汤主之；亦主经水不利。（第二十一　6）

【应用指征】　本方以行气疏肝、敛阴柔肝为主，主治气血郁滞证，常见症状：（产后）腹痛，烦满不得卧，腹胀，不思饮食，舌质红、苔薄黄。

【运用须知】　关注方药煎煮、服用方法及注意事项，即"上二味，杵为散，服方寸匕，日三服。并主痈脓，以麦粥下之"。

【方证辨病】

（1）慢性肝炎、慢性胆囊炎、慢性胰腺炎、胆结石等，辨证要点为胸胁脘腹胀满，急躁易怒，舌质淡红、苔薄黄。

（2）心肌炎、心肌缺血、心律不齐、室性心动过速等，辨证要点为心悸，心烦，胸闷，舌质淡红、苔薄。

栝楼薤白白酒汤

【方歌】　栝楼薤白白酒汤，胸痹胸闷痛难当，

喘息短气时咳唾，随症加减此方良。

【组成】　栝楼实捣，一枚（15g）　薤白半升（24g）　白酒七升

【解读方药】

1. 诠释用药要点　方中栝楼实宽胸化痰；薤白开胸通阳；白酒行气活血。

2. 剖析方药配伍　栝楼实与薤白，属于相使配伍，栝楼实助薤白通阳解郁，薤白助栝楼实行气化痰；栝楼实与白酒，属于相使配伍，宽胸化痰，行气活血；薤白与白酒，属于相使配伍，行气活血，通阳解郁。

3. 权衡用量比例　栝楼实与薤白的用量比例为5∶8，提示行气化痰与行气通阳间的用量关系，以治气郁痰阻。

【经典导读】　胸痹之病，喘息咳唾，胸背痛，短气，寸口脉沉而迟，关上小

紧数，栝楼薤白白酒汤主之。(第九　3)

【应用指征】　本方以通阳行气、宽胸化痰为主，主治气痰郁胸痹证，常见症状：喘息咳唾，胸痹，胸背痛，短气，寸口脉沉而迟，关上小紧数。

【运用须知】　关注方药煎煮与服用方法，即"上三味，同煮，取二升，分温再服"。

【方证辨病】

(1)冠心病、高血压、高脂血症、风湿性心脏病等，辨证要点为心痛，胸闷，舌质淡、苔薄。

(2)慢性支气管炎、间质性肺疾病、慢性阻塞性肺疾病等，辨证要点为咳嗽，气喘，舌质淡、苔白。

栝楼薤白半夏汤

【方歌】　栝楼薤白半夏汤，通阳蠲痰能宽胸，

　　　　白酒行气又理血，诸药相伍效力雄。

【组成】　栝楼实捣，一枚(15g)　薤白三两(9g)　半夏半升(12g)　白酒一斗(50mL)

【解读方药】

1. 诠释用药要点　方中栝楼实宽胸化痰；薤白开胸通阳；白酒行气活血；半夏燥湿化痰。

2. 剖析方药配伍　栝楼实与薤白，属于相使配伍，栝楼实助薤白行气解郁，薤白助栝楼实行气化痰；栝楼实与白酒，属于相使配伍，行气活血解郁；栝楼实与半夏，属于相反、相畏、相使配伍，相反、相畏者，寒温同用，制约其偏性，相使者，栝楼实助半夏燥湿化痰，半夏助栝楼实降泄痰浊；薤白与白酒，属于相使配伍，行气活血，通阳解郁。

3. 权衡用量比例　栝楼实与薤白的用量比例为5：3，提示行气化痰与行气通阳间的用量关系，以治胸痛；栝楼实与半夏为5：4，提示行气化痰与燥湿

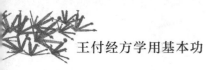
化痰间的用量关系，以治胸闷；薤白与半夏为3：4，提示通阳行气与燥湿化痰间的用量关系，以治痰阻。

【经典导读】 胸痹，不得卧，心痛彻背者，栝楼薤白半夏汤主之。（第九 4）

【应用指征】 本方以行气通阳、降逆化痰为主，主治痰盛瘀阻胸痹证，常见症状：心痛彻背，胸闷，气短，胸中拘急，不得卧。

【运用须知】 关注方药煎煮与服用方法，即"上四味，同煮，取四升，温服一升，日三服"。

【方证辨病】

（1）冠心病、高血压、高脂血症、风湿性心脏病等，辨证要点为心痛，胸闷，舌质淡、苔腻。

（2）慢性支气管炎、间质性肺疾病、慢性阻塞性肺疾病等，辨证要点为咳嗽，气喘，胸闷，舌质淡、苔腻。

> 栝楼薤白白酒汤与栝楼薤白半夏汤：栝楼薤白半夏汤较栝楼薤白白酒汤多了半夏，用半夏者燥湿化痰，可见栝楼薤白半夏汤的化痰作用大于栝楼薤白白酒汤。

枳实薤白桂枝汤

【方歌】 枳实薤白桂枝汤，厚朴栝楼合成方，

胸满留气结在胸，通阳化痰功效良。

【组成】 枳实四枚（4g） 厚朴四两（12g） 薤白半斤（24g） 桂枝一两（3g） 栝楼实捣，一枚（15g）

【解读方药】

1.诠释用药要点 方中栝楼实宽胸理气，涤痰通脉；薤白开胸理气，化痰通脉；枳实行气解郁，散结除满；厚朴行气通阳，下气消痰；桂枝温阳通脉，行滞散瘀。

2.剖析方药配伍　枳实与薤白，属于相使配伍，行气通阳；枳实与桂枝，属于相使配伍，行气通脉；枳实与栝楼实，属于相使配伍，行气化痰；薤白与栝楼实，属于相使配伍，宽胸行气化痰；枳实与厚朴，属于相须配伍，增强行气降逆；薤白与桂枝，属于相使配伍，行气通阳散瘀。

3.权衡用量比例　枳实与薤白的用量比例为 1∶6，提示行气与通阳间的用量关系，以治气郁；枳实与栝楼实为近 1∶4，提示行气与化痰间的用量关系，以治痰气胶结；枳实与厚朴为 1∶4，以治气郁；桂枝与薤白为 1∶8，提示通经散瘀与通阳间的用量关系，以治阳郁气滞。

【**经典导读**】　胸痹，心中痞，留气结在胸，胸满，胁下逆抢心，枳实薤白桂枝汤主之；人参汤亦主之。（第九　5）

【**应用指征**】　本方以通阳行气、宽胸化痰为主，主治气郁痰阻胸痹证，常见症状：心中痞，胸满，胁下逆抢心。

【**运用须知**】　关注方药煎煮与服用方法，即"上五味，以水五升，先煮枳实、厚朴，取二升，去滓。内诸药，煮数沸，分温三服"。

【**方证辨病**】

（1）冠心病、肺源性心脏病、风湿性心脏病、心肌炎、心律不齐、室性心动过速等，辨证要点为心痛，胸闷，舌质淡红、苔薄。

（2）支气管炎、支气管哮喘、阻塞性肺疾病、间质性肺疾病等，辨证要点为咳喘，胸闷，舌质淡红、苔薄。

（3）胸膜炎、肋间神经痛等，辨证要点为胸痛，胸闷，舌质淡红、苔薄。

【**医案助读**】　蔡某，女，55 岁，郑州人。有多年支气管哮喘病史，近因病证加重前来诊治。刻诊：哮喘，胸中、喉中痰鸣，胸胁胀闷，心中痞塞，动则气喘，手足不温，舌质淡红、苔薄白，脉沉弱。辨为气郁痰阻伤气证，治当通阳行气、宽胸化痰，兼以益气，给予枳实薤白桂枝汤、苓甘五味姜辛汤与四君子汤合方加味：枳实 5g，厚朴 12g，薤白 24g，桂枝 10g，全栝楼 15g，茯苓 12g，细辛 10g，干姜 10g，五味子 12g，姜半夏 12g，红参 12g，白术 12g，炙甘草 12g。6 剂，每日 1 剂，水煎服，每日分三服。二诊：哮喘减轻，以前方 6 剂续服。三诊：胸中痰鸣好转，以前方 6 剂续服。四诊：哮喘明显好转，喉中痰鸣减轻，

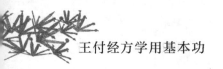

以前方6剂续服。五诊：心中痞塞消除，以前方6剂续服。六诊：哮喘止，痰鸣基本消除，以前方6剂续服。七诊：诸症基本消除，以前方6剂续服。之后，为了巩固疗效，又以前方治疗60余剂，诸症悉除。随访1年，一切尚好。

【点评】 根据哮喘、手足不温辨为寒，再根据胸胁胀闷、心中痞塞辨为气滞，因动则气喘、脉沉弱辨为气虚，以此辨为气郁痰阻伤气证。方以枳实薤白桂枝汤通阳宽胸，行气化痰；以苓甘五味姜辛汤温肺化饮；以四君子汤健脾益气，化生气血。方药相互为用，以奏其效。

橘枳姜汤

【方歌】 橘枳姜汤治胸痹，气郁痰阻效力异，

　　　　胸中气塞及短气，辨治杂病服之宜。

【组成】 橘皮一斤（48g）　枳实三两（9g）　生姜半斤（24g）

【解读方药】

1. 诠释用药要点　方中橘皮宽胸理气；枳实行气降浊；生姜温中散寒。

2. 剖析方药配伍　橘皮与生姜，属于相使配伍，橘皮助生姜温中散寒，生姜助橘皮理气止痛；橘皮与枳实，属于相反、相使配伍，相反者，寒热同用，橘皮性温偏于升散，枳实性寒偏于降泄，相使者，橘皮助枳实行气止逆，枳实助橘皮行气止痛；枳实与生姜，属于相使配伍，枳实宽胸偏于降泄，生姜宽胸偏于宣散。

3. 权衡用量比例　橘皮与生姜的用量比例为2∶1，提示理气与温中间的用量关系，以治胸闷；橘皮与枳实为16∶3，提示温中行气与清热行气间的用量关系，以治闷痛；枳实与生姜为3∶8，提示降泄与宣散间的用量关系，以治胸痛。

【经典导读】 胸痹，胸中气塞，短气，茯苓杏仁甘草汤主之；橘枳姜汤亦主之。（第九　6）

【应用指征】 本方以行气宽胸为主，主治气郁伤气胸痹证，常见症状：胸痛，胸闷，胸中气塞，短气。

【运用须知】　关注方药煎煮与服用方法，即"上三味，以水五升，煮取二升。分温三服"。

【方证辨病】

（1）冠心病、肺源性心脏病、风湿性心脏病等，辨证要点为心悸，胸闷，心痛，舌质淡、苔白腻。

（2）慢性支气管炎、支气管哮喘、肺气肿等，辨证要点为咳嗽，胸闷，舌质淡、苔白腻。

（3）慢性胃炎、慢性肠胃炎、慢性胰腺炎等，辨证要点为脘腹痞闷，舌质淡、苔白腻。

【医案助读】　文某，男，67 岁，郑州人。有多年慢性支气管炎病史，3 年前又出现心悸、胸闷，虽经多次治疗，但未能有效控制病情，近因病证加重前来诊治。刻诊：咳嗽，气喘，痰多色白，心悸，胸闷，动则加重，舌质淡、苔白腻，脉沉弱。辨为气郁伤气胸痹证，治当行气宽胸，兼以益气，给予橘枳姜汤与桂枝人参汤合方加味：陈皮 48g，生姜 24g，枳实 10g，桂枝 12g，红参 10g，白术 10g，干姜 10g，薤白 24g，全栝楼 24g，炙甘草 12g。6 剂，每日 1 剂，水煎服，每日分三服。二诊：咳喘、胸闷减轻，以前方 6 剂续服。三诊：心悸减轻，痰量减少，以前方 6 剂续服。四诊：咳喘、心悸基本消除，以前方 6 剂续服。五诊：诸症悉除，以前方变汤剂为散剂，每次 10g，每日分三服，治疗半年。随访 1 年，一切尚好。

【点评】　根据咳喘、痰多辨为痰阻气逆，再根据胸闷、苔腻辨为痰阻气郁，因心悸辨为痰扰心神，又因动则加重辨为气虚，以此辨为气郁伤气胸痹证。方以橘枳姜汤行气宽胸化痰；以桂枝人参汤健脾益气，温阳燥湿，加薤白行气通阳，全栝楼宽胸化痰。方药相互为用，以奏其效。

厚朴生姜半夏甘草人参汤

【方歌】　厚朴姜夏甘参汤，气虚气滞常用方，

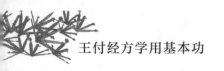

肢体倦怠腹胀满，温运脾气功效彰。

【组成】 厚朴炙，去皮，半斤（24g）　生姜切，半斤（24g）　半夏洗，半升（12g）　甘草炙，二两（6g）　人参一两（3g）

【解读方药】

1. **诠释用药要点**　方中厚朴温中下气；生姜醒脾和胃；半夏醒脾降逆；人参补益中气；甘草益气和中。

2. **剖析方药配伍**　生姜与半夏，属于相使配伍，半夏助生姜醒脾和胃，生姜助半夏降逆并解半夏毒性；厚朴与生姜、半夏，属于相使配伍，行气理脾和胃；人参与甘草，属于相须配伍，增强补益中气；厚朴与人参、甘草，属于相反、相畏配伍，厚朴行气下气制约人参、甘草补益壅滞，人参、甘草补益制约厚朴下气伤气。

3. **权衡用量比例**　生姜与半夏的用量比例为 2 : 1，提示宣散与降逆间的用量关系，以治气滞；厚朴与生姜、半夏为 2 : 2 : 1，提示行气与辛开苦降间的用量关系，以治腹胀；人参与甘草为 1 : 2，提示大补与缓补间的用量关系，以治气虚；厚朴与人参、甘草为 8 : 1 : 2，提示行气与益气间的用量关系，以治气虚气滞。

【经典导读】　发汗后，腹胀满者，厚朴生姜半夏甘草人参汤主之。（66）

【应用指征】　本方以行气降逆、补益中气为主，主治脾胃气滞气虚证，常见症状：腹胀满，不思饮食，倦怠乏力，舌质淡、苔薄白。

【运用须知】　关注方药煎煮与服用方法，即"上五味，以水一斗，煮取三升，去滓。温服一升，日三服"。

【方证辨病】

（1）慢性胃炎、慢性胰腺炎、慢性肝炎、慢性胆囊炎等，辨证要点为腹胀，倦怠乏力，舌质淡、苔白腻。

（2）慢性支气管炎、阻塞性肺疾病等，辨证要点为咳嗽，气喘，倦怠乏力，舌质淡、苔白腻。

（3）心律不齐、室性心动过速、房室传导阻滞、风湿性心脏病等，辨证要点为心悸，胸闷，咯痰，倦怠乏力，舌质淡、苔白腻。

（4）抑郁症、癔症、睡眠障碍等，辨证要点为心悸，失眠多梦，腹胀，倦怠乏力，舌质淡、苔薄白。

桂苓五味甘草汤

【方歌】　桂苓五味甘草汤，寒饮郁结气上冲，

气从小腹冲胸咽，辨治杂病有奇功。

【组成】　桂枝去皮，四两（12g）　茯苓四两（12g）　甘草炙，三两（9g）　五味子半升（12g）

【解读方药】

1. 诠释用药要点　方中桂枝平冲降逆；茯苓渗利降浊；五味子酸涩收敛；甘草益气和中。

2. 剖析方药配伍　桂枝与五味子，属于相反配伍，桂枝辛散温肺，五味子酸收敛肺；桂枝与茯苓，属于相使配伍，桂枝温阳化饮，茯苓渗利水湿；五味子与甘草，属于相使配伍，五味子助甘草益气补肺，甘草助五味子益气敛肺；五味子与茯苓，属于相反、相畏配伍，茯苓渗利制约五味子酸收恋邪，五味子酸敛制约茯苓渗利伤阴；茯苓与甘草，属于相使配伍，益气渗湿，通利水道。

3. 权衡用量比例　桂枝与茯苓的用量比例为 1：1，提示温阳与渗利间的用量关系，以治寒痰；桂枝与五味子为 1：1，提示辛散与内敛间的用量关系，以治咳喘；茯苓与五味子为 1：1，提示渗利与敛肺间的用量关系；茯苓与甘草为 4：3，提示渗利与益气缓急间的用量关系，以治气虚。

【经典导读】　青龙汤下已，多唾，口燥，寸脉沉，尺脉微，手足厥逆，气从小腹上冲胸咽，手足痹，其面翕热如醉状，因复下流阴股，小便难，时复冒者，与茯苓桂枝五味甘草汤，治其气冲。（第十二　36）

【应用指征】　本方以温阳益气、平冲敛肺为主，主治寒饮郁肺气冲证，常见症状：面翕热如醉状，时复冒，多唾，口燥，手足痹，手足厥逆，小便难，气从小腹上冲胸咽，寸脉沉，尺脉微。

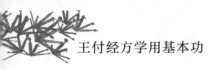

【运用须知】 关注方药煎煮与服用方法，即"上四味，以水八升，煮取三升，去滓。分温三服"。

【方证辨病】

（1）慢性支气管炎、间质性肺疾病、阻塞性肺疾病、支气管哮喘等，辨证要点为咳嗽，气喘，舌质淡、苔白。

（2）内分泌失调、代谢紊乱等，辨证要点为失眠，水肿，舌质淡、苔白。

（3）慢性肾炎、肾病综合征等，辨证要点为水肿，舌质淡、苔白腻。

【医案助读】 杨某，男，7岁，郑州人。有4年支气管炎病史，近因咳喘加重前来诊治。刻诊：咳喘，痰多色白，受凉加重，口燥多涎，鼻塞不通，面色红赤，大便干结，舌质淡、苔薄白，脉浮弱。辨为寒饮郁肺、郁热夹杂证，治当温肺化饮、宣利鼻窍，给予桂苓五味甘草汤与大黄甘草汤合方加味：桂枝12g，茯苓12g，五味子12g，大黄6g，麻黄10g，杏仁15g，生甘草10g。6剂，每日1剂，水煎服，每日分三服。二诊：大便通畅，以前方6剂续服。三诊：咳喘减轻，以前方6剂续服。四诊：鼻塞减轻，以前方6剂续服。五诊：口中唾液减少，以前方6剂续服。六诊：诸症基本消除，为了巩固疗效，又以前方治疗12剂。随访1年，一切尚好。

【点评】 根据咳喘、受凉加重辨为寒，再根据痰多色白辨为寒饮，因面色红赤、大便干结辨为寒夹热，以此辨为寒饮郁肺、郁热夹杂证。方以桂苓五味甘草汤温肺降逆；以大黄甘草汤清泻郁热，加麻黄宣肺利窍，杏仁肃降肺气。方药相互为用，以奏其效。

桂枝加桂汤

【方歌】 桂枝加桂治奔豚，桂枝用量为五两，
　　　　 肾寒气逆上冲心，温阳平冲效优良。

【组成】 桂枝去皮，五两（15g） 芍药三两（9g） 甘草炙，二两（6g） 生姜切，三两（9g） 大枣擘，十二枚

【解读方药】

1. 诠释用药要点　方中桂枝温阳平冲降逆；芍药益营敛阴缓急；生姜辛温通阳；大枣补益中气；甘草益气和中。

2. 剖析方药配伍　桂枝与生姜，属于相须配伍，增强辛温通阳散寒；桂枝与芍药，属于相反、相使配伍，相反者，散敛同用，相使者，桂枝平冲助芍药敛阴，芍药益营助桂枝降逆；大枣与甘草，属于相须配伍，增强补益中气；桂枝与大枣、甘草，属于相使配伍，益气平冲，降逆缓急。

3. 权衡用量比例　桂枝与芍药的用量比例为 5：3，提示平冲与敛降间的用量关系，以治气逆；桂枝与生姜为 5：3，提示平冲与辛温宣散间的用量关系，以治阴寒；桂枝与大枣、甘草为 5：10：2，提示温阳平冲与益气缓急间的用量关系，以治阳虚。

【经典导读】　烧针令其汗，针处被寒，核起而赤者，必发奔豚。气从少腹上冲心者，灸其核上各一壮，与桂枝加桂汤，更加桂二两也。（117）

【应用指征】　本方以益气温阳、平冲敛降为主，主治阳虚奔豚证，常见症状：奔豚，气从少腹上冲心，腹痛，头痛，头晕目眩，胁胀，舌质淡。

【运用须知】　关注方药煎煮、服用方法及注意事项，即"上五味，以水七升，煮取三升，去滓。温服一升。本云：桂枝汤，今加桂满五两，所以加桂者，以泄奔豚气也"。

【方证辨病】

（1）内分泌失调、内脏神经紊乱、围绝经期综合征等，辨证要点为脘腹浊气上逆，手足不温，舌质淡、苔白腻。

（2）心肌缺血、心律不齐、房室传导阻滞、风湿性心脏病等，辨证要点为心悸，胸闷，浊气上逆，舌质淡、苔白。

（3）慢性胃炎、慢性结肠炎、慢性肝炎、胃及十二指肠溃疡等，辨证要点为胃痛，胃胀，浊气上逆，舌质淡、苔白。

【医案助读】　谢某，女，50岁，郑州人。有 4 年围绝经期综合征病史，近因症状加重前来诊治。刻诊：腹胀，少腹浊气冲咽喉逆胸胁至头部达四肢，烦躁，倦怠乏力，手足不温，食后欲呕，口淡不渴，舌质淡红、苔白中心夹黄，脉

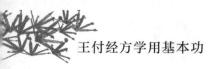

沉弱。辨为阳虚寒盛气逆证，治当温阳散寒、益气降逆，给予桂枝加桂汤与吴茱萸汤合方加味：桂枝 15g，白芍 10g，生姜 15g，大枣 12 枚，吴茱萸 24g，红参 10g，厚朴 24g，黄连 6g，炙甘草 6g。6 剂，每日 1 剂，水煎服，每日分三服。

二诊：腹胀减轻，以前方 6 剂续服。三诊：未再出现气冲咽喉，以前方 6 剂续服。

四诊：气上冲头减轻，以前方 6 剂续服。五诊：食后欲呕消除，以前方 6 剂续服。

六诊：大便略有干结，减吴茱萸为 20g，以前方 6 剂续服。七诊：诸症基本消除，以前方 6 剂续服。之后，为了巩固疗效，以前方变汤剂为散剂，每次 6g，每日分三服，治疗 2 个月。随访 1 年，一切尚好。

【点评】 根据少腹浊气冲咽喉逆胸胁至头部达四肢辨为奔豚，再根据手足不温、口淡不渴辨为寒，因倦怠乏力辨为气虚，因烦躁、食后欲呕辨为阳虚寒扰，以此辨为阳虚寒盛气逆证。方以桂枝加桂汤温阳益气，平冲降逆；以吴茱萸汤温阳散寒，益气降逆，加厚朴下气降逆，黄连兼清郁热。方药相互为用，以奏其效。

奔豚汤

【方歌】 奔豚汤中甘芎归，黄芩芍药葛半夏，

　　　　 生姜甘李根白皮，养肝清热效力大。

【组成】 甘草　川芎　当归各二两（各6g）　半夏四两（12g）　黄芩二两（6g）　生葛五两（15g）　芍药二两（6g）　生姜四两（12g）　甘李根白皮一升（24g）

【解读方药】

1. 诠释用药要点　方中当归补血活血；芍药养血敛肝，柔肝缓急；甘李根白皮清肝热，降逆气，泄奔豚；半夏降逆下气；生姜宣散降逆，调理气机；川芎理血行气；葛根降逆升清；黄芩清热降泄；甘草益气和中。

2. 剖析方药配伍　当归与芍药，属于相须配伍，增强补血养血；川芎与当归、芍药，属于相使配伍，川芎使当归、芍药所补之血运行于经脉之中，当归、芍药使川芎行血之中以主滋荣；黄芩与甘李根白皮，属于相须配伍，增强清热泻

火；葛根与生姜，属于相反、相使配伍，相反者，寒热同用，相使者，辛散透达，调理气机；甘草与当归、芍药，属于相使配伍，益气生血，补血化气；半夏与黄芩、甘李根白皮，属于相反、相畏配伍，半夏辛温制约黄芩、甘李根白皮清热凝滞；半夏与葛根，属于相反、相畏配伍，半夏降逆制约葛根升散太过，葛根辛散制约半夏降泄伤正；甘草与川芎，属于相使配伍，益气帅血，血行载气。

3.权衡用量比例　当归、芍药与黄芩、甘李根白皮的用量比例为 1：1：1：4，提示补血与清热间的用量关系，以治血虚夹热；甘草与川芎为 1：1，提示益气与活血间的用量关系；生姜与葛根为 4：5，提示辛温与辛凉间的用量关系，以治气逆；甘草与当归、芍药为 1：1：1，提示益气与补血间的用量关系；半夏与生姜为 1：1，提示降逆与宣散间的用量关系。

【经典导读】　奔豚，气上冲胸，腹痛，往来寒热，奔豚汤主之。（第八　2）

【应用指征】　本方以养血平冲、清热降气为主，主治肝热气逆证，常见症状：心烦急躁，情绪低落，气上冲胸，腹痛，往来寒热。

【运用须知】　关注方药煎煮与服用方法，即"上九味，以水二斗，煮取五升。温服一升，日三夜一服"。

运用奔豚汤，应遵循"日三夜一服"，否则不能取得最佳疗效。

【方证辨病】

（1）内分泌失调、内脏神经紊乱等，辨证要点为浊气上冲，或浊气逆行，舌质淡红、苔薄黄。

（2）冠心病、高血压、心脑动脉硬化、脑梗死等，辨证要点为浊气上冲，头晕目眩，舌质淡红、苔薄黄。

（3）软组织损伤、肌腱损伤、风湿性关节炎、类风湿关节炎、骨质增生等，辨证要点为疼痛，浊气逆行，因劳累加重，舌质淡红、苔薄黄。

第13章

治 湿 方

治湿方是通过治湿的方法而达到治疗目的的方药，湿者当利当燥当化，亦可相互并用。治湿方辨治中医证型并不局限于湿证，更可用于水结、饮留，临证只要审明病变证机，即可以法选择方药。

五苓散

【方歌】 五苓散治表里证，泽泻白术猪茯苓，

桂枝解表能化气，辨治杂病用药精。

【组成】 猪苓去皮，十八铢（2.3g） 泽泻一两六铢（3.8g） 白术十八铢（2.3g） 茯苓十八铢（2.3g） 桂枝去皮，半两（1.5g）

【解读方药】

1.诠释用药要点 方中茯苓益气健脾渗湿；猪苓清热利水渗湿；泽泻泻热渗利水湿；白术健脾益气制水；桂枝辛温解肌，通阳化气。

2.剖析方药配伍 茯苓与猪苓、泽泻，属于相须配伍，增强清利三焦水气；茯苓与白术，属于相使配伍，健脾利湿燥湿；桂枝与茯苓、猪苓、泽泻，属于相使、相畏配伍，温阳化气利水，兼以解表并制约寒药凝滞；桂枝与白术，属于相

使配伍，温阳益气，健脾燥湿。

3.**权衡用量比例**　茯苓与猪苓、泽泻的用量比例为 3 : 3 : 5，提示益气利水与清热利水间的用量关系，以治水气；桂枝与白术为 2 : 3，提示温阳化气与健脾燥湿间的用量关系；白术与茯苓为 1 : 1，提示健脾燥湿与健脾利水间的用量关系，以治脾不制水。

【经典导读】

（1）太阳病，发汗后，大汗出，胃中干，烦躁不得眠，欲得饮水者，少少与饮之，令胃气和则愈。若脉浮，小便不利，微热，消渴者，五苓散主之。(71)

（2）发汗已，脉浮数，烦渴者，五苓散主之。(72)

（3）伤寒，汗出而渴者，五苓散主之；不渴者，茯苓甘草汤主之。(73)

（4）中风发热，六七日不解而烦，有表里证，渴欲饮水，水入则吐，名曰水逆，五苓散主之。(74)

（5）病在阳，应以汗解之，反以冷水潠之，若灌之，其热被劫不得去，弥更益烦，肉上粟起，意欲饮水，反不渴者，服文蛤散；若不差者，与五苓散。(141)

（6）本以下之，故心下痞，与泻心汤，痞不解，其人渴而口燥烦，小便不利者，五苓散主之。(156)

（7）太阳病，寸缓关浮尺弱，其人发热汗出，复恶寒，不呕，但心下痞者，此以医下之也。如其不下者，病人不恶寒而渴者，此转属阳明也。小便数者，大便必硬，不更衣十日，无所苦也。渴欲饮水，少少与之，但以法救之；渴者，宜五苓散。(244)

（8）霍乱，头痛，发热，身疼痛，热多欲饮水者，五苓散主之；寒多不用水者，理中丸主之。(386)

（9）脉浮，小便不利，微热，消渴者，宜利小便、发汗，五苓散主之。(第十三　4)

（10）假令瘦人脐下有悸，吐涎沫而癫眩，此水也，五苓散主之。(第十二　31)

【应用指征】　本方以健脾利水、温阳化气，兼以解表为主，主治太阳中风证

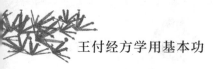

与三焦水气证相兼或三焦水气证，常见症状：头痛，头眩，心烦，心下痞，吐涎沫，脐下悸，小便不利，肉上粟起，发热，身体疼痛，汗出而渴，烦渴，消渴，渴欲饮水，水入则吐，意欲饮水，反不渴，脉浮，或脉浮数。

【运用须知】 关注方药煎煮、服用方法及注意事项，即"上五味，捣为散，以白饮和，服方寸匕，日三服。多饮暖水，汗出愈，如法将息"。

【方证辨病】

（1）冠心病、高血压、高脂血症等，辨证要点为头晕目眩，口干不欲饮水，舌质淡红、苔薄。

（2）肾小球肾炎、肾盂肾炎、膀胱炎、泌尿系结石等，辨证要点为小便不利，渴欲饮水不止，舌质红、苔薄。

（3）慢性支气管炎、阻塞性肺疾病、支气管哮喘等，辨证要点为咳喘，口干不欲饮水，舌质红、苔薄。

（4）慢性胃炎、慢性肝炎、慢性胆囊炎、慢性胰腺炎等，辨证要点为脘腹不适，口渴欲饮，饮入则吐，或心下痞，或胃中夹水声，舌质红、苔薄。

【医案助读】 薛某，女，51岁，郑州人。有多年慢性胃炎病史，近因病证加重前来诊治。刻诊：胃脘痞满，不思饮食，脘腹中有水声，大便溏泄，口干舌燥，舌质淡红、苔略黄滑腻，脉浮。辨为胃脘水气证，治当健脾利水、温阳化气，给予五苓散与小半夏加茯苓汤合方加味：猪苓10g，泽泻15g，白术10g，茯苓10g，桂枝8g，姜半夏24g，生姜24g，苍术15g，厚朴15g，黄连10g。6剂，每日1剂，水煎服，每日分三服。二诊：胃脘痞满减轻，以前方6剂续服。三诊：脘腹中有水声减轻，以前方6剂续服。四诊：大便基本恢复正常，以前方6剂续服。五诊：口干舌燥基本消除，以前方6剂续服。六诊：诸症消除，以前方12剂续服。七诊：为了巩固疗效，又以前方治疗12剂。随访1年，一切尚好。

【点评】 根据胃脘痞满、脘腹中有水辨为水气，再根据口干舌燥辨为水遏，因苔黄腻辨为水气夹热，以此辨为胃脘水气证。方以五苓散健脾益气，清热利水，兼以温化；以小半夏加茯苓汤醒脾燥湿降逆，加苍术芳香化湿，厚朴行气化湿，黄连清泻郁热。方药相互为用，以奏其效。

猪苓汤

【方歌】　猪苓汤中用茯苓，泽泻阿胶与滑石，

水气郁热夹阴虚，利水清热可育阴。

【组成】　猪苓去皮　茯苓　泽泻　阿胶　滑石碎, 各一两（各3g）

【解读方药】

1. **诠释用药要点**　方中猪苓利水清热；阿胶养血益阴润燥；泽泻泻热利水；茯苓健脾益气，利水渗湿；滑石利水清热。

2. **剖析方药配伍**　猪苓与泽泻、滑石，属于相须配伍，增强清热利水；猪苓与茯苓，属于相须配伍，增强利水益气；猪苓、茯苓、泽泻、滑石与阿胶，属于相反、相畏配伍，相反者，猪苓、茯苓、泽泻、滑石利水，阿胶补血益阴，相畏者，阿胶制约猪苓、茯苓、泽泻、滑石利水伤阴，猪苓、茯苓、泽泻、滑石制约阿胶滋补助湿。

3. **权衡用量比例**　猪苓、茯苓、泽泻、滑石与阿胶用量相等，提示利水与益血间的用量关系，以治阴虚水气。

【经典导读】

（1）若脉浮，发热，渴欲饮水，小便不利者，猪苓汤主之。（223）（第十三　13）

（2）少阴病，下利六七日，咳而呕渴，心烦，不得眠者，猪苓汤主之。（319）

【应用指征】　本方以利水益阴为主，主治阴虚水气证，常见症状：心烦，不得眠，咳嗽，呕吐，小便不利，下利，发热，渴欲饮水，脉浮。

【运用须知】　关注方药煎煮与服用方法，即"上五味，以水四升，先煮四味，取二升，去滓。内阿胶烊消。温服七升。日三服"。

【方证辨病】

（1）慢性肾小球肾炎、慢性肾盂肾炎、肾病综合征、肾衰竭、肾积水、泌尿系感染等，辨证要点为小便不利，灼热，口渴，舌质红、少苔或苔薄。

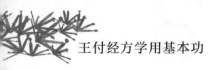

（2）肝硬化腹水、心脏病水肿、内分泌失调水肿等，辨证要点为小便不利，手足心热，舌质红、少苔或苔薄。

【医案助读】 夏某，女，50岁，郑州人。有多年肾病综合征病史，近因病证加重前来诊治。刻诊：眼睑及肢体水肿，小便不利，腰酸困，头晕目眩，大便干结，手足心热，舌红少苔，脉细弱。经检查，尿蛋白（+++）。辨为肾阴虚水气证，治当滋补肾阴、渗利水气，给予猪苓汤与茯苓泽泻汤合方加味：猪苓10g，茯苓24g，泽泻12g，阿胶珠10g，滑石10g，山药12g，山茱萸12g，桂枝6g，白术10g，大黄6g，生姜12g，炙甘草6g。6剂，每日1剂，水煎服，每日分三服。二诊：水肿略有减轻，以前方6剂续服。三诊：手足心热好转，以前方6剂续服。四诊：大便通畅，减大黄为3g，以前方6剂续服。五诊：腰酸困基本消除，以前方6剂续服。六诊：水肿基本消退，以前方12剂续服。七诊：诸症基本消除，经复查，蛋白尿（+），以前方12剂续服。之后，为了巩固疗效，以前方变汤剂为散剂，每次6g，每日分三服，治疗4个月，又经复查，蛋白尿（-）。随访1年，一切尚好。

【点评】 根据水肿、小便不利辨为水气内停，再根据手足心热、少苔辨为阴虚，因大便干结辨为热结，以此辨为肾阴虚水气证。方以猪苓汤利水育阴清热；以茯苓泽泻汤健脾制水，加大黄泻热通便，山药益气化阴，山茱萸固涩肾精。方药相互为用，以奏其效。

猪苓散

【方歌】 猪苓散中茯苓术，辨治水饮肆逆证，

　　　　病在膈上呕思水，随证加减量调整。

【组成】 猪苓　茯苓　白术各等分

【解读方药】

1.诠释用药要点　方中猪苓利水清热；茯苓健脾益气，利水渗湿；白术健脾燥湿。

2. 剖析方药配伍　猪苓与茯苓，属于相须配伍，增强益气渗利水湿；白术与茯苓，属于相使配伍，健脾益气，燥湿利水；猪苓与白术，属于相反、相使配伍，相反者，猪苓性寒，白术性温，相使者，猪苓助白术制水，白术助猪苓利水。

3. 权衡用量比例　猪苓、茯苓与白术用量相等，提示利水与健脾之间的用量关系，以治水气。

【经典导读】　呕吐而病在膈上，后思水者，解，急与之；思水者，猪苓散主之。（第十七　13）

【应用指征】　本方以利水益气为主，主治气虚水饮证，常见症状：呕吐，饮水。

【运用须知】　关注方药制作与服用方法，即"上三味，杵为散，饮服方寸匕，日三服"。

【方证辨病】

（1）慢性胃炎、幽门水肿、贲门痉挛等，辨证要点为呕吐痰涎或清稀水，口淡不渴，舌质淡红、苔薄。

（2）慢性肾小球肾炎、慢性肾盂肾炎、肾病综合征、肾衰竭、肾积水、泌尿系感染等，辨证要点为小便不利，恶心呕吐，口淡不渴，舌质淡红、苔薄黄。

（3）心律不齐、高血压、高脂血症等，辨证要点为心悸，胸闷，口渴不欲饮，舌质淡红、苔薄。

（4）肝硬化腹水、心脏病水肿、内分泌失调水肿等，辨证要点为小便不利，呕吐痰涎，舌质淡红、苔薄。

滑石白鱼散

【方歌】　滑石白鱼有乱发，清热化瘀与利湿，
　　　　　小便不利或夹血，随证加味最相宜。

【组成】　滑石二分（6g）　乱发烧，二分（6g）　白鱼二分（6g）

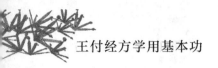

【解读方药】

1. 诠释用药要点　方中滑石清热利湿；乱发活血化瘀利水；白鱼益气利水散瘀。

2. 诠释方药配伍　滑石与乱发，属于相使配伍，清热利水化瘀；乱发与白鱼，属于相使配伍，益气化瘀，兼以利水；滑石与白鱼，属于相使配伍，益气利水，兼以化瘀。

3. 权衡用量比例　滑石与乱发的用量比例为1∶1，提示利湿与化瘀间的用量关系，以治湿瘀；滑石与白鱼为1∶1，提示利湿与益气化瘀间的用量关系，以治小便不利；乱发与白鱼为1∶1，提示化瘀与益气利水间的用量关系，以治瘀结。

【经典导读】　小便不利，蒲灰散主之；滑石白鱼散、茯苓戎盐汤并主之。（第十三　11）

【应用指征】　本方以利水化瘀为主，主治瘀热水气证，常见症状：小便不利，小腹拘急、疼痛，舌质红、苔薄黄。

【运用须知】　关注方药煎煮与服用方法，即"上三味，杵为散，饮服方寸匕，日三服"。

【方证辨病】

（1）肾小球肾炎、肾盂肾炎、肾病综合征、膀胱炎、尿道炎等，辨证要点为水肿，小便不利，舌质红、苔黄腻。

（2）肝硬化、心脏病水肿、淋巴回流障碍水肿、内分泌性水肿等，辨证要点为小便不利，舌质红、苔黄腻。

茵陈五苓散

【方歌】　黄疸茵陈五苓散，泽泻白桂与二苓，
　　　　　　辨治湿热夹气虚，益气清利显神灵。

【组成】　茵陈蒿末十分（30g）　五苓散五分（15g）

【解读方药】

1. 诠释用药要点　方中茵陈清利湿热；泽泻利湿清热；猪苓利水渗湿；茯苓健脾渗湿；白术健脾燥湿；桂枝温阳化气。

2. 剖析方药配伍　茵陈与茯苓，属于相使配伍，益气利湿；茵陈与泽泻、猪苓，属于相须配伍，增强利湿清热；茵陈与白术，属于相使配伍，利湿健脾；茵陈与桂枝，属于相反、相使配伍，相反者，茵陈性寒清热，桂枝性温通阳，相使者，桂枝助茵陈利湿通阳，茵陈助桂枝温通化湿；白术与茯苓，健脾益气，渗利湿浊，杜绝湿生之源。

3. 权衡用量比例　茵陈与五苓散的用量比例为 2 ∶ 1，提示利湿清热与健脾温阳间的用量关系，以治湿重于热。

【经典导读】　黄疸病，茵陈五苓散主之。（第十五　18）

【应用指征】　本方以清热利湿、温阳益气为主，主治湿热黄疸夹虚证或湿热蕴结夹虚证，常见症状有：身目发黄，肢体困重，头沉，舌质红、苔黄腻。

【运用须知】　关注方药制作与服用方法，即"上二物，和，先食，饮方寸匕，日三服"。

【方证辨病】

（1）慢性肝炎、肝硬化、肝癌、婴儿肝炎综合征、急慢性胆囊炎、化脓性胆管炎、酒精性肝损伤、胆道蛔虫症、胆结石等，辨证要点为胁痛，黄疸，肢体困重，舌质淡红、苔黄腻。

（2）慢性盆腔炎、慢性阴道炎、慢性附件炎等，辨证要点为带下量多色黄，阴部潮湿，舌质淡红、苔黄腻。

（3）脂溢性皮炎、接触性皮炎、湿疹等，辨证要点为疹痒，渗出黄水，瘙痒，舌质淡红、苔黄腻。

【医案助读】　唐某，男，32 岁，郑州人。有 2 年湿疹病史，屡经中、西药治疗，反复不愈，近因瘙痒加重前来诊治。刻诊：四肢及胸腹部湿疹，瘙痒，疹痒甚于下肢，抓破流黄水，口苦口腻，舌质红、苔黄腻，脉略浮。辨为湿热浸淫证，治当清热利湿止痒，给予茵陈五苓散与苦参汤合方加味：茵陈 30g，桂枝 10g，茯苓 10g，泽泻 15g，猪苓 10g，白术 10g，苦参 20g，花椒 10g，土茯苓

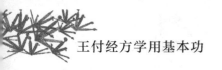

30g，生甘草10g。6剂，每日1剂，水煎服，每日分三服。二诊：瘙痒减轻，以前方6剂续服。三诊：湿疹减少，以前方6剂续服。四诊：瘙痒基本消除，以前方6剂续服。五诊：诸症基本消除，以前方6剂续服。六诊：诸症悉除，又以前方12剂续服。随访半年，一切尚好。

【点评】 根据湿疹、舌苔黄腻辨为湿热，再根据抓破流黄水、口苦口腻辨为湿热浸淫，以此辨为湿热浸淫证。方以茵陈五苓散清热利湿止痒；以苦参汤清热燥湿止痒，加花椒温阳化湿止痒，土茯苓利湿止痒，生甘草益气缓急止痒。方药相互为用，以奏其效。

茵陈蒿汤

【方歌】 茵陈蒿汤栀大黄，清热利湿退黄方，

　　　　　身黄目黄小便黄，脏腑湿热服之良。

【组成】 茵陈蒿六两（18g）　栀子擘，十四枚（14g）　大黄去皮，二两（6g）

【解读方药】

1. 诠释用药要点　方中茵陈清利湿热，降泄浊逆；栀子清热燥湿除烦；大黄泻热燥湿，推陈致新。

2. 剖析方药配伍　茵陈与栀子，属于相使配伍，茵陈助栀子清热，栀子助茵陈利湿；茵陈与大黄，属于相使配伍，茵陈助大黄泻热，大黄助茵陈泻湿；大黄与栀子，属于相使配伍，增强泻热燥湿。

3. 权衡用量比例　茵陈与栀子的用量比例为9：7，提示利湿与清热燥湿间的用量关系，以治湿热；茵陈与大黄为3：1，提示利湿与泻热燥湿间的用量关系，以治湿热蕴结；大黄与栀子为2：5，提示清热与泻热间的用量关系，以治郁热。

【经典导读】

（1）阳明病，发热，汗出者，此为热越，不能发黄也；但头汗出，身无汗，剂颈而还，小便不利，渴引水浆者，此为瘀热在里，身必发黄，茵陈蒿汤主之。（236）

（2）伤寒七八日，身黄如橘子色，小便不利，腹微满者，茵陈蒿汤主之。（260）

（3）谷疸之为病，寒热不食，食即头眩，心胸不安，久久发黄为谷疸，茵陈蒿汤主之。（第十五　13）

【应用指征】　本方以清热燥湿、利湿退黄为主，主治湿热黄疸证或湿热蕴结证，常见症状：食即头眩，心胸不安，寒热不食，腹微满，身必发黄，身黄如橘子色，但头汗出，身无汗，剂颈而还，渴引水浆，小便不利。

【运用须知】　关注方药煎煮与服用方法，即"上三味，以水一斗二升，先煮茵陈减六升，内二味，煮取三升，去滓。分温三服。小便当利，尿如皂荚汁状，色正赤，一宿腹减，黄从小便去也"。

【方证辨病】

（1）慢性肝炎、肝硬化、肝癌、婴儿肝炎综合征、急慢性胆囊炎、化脓性胆管炎、慢性非酒精性脂肪性肝病、胆道蛔虫症、胆结石等，辨证要点为胁痛，黄疸，舌质红、苔黄腻。

（2）慢性盆腔炎、慢性阴道炎、慢性附件炎等，辨证要点为带下量多色黄，阴部潮湿，舌质红、苔黄腻。

（3）荨麻疹、脂溢性皮炎、接触性皮炎、湿疹等，辨证要点为丘疹，瘙痒，舌质红、苔黄腻。

【医案助读】　徐某，男，58岁，郑州人。有多年慢性非酒精性脂肪性肝病病史，近由朋友介绍前来诊治。刻诊：胁肋拘急胀痛，倦怠乏力，恶心，腹胀，不思饮食，口苦口腻，舌质红、苔黄腻，脉沉滑。经检查，肝大，丙氨酸氨基转移酶升高。辨为湿热夹气虚证，治当清热利湿，兼益中气，给予茵陈蒿汤与半夏泻心汤合方加味：茵陈20g，栀子15g，大黄6g，黄连3g，黄芩10g，姜半夏12g，干姜10g，红参10g，白术10g，大枣12枚，炙甘草10g。6剂，每日1剂，水煎服，每日分三服。二诊：恶心好转，腹胀减轻，以前方6剂续服。三诊：胁肋拘急胀痛基本解除，以前方6剂续服。四诊：饮食转佳，以前方6剂续服。五诊：口苦、腹胀、恶心止，以前方6剂续服。六诊：诸症基本消除，以前方6剂续服。七诊：经复查，丙氨酸氨基转移酶恢复正常，以前方30剂续服。八诊：

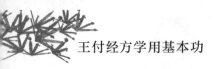

肝脏轻度肿大，以前方 30 剂续服。之后，为了巩固疗效，以前方变汤剂为散剂，每次 6g，每日分三服，治疗半年。又经复查，肝大消除，丙氨酸氨基转移酶正常。随访 1 年，一切尚好。

【点评】 根据胁肋拘急胀痛、苔黄腻辨为湿热，再根据恶心、不思饮食辨为热扰脾胃，因倦怠乏力辨为气虚，以此辨为湿热夹气虚证。方以茵陈蒿汤清热利湿；以半夏泻心汤健脾益气，清热温阳，加白术健脾益气，生化气血。方药相互为用，以奏其效。

一物瓜蒂汤

【方歌】 营卫暑湿诸般证，身热身痛夹身重，
　　　　清热祛湿利水气，一物瓜蒂有奇功。

【组成】 瓜蒂二十个（6g）

【解读方药】 方中瓜蒂苦寒燥湿，清热解暑。

【经典导读】 太阳中暍，身热疼重，而脉微弱，此以夏月伤冷水，水行皮中所致也；一物瓜蒂汤主之。（第二　27）

【应用指征】 本方散以解暑燥湿为主，主治暑湿证，常见症状有：身热疼重，脉微弱。

【运用须知】 关注方药煎煮与服用方法，即"以水一升，煮取五合，去滓。顿服"。

【方证辨病】

（1）中暑、肌肉风湿等，辨证要点为身体沉重，舌质红、苔黄腻。

（2）慢性肝炎、慢性胆囊炎、慢性食管炎等，辨证要点为脘腹支结，胸膈痞闷，舌质红、苔黄腻。

（3）咽神经紧张综合征、梅核气等，辨证要点为咽中似有痰阻，胸闷，舌质红、苔黄腻。

真武汤

【方歌】　真武汤温阳利水，茯苓芍术附子姜，

心肾阳虚水气证，重视加减效非常。

【组成】　茯苓三两（9g）　芍药三两（9g）　生姜切，三两（9g）　白术二两（6g）　附子炮，去皮，破八片，一枚（5g）

【解读方药】

1. **诠释用药要点**　方中附子温壮肾阳，使水有所主；白术健脾燥湿，使水有所制；生姜宣散水气；茯苓淡渗利水；芍药既能敛阴和营、利水气，又能引阳药入阴，更能制约附子温燥之性。

2. **剖析方药配伍**　附子与生姜，属于相使配伍，附子壮阳助生姜散水，生姜宣散助附子主水；白术与茯苓，属于相使配伍，白术健脾助茯苓利水，茯苓渗利助白术制水；附子与白术，属于相使配伍，附子壮肾主水，白术健脾制水；附子、生姜与芍药，属于相反、相畏配伍，相反者，附子、生姜辛热，芍药酸寒，相畏者，芍药制约附子、生姜辛热主水散水伤阴；芍药与白术、茯苓，属于相使配伍，益气敛阴，健脾燥湿利水之中有益阴缓急。

3. **权衡用量比例**　附子与生姜的用量比例为近 1∶2，提示温阳主水与辛温散水间的用量关系，以治寒水；白术与茯苓为 2∶3，提示健脾制水与渗利水湿间的用量关系，以治虚水；芍药与附子、生姜为近 3∶2∶3，提示敛阴与主水散水间的用量关系，以治病顾本。

【经典导读】

（1）太阳病，发汗，汗出不解，其人仍发热，心下悸，头眩，身𥆧动，振振欲擗地者，真武汤主之。（82）

（2）少阴病，二三日不已，至四五日，腹痛，小便不利，四肢沉重疼痛，自下利者，此为有水气。其人或咳，或小便利，或下利，或呕者，真武汤主之。（316）

【应用指征】　本方以温阳健脾利水为主，主治阳虚水气证，常见症状：头

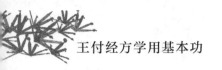

眩，心下悸，咳嗽，呕吐，腹痛，四肢沉重疼痛，小便不利或小便利，自下利，发热，身瞤动，振振欲擗地者。

【运用须知】 关注方药煎煮、服用方法及加减用药、注意事项，即"上五味，以水八升，煮取三升，去滓。温服七合，日三服。若咳者，加五味子半升，细辛、干姜各一两；若小便利者，去茯苓；若下利者，去芍药，加干姜二两；若呕者，去附子，加生姜足前成半斤"。

【方证辨病】

（1）慢性肾小球肾炎、慢性肾盂肾炎、肾衰竭、肾病综合征等，辨证要点为水肿，腰困或腰痛，小便不利，舌质淡、苔薄白。

（2）心源性水肿、心力衰竭、肺源性心脏病、风湿性心脏病、心律失常等，辨证要点为心悸，水肿，舌质淡、苔薄白。

（3）慢性支气管炎、支气管哮喘、慢性阻塞性肺疾病等，辨证要点为咳喘，水肿，舌质淡、苔薄白。

【医案助读】 曹某，男，36岁，郑州人。有3年肾病综合征病史，近因肢体水肿加重前来诊治。刻诊：肢体水肿，腰酸困痛，小便不利，手足不温，倦怠乏力，不思饮食，大便溏泄，舌质胖淡、苔白厚腻，脉沉弱。经检查，蛋白尿（＋＋＋＋）。辨为脾肾阳虚、水气浸淫证，治当温补脾肾、利水消肿，给予真武汤、桂枝人参汤与二陈汤合方加味：茯苓12g，白芍9g，生姜18g，白术10g，附子5g，桂枝12g，红参10g，干姜10g，半夏15g，陈皮15g，阿胶10g，炙甘草12g。6剂，每日1剂，水煎服，每日分三服。二诊：小便较前通畅，以前方6剂续服。三诊：水肿略有减轻，以前方6剂续服。四诊：大便恢复正常，以前方6剂续服。五诊：经复查，蛋白尿（＋＋），肢体水肿消退，以前方6剂续服。六诊：腰酸困痛基本消除，以前方6剂续服。七诊：苔腻消失，以前方6剂续服。八诊：经复查，蛋白尿（＋），又以前方治疗120余剂，蛋白尿（－）。之后，为了巩固疗效，以前方变汤剂为散剂，每次6g，每日分三服，治疗4个月。随访1年，一切尚好。

【点评】 根据腰酸困痛、手足不温辨为肾阳虚，再根据不思饮食、倦怠乏力辨为脾虚，因肢体水肿、小便不利辨为水气内停，又因苔白厚腻辨为水湿蕴结，以此辨为脾肾阳虚、水气浸淫证。方以真武汤温阳利水；以桂枝人参汤温阳健脾，化生气血；以二陈汤醒脾理气化痰。方药相互为用，以奏其效。

防己黄芪汤

【方歌】 风水防己黄芪汤，甘草白术枣生姜，

汗出恶风兼身重，表虚风湿皆可康。

【组成】 防己一两（3g） 甘草炙，半两（1.5g） 白术七钱半（12g） 黄芪去芦，一两一分（3.8g）

【解读方药】

1. 诠释用药要点 方中防己发汗利湿；黄芪益气固表；白术健脾制水；生姜辛温发散通阳；大枣、甘草益气缓急。

2. 剖析方药配伍 防己与黄芪，属于相使、相畏配伍，黄芪助防己利水并制约防己苦降伤气；黄芪与白术，属于相须配伍，增强健脾益气制水；黄芪与甘草，属于相须配伍，补脾益气，使水有所制；甘草与大枣，属于相须配伍，益气缓急；防己与甘草，属于相反、相畏配伍，甘草益气制约防己通利伤气，防己降泄制约甘草益气恋湿；防己与生姜，属于相使、相畏配伍，生姜助防己降泄水湿并制约防己寒凉伤阳。

3. 权衡用量比例 防己与黄芪的用量比例为 3：3.8，提示苦降利湿与益气利水间的用量关系，以治气虚水湿；防己与白术为 1：4，提示苦降利湿与健脾燥湿间的用量关系，以治水气；防己与生姜为 1：4，提示苦降利湿与辛温散水间的用量关系；防己与甘草为 2：1，提示苦降利湿与益气缓急间的用量关系；黄芪与白术为 1：3，提示益气利水与健脾燥湿间的用量关系，以治气虚。

【经典导读】

（1）风湿，脉浮，身重，汗出，恶风者，防己黄芪汤主之。（第二 22）

（2）风水，脉浮，身重，汗出，恶风者，防己黄芪汤主之；腹痛加芍药。（第十四 22）

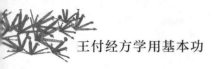

【应用指征】 本方以发散利水、健脾益气为主，主治太阳表虚风水证或太阳表虚风湿证，常见症状：肌肉关节疼痛，眼睑水肿，腹痛，身重，汗出，恶风，脉浮。

【运用须知】 关注方药煎煮、服用方法及加减用药、注意事项，即"上锉麻豆大，每抄五钱匕，生姜四片，大枣一枚，水盏半，煎八分，去滓。温服，良久再服。喘者，加麻黄半两；胃中不和者，加芍药三分；气上冲者，加桂枝三分；下有陈寒者，加细辛三分。服后当如虫行皮中，从腰下如冰，后坐被上，又以一被绕腰以下，温令微汗，差"。

【方证辨病】

（1）肾盂肾炎、肾小球肾炎、间质性肾炎、肾病综合征等，辨证要点为眼睑水肿，肢体困重，舌质淡、苔薄白。

（2）风湿性关节炎、类风湿关节炎、肌肉风湿等，辨证要点为关节肌肉疼痛，肢体困重，舌质淡、苔薄白。

【医案助读】 郑某，女，58岁，郑州人。有9年肾病综合征病史，近因病证加重前来诊治。刻诊：眼睑及肢体水肿，汗出，食后腹胀，腰酸困，倦怠乏力，面色萎黄，舌质淡、苔白滑腻，脉浮弱。经检查，尿蛋白（++++）。辨为风水表虚、脾肾阳虚、水气浸淫证，治当发散利水、健脾益气、温肾消肿，给予防己黄芪汤与茯苓泽泻汤合方加味：防己3g，黄芪4g，茯苓24g，泽泻12g，桂枝6g，生姜12g，人参15g，白术12g，大枣1枚，桑寄生30g，生麦芽15g，炙甘草6g。6剂，每日1剂，水煎服，每日分三服。二诊：饮食转佳，眼睑及下肢水肿略有减轻，以前方6剂续服。三诊：腰酸困缓解，以前方6剂续服。四诊：眼睑及下肢水肿明显减轻，以前方6剂续服。五诊：苔腻消失，以前方6剂续服。六诊：眼睑及下肢水肿基本消除，经复查，尿蛋白（++），以前方6剂续服。七诊：诸症基本消除，以前方治疗60余剂，再复查，尿蛋白（－）。之后，以前方变汤剂为散剂，每次6g，每日分三服，治疗半年。随访1年，一切尚好。

【点评】 根据眼睑及肢体水肿、汗出辨为风水表虚，再根据食后腹胀辨为脾虚，因腰酸困、脉沉弱辨为肾虚，又因倦怠乏力辨为气虚，以此辨为风水表虚、脾肾阳虚、水气浸淫证。方以防己黄芪汤发散利水，健脾益气；以茯苓泽泻汤利水渗湿，益气制水，加人参补益中气，桑寄生补肾壮骨，生麦芽消食和胃。方药相互为用，以奏其效。

防己茯苓汤

【方歌】　防己茯苓黄桂草，辨治水气效果好，

面目四肢诸般肿，通阳利水效优良。

【组成】　防己三两（9g）　黄芪三两（9g）　桂枝三两（9g）　茯苓六两（18g）　甘草二两（6g）

【解读方药】

1. **诠释用药要点**　方中防己利湿通窍；茯苓渗利湿浊；黄芪益气利水消肿；桂枝温阳化气行水；甘草益气缓急。

2. **剖析方药配伍**　防己与茯苓，属于相使配伍，防己助茯苓淡利湿浊，茯苓助防己苦降湿浊；防己与黄芪，属于相反、相使、相畏配伍，相反者，补利同用，相使、相畏者，黄芪助防己利水并制约防己苦降伤气；黄芪与甘草，属于相须配伍，增强补益脾气，运化水湿；黄芪与茯苓，属于相使配伍，黄芪助茯苓利水，茯苓助黄芪益气，增强健脾益气制水；防己与甘草，属于相畏配伍，甘草制约防己通利伤气，防己制约甘草益气恋湿；桂枝与甘草，属于相使配伍，辛甘益气化阳；桂枝与茯苓，属于相使配伍，温阳以利水，利水以通阳。

3. **权衡用量比例**　防己与茯苓的用量比例为1∶2，提示苦降利湿与益气利湿间的用量关系，以治湿浊；防己与黄芪为1∶1，提示苦降利湿与益气利水间的用量关系；防己与桂枝为1∶1，提示苦降利湿与辛温通阳间的用量关系，以治水郁；防己与甘草为3∶2，提示苦降利湿与益气缓急间的用量关系；黄芪、茯苓与甘草为3∶6∶2，提示益气利水与益气缓急间的用量关系，以治气虚。

【经典导读】　皮水为病，四肢肿，水气在皮肤中，四肢聂聂动者，防己茯苓汤主之。（第十四　24）

【应用指征】　本方以温脾利水、通阳消肿为主，主治脾虚水泛证，常见症状：四肢水肿、聂聂动，倦怠乏力，动则肿甚，脉沉弱。

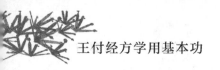

【运用须知】 关注方药制作与服用方法，即"上五味，以水六升，煮取二升，分温三服"。

【方证辨病】

（1）心脏病水肿、肾脏病水肿、内分泌失调水肿等，辨证要点为肢体水肿，肢体困重，舌质淡、苔薄白。

（2）慢性胃炎、慢性肠炎、慢性胰腺炎等，辨证要点为脘腹疼痛，腹中雷鸣，舌质淡、苔薄白。

【医案助读】 刘某，女，63岁，郑州人。有10年风湿性心脏病病史，2年前出现颜面及下肢水肿，数经中、西药治疗，水肿未能达到预期治疗目的，近因颜面水肿明显前来诊治。刻诊：心悸，胸闷，心中拘紧，头昏头沉，颜面及下肢水肿，按之凹陷不起，手足不温，舌质淡、苔薄白，脉沉弱。辨为心阳虚弱、水气肆虐证，治当益气温阳、通阳利水，给予防己茯苓汤与真武汤合方加味：防己10g，黄芪10g，桂枝10g，茯苓18g，白芍10g，生姜10g，白术6g，附子5g，生川乌6g，红参10g，炙甘草6g。6剂，每日1剂，水煎服，每日分三服。二诊：心悸、颜面水肿明显减轻，以前方6剂续服。三诊：心悸止，胸闷、心中拘紧减轻，以前方6剂续服。四诊：颜面水肿基本消除，下肢水肿好转，以前方6剂续服。五诊：手足不温好转，以前方6剂续服。六诊：颜面及下肢水肿基本消除，以前方治疗20余剂。之后，以前方变汤剂为散剂，每次6g，每日分三服，治疗半年，病情稳定。随访1年，一切尚好。

【点评】 根据心悸、胸闷、舌质淡、脉沉弱辨为心阳虚弱，再根据颜面及下肢水肿辨为水气，因手足不温、苔薄白辨为阴寒，以此辨为心阳虚弱、水气肆虐证。方以防己茯苓汤温脾通阳，利水消肿；以真武汤温壮阳气，主水制水，加生川乌温阳逐寒，红参益气安神。方药相互为用，以奏其效。

泽泻汤

【方歌】 泽泻汤中用白术，心下支饮苦冒眩，恶心呕吐四肢重，健脾利水效力专。

【组成】 泽泻五两（15g） 白术二两（6g）

【解读方药】

1. **诠释用药要点** 方中泽泻利饮渗湿；白术健脾益气，燥湿化饮。

2. **剖析方药配伍** 泽泻与白术，属于相反、相使配伍，相反者，泽泻性寒泻饮，白术性温益气，相使者，泽泻助白术燥痰化饮，白术助泽泻渗利痰湿。

3. **权衡用量比例** 泽泻与白术的用量比例为 5：2，提示利湿化饮与健脾燥湿间的用量关系，以治痰饮。

【经典导读】 心下有支饮，其人苦冒眩，泽泻汤主之。（第十二 25）

【应用指征】 本方以清热利湿、健脾燥湿为主，主治气虚痰饮夹热证，常见症状：头晕目眩，恶心呕吐，头晕，肢体困重。

【运用须知】 关注方药煎煮与服用方法，即"上二味，以水二升，煮取一升。分温再服"。

【方证辨病】

（1）梅尼埃病、高血压、高脂血症、耳源性眩晕、中耳炎等，辨证要点为头晕目眩，恶心呕吐，舌质红、苔黄或腻。

（2）慢性胃炎、慢性胆囊炎、慢性肝炎等，辨证要点为胸胁脘腹不适，胃中有水声，舌质淡红、苔薄黄。

（3）肾小球肾炎、肾盂肾炎、肾病综合征等，辨证要点为水肿，眩晕，舌质淡红、苔薄黄。

茯苓杏仁甘草汤

【方歌】 茯苓杏仁甘草汤，饮阻胸痹效力长，

胸中气塞及短气，化饮宣气与通阳。

【组成】 茯苓三两（9g） 杏仁五十个（8.5g） 甘草一两（3g）

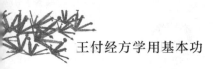

【解读方药】

1. **诠释用药要点** 方中茯苓益气利饮；杏仁通阳降泄；甘草益气和中。

2. **剖析方药配伍** 茯苓与杏仁，属于相使配伍，益气通阳，降逆化饮；茯苓与甘草，属于相使配伍，益气渗利化饮；杏仁与甘草，属于相使配伍，益气降逆化痰。

3. **权衡用量比例** 茯苓与杏仁的用量比例为近1：1，提示健脾利水与降肺化痰间的用量关系，以治胸中饮结；茯苓与甘草为3：1，提示益气利水与益气缓急间的用量关系，以治气虚水饮；杏仁与甘草为3：1，提示降逆与益气间的用量关系。

【经典导读】 胸痹，胸中气塞，短气，茯苓杏仁甘草汤主之；橘枳姜汤亦主之。（第九 6）

【应用指征】 本方以益气通阳利饮为主，主治饮阻胸痹证，常见症状：胸中气塞，短气，胸痛，头沉，肢体困重，苔腻。

【运用须知】 关注方药煎煮与服用方法，即"上三味，以水一斗，煮取五升。温服一升，日三服。不差，更服"。

【方证辨病】

（1）风湿性心脏病、肺源性心脏病、高血压心脏病、冠心病等，辨证要点为胸闷，胸痛，舌质淡、苔白腻。

（2）慢性支气管炎、间质性肺疾病、阻塞性肺疾病、支气管哮喘等，辨证要点为咳嗽，气喘，咯痰，舌质淡、苔白腻。

茯苓桂枝白术甘草汤（苓桂术甘汤）

【方歌】 苓桂术甘水气方，温阳利水又健脾，

　　　　　心下逆满气冲胸，胸胁支满眩晕止。

【组成】 茯苓四两（12g） 桂枝去皮，三两（9g） 白术 甘草各二两（各6g）

【解读方药】

1. **诠释用药特点**　方中茯苓益气利湿；桂枝温阳化气；白术健脾益气燥湿；甘草补益中气。

2. **剖析方药配伍**　茯苓与桂枝，属于相使配伍，益气利湿，通阳化水；茯苓与甘草，属于相使配伍，健脾益气利水；桂枝与白术，属于相使配伍，桂枝助白术健脾化湿，白术助桂枝温脾化饮；桂枝与甘草，属于相使配伍，温阳益气。

3. **权衡用量比例**　茯苓与桂枝的用量比例为 4 : 3，提示渗利与温阳间的用量关系，以治阳虚痰湿；茯苓与白术为 2 : 1，提示健脾利湿与健脾燥湿间的用量关系，以治脾虚湿盛；桂枝与白术为 3 : 2，提示温阳化气与健脾益气间的用量关系，以治虚寒；茯苓与桂枝、甘草为 4 : 3 : 2，提示渗利与温阳益气间的用量关系，以治寒湿。

【经典导读】

（1）伤寒，若吐，若下后，心下逆满，气上冲胸，起则头眩，脉沉紧；发汗则动经，身为振振摇者，茯苓桂枝白术甘草汤主之。(67)

（2）心下有痰饮，胸胁支满，目眩，苓桂术甘汤主之。（第十二　16）

（3）夫短气有微饮，当从小便去之，苓桂术甘汤主之；肾气丸亦主之。（第十二　17）

【应用指征】　本方以健脾益气、温阳化水为主，主治气虚水气证，常见症状：头晕目眩，胸胁支满，气上冲胸，短气，心下逆满，身为振振摇，脉沉紧。

【运用须知】　关注方药煎煮与服用方法，即"上四味，以水六升，煮取三升，去滓。分温三服"。

【方证辨病】

（1）慢性肠炎、慢性胃炎、慢性胰腺炎等，辨证要点为心下逆满，胸胁支结，舌质淡、苔白滑。

（2）耳源性眩晕、（直立性）高血压、脑动脉硬化等，辨证要点为头晕目眩，舌质淡、苔白滑。

（3）内分泌失调、内脏神经紊乱等，辨证要点为腹满，晕眩，舌质淡、苔白滑。

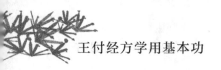

【医案助读】 郑某，女，55岁，郑州人。有多年耳源性眩晕病史，虽多次服用中、西药，但未能有效控制眩晕，近因眩晕加重前来诊治。刻诊：头晕目眩，天旋地转，恶心，呕吐涎沫，胸胁胀满，倦怠乏力，因劳累加重，手足不温，舌质淡、苔白腻，脉沉弱。辨为阳虚痰湿证，治当健脾益气、渗利痰湿，给予苓桂术甘汤与旋覆代赭汤合方加味：茯苓12g，桂枝10g，白术30g，泽泻60g，旋覆花10g，代赭石3g，红参6g，生姜15g，半夏12g，大枣12枚，炙甘草10g。6剂，每日1剂，水煎服，每日分三服。二诊：眩晕减轻，呕吐涎沫减少，以前方6剂续服。三诊：天旋地转止，以前方6剂续服。四诊：手足温和，以前方6剂续服。五诊：诸症基本消除，又以前方12剂续服。随访1年，一切尚好。

【点评】 根据头晕目眩、呕吐涎沫、苔白腻辨为痰逆，再根据手足不温、舌质淡辨为阳虚，因倦怠乏力辨为气虚，以此辨为阳虚痰湿证。方以苓桂术甘汤温阳健脾，燥湿化饮；以旋覆代赭汤健脾益气，降逆化痰，加泽泻渗利湿浊。方药相互为用，以奏其效。

茯苓泽泻汤

【方歌】 茯苓泽泻甘草桂，术姜温胃散水逆，

胃反吐后渴饮水，辨治杂病除水逆。

【组成】 茯苓半斤（24g） 泽泻四两（12g） 甘草二两（6g） 桂枝二两（6g） 白术三两（9g） 生姜四两（12g）

【解读方药】

1.诠释用药要点 方中茯苓益气利湿；泽泻渗利湿热；白术健脾益气燥湿；桂枝、生姜温阳化饮；甘草益气和中。

2.剖析方药配伍 茯苓与泽泻，属于相须配伍，增强利水泻热；茯苓与白术，属于相使配伍，健脾益气，燥湿利饮；茯苓与桂枝，属于相使配伍，温阳利水化饮；桂枝与生姜，属于相使配伍，辛温通阳化饮；白术与甘草，属于相须配伍，增强健脾益气。

3. **权衡用量比例**　茯苓与白术的用量比例为 8：3，提示健脾利水与健脾燥湿间的用量关系，以治气虚水气；茯苓与桂枝为 4：1，提示利水与通阳间的用量关系，以治阳虚水气；桂枝与生姜为 1：2，提示温阳通经与温阳散水间的用量关系，以治阳郁；茯苓与泽泻为 2：1，提示健脾利水与清热利水间的用量关系，以治水气内停；白术与甘草为 3：2，提示健脾燥湿与益气缓急间的用量关系，以治脾虚。

【经典导读】　胃反，吐而渴欲饮水者，茯苓泽泻汤主之。（第十七　18）

【应用指征】　本方以益气温阳利饮为主，主治寒饮浸扰证，常见症状：呕吐，吐而渴欲饮水，头晕目眩，水肿，肢体困重，苔滑腻。

【运用须知】　关注方药煎煮与服用方法，即"上六味，以水一斗，煮取三升，内泽泻，再煮取二升半。温服八合，日三服"。

【方证辨病】

（1）慢性胃炎、慢性肠炎、慢性肝炎、慢性胆囊炎、慢性胰腺炎等，辨证要点为恶心呕吐，舌质淡、苔白腻。

（2）慢性支气管炎、间质性肺疾病、阻塞性肺疾病，支气管哮喘等，辨证要点为咳嗽，气喘，咯痰，舌质淡、苔白腻。

【医案助读】　梁某，男，58 岁，郑州人。有多年慢性支气管炎病史，虽服用中、西药，但咳喘还是反复发作，近因症状加重前来诊治。刻诊：咳嗽，气喘，痰多清稀色白，胸闷，不思饮食，食则腹胀，倦怠乏力，手足不温，舌质淡、苔白腻，脉沉弱。辨为脾肺虚弱、痰湿蕴结证，治当健脾益肺、渗利痰湿，给予茯苓泽泻汤与苓甘五味姜辛汤合方加味：茯苓 24g，泽泻 12g，桂枝 6g，白术 10g，生姜 12g，干姜 10g，细辛 10g，五味子 12g，红参 10g，白芥子 10g，蛤蚧 1 对，炙甘草 10g。6 剂，每日 1 剂，水煎服，每日分三服。二诊：气喘好转，痰量减少，以前方 6 剂续服。三诊：气喘明显缓解，咳嗽减轻，以前方 6 剂续服。四诊：痰多症状基本消除，饮食转佳，以前方 6 剂续服。五诊：咳嗽、气喘基本消除，以前方 6 剂续服。六诊：诸症趋于缓和，以前方 6 剂续服。之后，以前方变汤剂为散剂，每次 6g，每日分三服，治疗 3 个月。随访 1 年，一切尚好。

【点评】　根据气喘、倦怠乏力辨为肺气虚，再根据痰多清稀色白、苔白腻辨

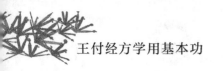

为痰湿，因不思饮食、食则腹胀辨为脾虚，以此辨为脾肺虚弱、痰湿蕴结证。方以茯苓泽泻汤健脾益肺，湿利痰湿；以苓甘五味姜辛汤温肺散寒，益肺化饮，加红参补益脾肺，蛤蚧纳气定喘，白芥子温肺化痰。方药相互为用，以奏其效。

茯苓戎盐汤

【方歌】 茯苓戎盐汤白术，辨治湿热夹气虚，

　　　　小便不利尿未尽，清热益气水可除。

【组成】 茯苓半斤（24g）　白术二两（6g）　戎盐弹丸大一枚（15g）

【解读方药】

1. **诠释用药要点**　方中茯苓益气利湿；戎盐通窍利湿泻热；白术健脾益气燥湿。

2. **剖析方药配伍**　茯苓与白术，属于相使配伍，健脾益气，燥湿利水；茯苓与戎盐，属于相使配伍，益气利水泻热；白术与戎盐，属于相使配伍，健脾益气，利水泻热。

3. **权衡用量比例**　茯苓与白术的用量比例为 4：1，提示健脾利水与健脾燥湿间的用量关系，以治气虚；茯苓与戎盐为 5：3，提示利水与泻热间的用量关系，以治水热；白术与戎盐为近 1：3，提示健脾与泻热间的用量关系。

【经典导读】　小便不利，蒲灰散主之；滑石白鱼散、茯苓戎盐汤并主之。（第十三　11）

【应用指征】　本方以益气清热利水为主，主治气虚湿热证，常见症状：小便不利，倦怠乏力，肢体困重，舌质淡红、苔黄腻。

【运用须知】　关注方药煎煮与服用方法，即"先上三味（编者注：上三味之后用法乃《四部备要》补注），先将茯苓、白术煎成，入戎盐煎，分三服"。

【方证辨病】

（1）肾病综合征、慢性肾小球肾炎、肾盂肾炎等，辨证要点为小便不利，舌质红、苔黄腻。

（2）内分泌失调、淋巴回流障碍、心脏病水肿等，辨证要点为小便不利，舌质红、苔黄腻。

葵子茯苓丸

【方歌】　葵子茯苓妊娠方，治身重小便不利，

　　　　　洒淅恶寒起头眩，利水通阳可化气。

【组成】　葵子一斤（48g）　茯苓三两（9g）

【解读方药】

1.诠释用药要点　方中葵子通阳利水；茯苓健脾利水。

2.剖析方药配伍　葵子与茯苓，属于相使配伍，葵子助茯苓健脾益气利水，茯苓助葵子通阳利水。

3.权衡用量比例　葵子与茯苓的用量比例为 16：3，提示通阳利水与健脾利水间的用量关系，以治阳郁水气。

【经典导读】　妊娠，有水气，身重，小便不利，洒淅恶寒，起即头眩，葵子茯苓散主之。（第二十　8）

【应用指征】　本方以通阳利水为主，主治阳郁水气证，常见症状：头眩，身重，洒淅恶寒，小便不利。

【运用须知】　关注方药煎煮与服用方法，即"上二味，杵为散，饮服方寸匕，日三服。小便利则愈"。

【方证辨病】

（1）膀胱炎、尿道炎、肾盂肾炎等，辨证要点为小便不利，恶寒，舌质淡红、苔薄。

（2）心脏病水肿、肾脏病水肿、淋巴回流障碍水肿等，辨证要点为肢体水肿，小便不利，手足不温，舌质红、苔薄黄。

【医案助读】　杨某，男，58岁，郑州人。有 2 年膀胱术后尿潴留病史，近由朋友介绍前来诊治。刻诊：小腹拘急，小便不尽（尿后留 100mL 残尿），轻度

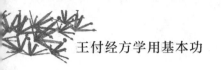

头晕目眩，畏寒怕冷，手足温和，口中和，舌质淡红、苔滑薄黄，脉沉。辨为阳郁水气证，治当通阳利水，给予葵子茯苓丸与十枣汤合方加味：葵子50g，茯苓10g，大戟1g，芫花1g，甘遂1g，大枣10枚，炙甘草10g。6剂，每日1剂，水煎服，每日分三服。二诊：小便较前通畅，以前方6剂续服。三诊：小腹拘急减轻，以前方6剂续服。四诊：畏寒怕冷基本消除，以前方6剂续服。五诊：诸症基本消除，以前方变汤剂为散剂，每次3g，每日分三服，治疗2个月。随访1年，一切尚好。

【点评】 根据小便不尽辨为膀胱气化不利，再根据畏寒怕冷、手足温和辨为阳郁不通，因头晕目眩辨为阳郁水遏，以此辨为阳郁水气证。方以葵子茯苓丸通阳利水；以十枣汤攻逐水气，加炙甘草益气缓急。方药相互为用，以奏其效。

己椒苈黄丸

【方歌】 己椒苈黄治水结，口舌干燥及腹满，

清热利水化饮邪，辨治水结效非凡。

【组成】 防己　椒目　葶苈熬　大黄各一两（各3g）

【解读方药】

1. 诠释用药要点　方中防己辛开苦降行水；椒目通利水道；葶苈子通调水道；大黄通泻水结。

2. 剖析方药配伍　防己与大黄，属于相使配伍，防己助大黄泻热利大便，大黄助防己泻热利小便；防己与椒目，属于相使配伍，通利泻水；防己与葶苈子，属于相使配伍，泻肺利水。

3. 权衡用量比例　防己、椒目、葶苈子、大黄用量相等，提示通利与泻热间的用量关系，以治水热郁结。

【经典导读】 腹满，口舌干燥，此肠间有水气，己椒苈黄丸主之。（第十二　29）

【应用指征】 本方以泻热利水为主，主治水热郁结证，常见症状：口舌干燥，腹满，大便不畅，舌质红、苔黄腻。

【运用须知】 关注方药制作与服用方法，即"上四味，末之，蜜丸如梧子大，先食，饮服一丸，日三服。稍增，口中有津液。渴者，加芒硝半两"。

【方证辨病】

（1）肠结核、慢性结肠炎等，辨证要点为大便不爽，腹中水鸣，舌质红、苔黄腻。

（2）心脏病水肿、肾脏病水肿、内分泌水肿等，辨证要点为肢体水肿，舌质红、苔黄腻。

（3）前列腺炎、前列腺增生等，辨证要点为小便不利，少腹拘急，舌质红、苔黄腻。

【医案助读】 梁某，男，62 岁，郑州人。有多年慢性结肠炎病史，近因病证加重前来诊治。刻诊：腹满肠鸣，大便时溏时硬，溏则 1 日 4 ~ 5 次，硬则 3 ~ 4 日 1 次，倦怠乏力，舌质红、苔薄黄滑，脉沉弱。辨为水热郁结夹气虚证，治当泻热利水，兼益正气，给予己椒苈黄丸与苓桂术甘汤合方加味：防己 6g，椒目 6g，葶苈子 6g，大黄 6g，茯苓 24g，桂枝 18g，白术 12g，炙甘草 12g。6 剂，每日 1 剂，水煎服，每日分三服。二诊：腹满肠鸣减轻，大便基本趋于正常，以前方 6 剂续服。三诊：诸症基本消除，调整前方药量，防己 60g，椒目 60g，葶苈子 60g，大黄 60g，茯苓 120g，桂枝 90g，白术 60g，炙甘草 60g，共为细粉，每次服 5g，每日分三服。随访 1 年，一切尚好。

【点评】 根据腹满肠鸣、舌质红辨为水热，再根据倦怠乏力、脉沉弱辨为气虚，因大便时溏时硬辨为水热郁滞、气虚不化，以此辨为水热郁结夹气虚证，以己椒苈黄丸泻热利水；以苓桂术甘汤健脾利水化湿。方药相互为用，以奏其效。

木防己汤

【方歌】 木防己汤石桂人，心胸郁热夹气虚，

　　　　　心烦胸闷或咳喘，清热通阳病可除。

【组成】 木防己三两（9g）　石膏如鸡子大，十二枚（48g）　桂枝二两（6g）　人参四

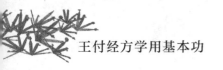

两（12g）

【解读方药】

1.诠释用药要点　方中木防己清热利湿化饮；石膏清热泻火；桂枝温阳化饮；人参补益中气。

2.剖析方药配伍　木防己与石膏，属于相反、相畏、相使配伍，相反者，木防己清热利饮，石膏泻热生津，相畏者，石膏制约木防己利饮伤津，相使者，清利郁热；木防己与桂枝，属于相反、相使配伍，相反者，木防己清热利饮，桂枝温阳化饮，相使者，桂枝使木防己苦寒利饮得以温化；木防己与人参，属于相反、相畏配伍，相反者，木防己清热利饮，人参益气生津，相畏者，人参制约木防己清利伤胃；桂枝与人参，属于相使配伍，益气温阳，使气能化阳，阳能化饮。

3.权衡用量比例　木防己与石膏的用量比例为3：16，提示利饮与生津间的用量关系，以治热饮；石膏与桂枝为8：1，提示清热与温阳间的用量关系，以治阳郁；木防己与人参为3：4，提示利饮与益气间的用量关系，以治热伤气。

【经典导读】　膈间支饮，其人喘满，心下痞坚，面色黧黑，其脉沉紧，得之数十日，医吐下之不愈，木防己汤主之；虚者即愈，实者三日复发，复与不愈者，宜木防己去石膏加茯苓芒硝汤主之。（第十二　24）

【应用指征】　本方以通阳化饮、清热益气为主，主治阳郁热饮伤气证，常见症状：面色黧黑，心下痞坚，喘满，脉沉紧。

【运用须知】　关注方药煎煮与服用方法，即"上四味，以水六升，煮取二升。分温再服"。

【方证辨病】

（1）冠心病、高血压、高脂血症等，辨证要点为胸闷，心痛，头晕目眩，舌质红、苔黄腻，脉弱。

（2）慢性阻塞性肺疾病、间质性肺疾病、慢性支气管炎、支气管哮喘等，辨证要点为咳嗽，气喘，痰黄，胸闷，舌质红、苔黄腻，脉弱。

【医案助读】　胡某，男，69岁，郑州人。有20余年冠心病病史，近因心痛、心中痞硬加重前来诊治。刻诊：心痛，心中痞硬，胸闷，倦怠乏力，手足不温，口渴不欲饮，舌质红、苔黄略腻，脉沉弱。辨为阳郁热饮伤气证，治当清热通阳、益气化饮，给予木防己汤与茯苓泽泻汤合方加味：木防己 10g，石膏 48g，桂枝 6g，红参 12g，茯苓 24g，泽泻 12g，白术 10g，生姜 12g，薤白 24g，生半夏 12g，炙甘草 6g。6 剂，每日 1 剂，水煎服，每日分三服。二诊：心痛减轻，心中痞硬好转，以前方 6 剂续服。三诊：胸闷减轻，以前方 6 剂续服。四诊：心痛止，以前方 6 剂续服。五诊：手足转温，以前方 6 剂续服。六诊：苔黄腻消退，以前方 6 剂续服。七诊：诸症基本消除，以前方 6 剂续服。之后，以前方变汤剂为散剂，每次 6g，每日分三服，治疗 3 个月。随访 1 年，一切尚好。

【点评】 根据口渴不欲饮、苔黄略腻辨为饮郁化热，再根据心中痞硬、胸闷、手足不温辨为阳郁不通，因倦怠乏力、脉沉弱辨为气虚，以此辨为阳郁热饮伤气证。方以木防己汤清热通阳，益气利饮；以茯苓泽泻汤健脾通阳利水，加薤白通阳宽胸，生半夏燥湿化痰涤饮。方药相互为用，以奏其效。

木防己去石膏加茯苓芒硝汤

【方歌】 木防己汤去石膏，加桂人参苓芒硝，

胸膈满闷及疼痛，通阳破饮诸证消。

【组成】 木防己二两（6g）　桂枝二两（6g）　人参四两（12g）　芒硝三合（8g）　茯苓四两（12g）

【解读方药】

1. 诠释用药要点　方中木防己清热利湿化饮；茯苓健脾利湿；芒硝软坚泻热；桂枝温阳化饮；人参补益中气。

2. 剖析方药配伍　木防己与芒硝，属于相使配伍，泻热软坚化饮；木防己与桂枝，属于相反、相使配伍，相反者，木防己清热利饮，桂枝温阳化饮，相使者，桂枝使木防己苦寒利饮得以温化；人参与茯苓，属于相使配伍，健脾益气，杜绝饮生之源；木防己与人参，属于相反、相畏配伍，相反者，木防己清热利饮，人参益气生津，相畏者，人参制约木防己寒利伤胃；桂枝与人参，属于相使配伍，益气温阳，使气能化饮；桂枝与茯苓，属于相使配伍，温阳化饮，健脾

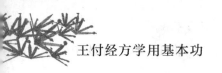

利湿；人参与芒硝，属于相反、相畏配伍，相反者，人参益气，芒硝泻热，相畏者，人参制约芒硝泻热软坚伤胃。

3.权衡用量比例 木防己与芒硝的用量比例为3∶4，提示利饮与软坚间的用量关系，以治郁热；木防己与桂枝为1∶1，提示利饮与通阳间的用量关系，以治阳郁；人参与茯苓为1∶1，提示补益与渗利间的用量关系，以治气虚；木防己与人参为1∶2，提示利饮与益气间的用量关系；桂枝与人参为1∶2，提示通阳与益气间的用量关系，以治气虚；桂枝与茯苓为1∶2，提示通阳与渗利间的用量关系，以治饮结；人参与芒硝为3∶2，提示益气与软坚间的用量关系，以治饮结伤气。

【经典导读】 膈间支饮，其人喘满，心下痞坚，面色黧黑，其脉沉紧，得之数十日，医吐下之不愈，木防己汤主之；虚者即愈，实者三日复发，复与不愈者，宜木防己去石膏加茯苓芒硝汤主之。（第十二　24）

【应用指征】 本方以通阳化饮、健脾益气为主，主治阳郁饮结伤气证，常见症状：面色黧黑，心下痞坚，喘满，脉沉紧。

【运用须知】 关注方药煎煮与服用方法，即"上五味，以水六升，煮取二升，去滓。内芒硝，再微煎。分温再服，微利则愈"。

【方证辨病】

（1）冠心病、高血压、高脂血症等，辨证要点为胸闷，心痛，头晕目眩，大便不爽，舌质红、苔黄厚腻，脉弱。

（2）慢性阻塞性肺疾病、间质性肺疾病、慢性支气管、支气管哮喘等，辨证要点为咳嗽，气喘，痰黄，大便不爽，舌质红、苔黄厚腻，脉弱。

牡蛎泽泻散

【方歌】 牡蛎泽泻散商陆，海藻栝楼葶蜀漆，
　　　　　脏腑湿热或水气，清利散结功效奇。

【组成】 牡蛎熬　泽泻　蜀漆暖水洗，去腥　葶苈子熬　商陆根熬　海藻洗，去咸　栝楼根各等分

【解读方药】

1. 诠释用药要点　方中牡蛎软坚散结；泽泻利水通淋；蜀漆涤痰化饮；葶苈子泻肺行水；商陆根攻逐水气；海藻软坚利水；栝楼根滋养阴津。

2. 剖析方药配伍　泽泻与商陆，属于相须配伍，增强攻逐水气；牡蛎与海藻，属于相使配伍，软坚散结利水；葶苈子与泽泻，属于相使配伍，清泻上下之水气；蜀漆与牡蛎，属于相使配伍，软坚涤水；栝楼根与泽泻、商陆，属于相反、相畏配伍，相反者，栝楼根滋阴，泽泻、商陆利水，相畏者，栝楼根制约泽泻、商陆利水伤阴；牡蛎与泽泻，属于相使配伍，软坚泻水。

3. 权衡用量比例　泽泻与商陆的用量比例为 1：1，提示渗利与荡涤间的用量关系，以治湿热；牡蛎与海藻为 1：1，提示敛阴软坚与软坚散结间的用量关系，以治湿结；葶苈子与泽泻为 1：1，提示降泄与渗利间的用量关系，以治湿结；蜀漆与牡蛎为 1：1，提示涤痰与软坚间的用量关系，以治湿热蕴结；栝楼根与泽泻、商陆为 1：1：1，提示敛阴益阴与渗利间的用量关系。

【经典导读】　大病差后，从腰以下有水气者，牡蛎泽泻散主之。（395）

【应用指征】　本方以清热利湿、软坚消肿为主，主治湿热水气证，常见症状：肢体水肿，小便不利，阴部潮湿，手足汗出，舌质红、苔黄腻。

【运用须知】　关注方药制作、服用方法及注意事项，即"上七味，异捣，下筛为散，更于臼中治之，白饮和，服方寸匕，日三服。小便利，止后服"。

【方证辨病】

（1）肾小球肾炎、肾盂肾炎、输尿管炎、膀胱炎、尿道炎等，辨证要点为小便不利，腰腹困重，舌质红、苔黄腻。

（2）心脏病水肿、肾病水肿、内分泌失调水肿等，辨证要点为水肿，肢体困重，舌质红、苔黄腻。

（3）前列腺炎、前列腺增生等，辨证要点为小便不利，尿不尽，小腹坠胀，舌质红、苔黄腻。

（4）盆腔炎、附件炎、子宫内膜炎等，辨证要点为阴部潮湿，带下色黄，舌质红、苔黄腻。

【医案助读】　叶某，女，39 岁，郑州人。有 10 余年慢性盆腔炎病史，近因

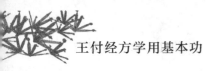

带下量多色黄前来诊治。刻诊：少腹拘急，带下量多色黄夹异味，阴部潮湿，时觉瘙痒，前阴下坠，舌质红、苔黄略腻，脉沉。辨为湿热下注证，治当清热利湿，给予牡蛎泽泻散与易黄汤合方加味：牡蛎12g，泽泻12g，常山12g，葶苈子12g，商陆根12g，海藻12g，天花粉12g，山药15g，芡实15g，黄柏30g，车前子10g，白果12g，生甘草10g。6剂，每日1剂，水煎服，每日分三服。二诊：阴部潮湿减轻，以前方6剂续服。三诊：瘙痒减轻，以前方6剂续服。四诊：带下减少，以前方6剂续服。五诊：少腹拘急消除，以前方6剂续服。六诊：诸症基本消除，以前方治疗12剂。随访1年，一切尚好。

【点评】 根据带下量多色黄辨为湿热，再根据前阴下坠辨为湿，因瘙痒辨为湿浸经脉，以此辨为湿热下注证。方以牡蛎泽泻散清热利湿；以易黄汤清热燥湿，益气固涩，加生甘草清热益气解毒。方药相互为用，以奏其效。

黄芪芍药桂枝苦酒汤

【方歌】 黄芪芍桂苦酒汤，湿热黄汗色正黄，

　　　　发热汗出身体重，通阳治湿效非常。

【组成】 黄芪五两（15g） 芍药三两（9g） 桂枝三两（9g）

【解读方药】

1.诠释用药要点　方中黄芪益气化湿；桂枝辛温通阳化湿，芍药泻热益营缓急；苦酒（醋）清泄湿热。

2.剖析方药配伍　苦酒与芍药，属于相使配伍，泻热敛阴；苦酒与黄芪，属于相使配伍，益气泻热；苦酒与桂枝，属于相反、相畏配伍，苦酒酸敛制约桂枝辛散伤阴，桂枝辛散制约苦酒酸收恋湿。

3.权衡用量比例　黄芪与苦酒（折算为克）的用量比例为1∶5，提示益气化湿与泻热间的用量关系，以治汗出；苦酒与芍药为6∶1，以泄湿热；苦酒与桂枝为6∶1，提示泻热与温阳间的用量关系，以治郁热。

【经典导读】 问曰：黄汗之为病，身体重，发热，汗出而渴，状如风水，汗

沾衣，色正黄如柏汁，脉自沉，何以得之？师曰：以汗出入水中浴，水从汗孔入得之，宜芪芍桂酒汤主之。（第十四　28）

【应用指征】　本方以益气通阳、化湿泻热为主，主治湿热黄汗证，常见症状：黄汗，身体重，发热，汗出而渴，状如风水，汗沾衣，色正黄如柏汁，脉自沉。

【运用须知】　关注方药煎煮、服用方法及注意事项，即"上三味，以苦酒一升，水七升，相和，煮取三升，温服一升。当心烦，服至六七日乃解。若心烦不止者，以苦酒阻故也"。

【方证辨病】

（1）内分泌失调、汗腺异常、代谢紊乱等，辨证要点为汗出异常，舌质淡红、苔黄腻。

（2）心律不齐、心动过速、房室传导阻滞等，辨证要点为心悸，心痛，舌质淡红、苔黄腻。

半夏麻黄丸

【方歌】　半夏麻黄能化饮，饮邪凌心心烦悸，

　　　　　脾胃寒饮痞胀满，温阳通阳可止逆。

【组成】　半夏　麻黄等分

【解读方药】

1. 诠释用药要点　方中半夏醒脾理胸，燥湿化痰；麻黄宣发温阳，利饮止悸；蜂蜜能益气缓急。

2. 剖析方药配伍　半夏与麻黄，属于相使配伍，半夏助麻黄散寒化饮，麻黄助半夏温化痰湿；半夏得麻黄则温通阳气，化饮止悸，麻黄得半夏则苦降温通，化饮止悸。蜂蜜与麻黄、半夏，属于相反、相畏配伍，相反者，蜂蜜主润，麻黄、半夏主燥，相畏者，蜂蜜制约麻黄、半夏燥湿伤津。

3. 权衡用量比例　半夏与麻黄用量相等，提示醒脾燥湿与宣发利饮间的用量关系，以治寒饮。

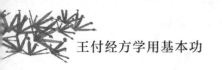
【经典导读】 心下悸者，半夏麻黄丸主之。（第十六　13）

【应用指征】 本方以温阳散寒、宣发化饮为主，主治寒饮凌心证或脾胃寒饮证，常见症状：心下悸，胃脘悸动，舌质淡、苔薄白。

半夏麻黄丸主治"心下悸"：病变部位在心，即心悸，胸闷，舌质淡、苔白滑；病变部位在脾胃，即胃脘筑筑然跳动不安，不思饮食，舌质淡、苔白滑。

【运用须知】 关注方药煎煮与服用方法，即"上二味，末之，炼蜜和丸小豆大，饮服三丸，日三服"。

运用半夏麻黄丸，可变丸剂为汤剂，服药时酌情加入蜂蜜，以缓半夏、麻黄温燥之性。

【方证辨病】

（1）窦性心动过缓、房室传导阻滞、心肌肥大、肺源性心脏病等，辨证要点为心悸，胸闷，或咯痰，舌质淡、苔白滑。

（2）慢性胃炎、慢性胆囊炎等，辨证要点为胃脘筑筑然跳动，舌质淡、苔白或腻。

【医案助读】 门某，女，59岁，平顶山人。有多年窦性心动过缓病史，近因病证加重前来诊治。刻诊：心悸（脉搏52次／分），胸闷，头晕目眩，倦怠乏力，下肢水肿，畏寒怕冷，口淡不渴，舌质胖淡、苔白滑腻，脉沉迟紧。辨为水饮凌心、阳虚不化证，治当温阳化气、渗利水饮，给予半夏麻黄丸与苓桂术甘汤合方加味：生半夏12g，麻黄12g，茯苓12g，桂枝9g，白术6g，人参10g，生川乌6g，炙甘草6g。6剂，每日1剂，水煎服，每日分三服。二诊：心悸、胸闷减轻，以前方6剂续服。三诊：下肢水肿好转，以前方6剂续服。四诊：头晕目眩基本消除，以前方6剂续服。五诊：脉搏62次／分，以前方6剂续服。六诊：下肢水肿消退，以前方6剂续服。之后，为了巩固疗效，又以前方治疗60余剂，诸症悉除。随访1年，一切尚好。

【点评】 根据心悸、下肢水肿辨为阳虚水气，再根据胸闷、苔白滑腻辨为饮凌上浸，因头晕目眩、倦怠乏力辨为气虚，以此辨为水饮凌心、阳虚不化证。方以半夏麻黄丸燥湿化痰，宣降气机；以苓桂术甘汤健脾益气，杜绝饮生之源，加红参大补元气，生川乌温阳散寒。方药相互为用，以奏其效。

茯苓甘草汤

【方歌】　茯苓甘草姜桂枝，辨治厥而心下悸，

　　　　　治病求本勿治标，温胃通阳治水气。

【组成】　茯苓二两（6g）　桂枝去皮，二两（6g）　甘草炙，一两（3g）　生姜切，三两（9g）

【解读方药】

1. **诠释用药要点**　方中茯苓健脾渗湿；桂枝通阳化气；生姜温中化水；甘草补益中气。

2. **剖析方药配伍**　茯苓与甘草，属于相使配伍，健脾益气利水；茯苓与桂枝，属于相使配伍，温阳利水；桂枝与甘草，属于相使配伍，温阳益气；桂枝与生姜，属于相须配伍，辛温通阳，醒脾治水。

3. **权衡用量比例**　茯苓与甘草的用量比例为 2：1，提示利水与益气间的用量关系，以治气不化水；茯苓与桂枝为 1：1，提示利水与温阳间的用量关系，以治寒水；桂枝与生姜为 2：3，提示温阳通经与散水间的用量关系，以治寒湿。

【经典导读】

（1）伤寒，汗出而渴者，五苓散主之；不渴者，茯苓甘草汤主之。（73）

（2）伤寒，厥而心下悸，宜先治水，当服茯苓甘草汤，却治其厥；不尔，水渍入胃，必作利也。（356）

【应用指征】　本方以温胃通阳、化气行水为主，主治脾胃阳郁水气证，常见症状：神志昏厥，心下悸，不渴，手足厥冷，不思饮食，脘腹悸动，舌质淡、苔滑。

【运用须知】　关注方药煎煮与服用方法，即"上四味，以水四升，煮取二升，去滓。分温三服"。

【方证辨病】

（1）慢性胃炎、慢性肠炎、慢性肝炎、慢性胰腺炎等，辨证要点为胃脘悸动，心下痞满，舌质淡、苔白滑腻。

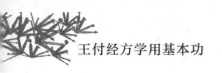

（2）心肌缺血、房室传导阻滞、病毒性心肌炎、细菌性心肌炎等，辨证要点为心痛，胸闷，舌质淡滑、苔白滑腻。

文蛤散

【方歌】 文蛤散中量五两，辨治营卫湿热证，

脾胃湿热更可用，随证加味功效增。

【组成】 文蛤五两（15g）

【解读方药】 方中文蛤清热燥湿。

【经典导读】

（1）病在阳，应以汗解之，反以冷水潠之，若灌之，其热被劫不得去，弥更益烦，肉上粟起，意欲饮水，反不渴者，服文蛤散。（141）

（2）渴欲饮水不止者，文蛤散主之。（第十三　6）

【应用指征】 本方以清热止痒为主，主治皮肤湿热证，常见症状：心烦，肉上粟起，渴欲饮水不止，或意欲饮水，反不渴。

【运用须知】 关注方药制作与服用方法，即"上一味，为散，以沸汤和方寸匕服。汤用五合"。

【方证辨病】

（1）过敏性皮炎、神经性皮炎、药物性皮炎、日光性皮炎、划痕性皮炎等，辨证要点为瘙痒，红疹，舌质红、苔黄。

（2）甲状腺功能亢进症、糖尿病等，辨证要点为汗出，多食易饥，舌质红、苔薄。

百合滑石散

【方歌】 百合滑石滋利方，阴虚夹湿诸般疾，

随证加味治杂病，滋阴利湿疗效奇。

【组成】 百合炙，一两（3g） 滑石三两（9g）

【解读方药】

1. **诠释用药要点** 方中百合滋补阴津；滑石清热利湿。

2. **剖析方药配伍** 百合与滑石，属于相反、相畏配伍，相反者，百合滋阴，滑石利湿，相畏者，滑石制约百合滋阴生津助湿，百合制约滑石清热利湿伤阴，滋阴之中兼以利湿，利湿之中兼以滋阴。

3. **权衡用量比例** 百合与滑石的用量比例为 1：3，提示滋阴与利湿间的用量关系，以治阴虚湿浊。

权衡百合滑石散用量，病变证机是以湿为主，阴虚为次，治疗重在利湿，次在滋阴；若阴虚与湿浊都比较重者，百合与滑石用量相等；若阴虚重于湿者，百合用量应大于滑石。再则，若病变证机仅有湿热而无阴虚，百合可制约滑石利湿伤阴。

【经典导读】 百合病，变发热者，百合滑石散主之。（第三 8）

【应用指征】 本方以利湿滋阴为主，主治阴虚湿浊证或湿热阴虚证，常见症状：发热，手足心热，肢体困重，头沉，小便少，舌质红、苔黄腻。

【运用须知】 关注方药煎煮、服用方法及注意事项，即"上为散，饮服方寸匕，日三服。当微利者，止服，热则除"。

若药后小便较前增多，即停止服药，因本有阴虚，利小便不当易伤阴；小便通利既标志湿从下去，又标志阴津得复。再则，运用百合滑石散，既可用散剂，又可用汤剂。作散剂，每次可服用 6~9g；作汤剂，应加大原方用量 2~3 倍。

【方证辨病】

（1）肺源性心脏病、肺结核、支气管炎、支气管肺炎、大叶性肺炎恢复期，辨证要点为咳嗽，气喘，舌质红、苔黄腻或厚。

（2）心肌炎、心血管神经症、β-受体过敏综合征、室上性心动过速、心律失常、高血压、冠心病等，辨证要点为心悸，心烦，舌质红、苔黄腻或厚。

（3）甲状腺功能亢进症、糖尿病等，辨证要点为失眠，多梦，口渴，舌质红、苔黄腻或厚。

【医案助读】 卫某，男，41岁，郑州人。有多年房性心动过速病史，近因

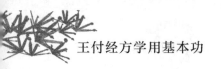

心悸、头晕目眩加重前来诊治。刻诊：心悸，头晕目眩，胸闷，肢体困重，咽干口燥，五心烦热，舌质红、苔黄厚腻，脉沉细滑。辨为阴虚痰热证，治当滋阴利湿、清热化痰，给予百合滑石散、猪苓汤与小陷胸汤合方加味：百合10g，阿胶10g，滑石30g，猪苓10g，茯苓10g，泽泻10g，半夏12g，全栝楼30g，黄连3g。6剂，每日1剂，水煎服，每日分三服。二诊：五心烦热减轻，以前方6剂续服。三诊：胸闷好转，以前方6剂续服。四诊：五心烦热止，苔黄厚腻基本消除，以前方6剂续服。五诊：肢体困重基本消除，以前方6剂续服。之后，为了巩固疗效，又以前方治疗20余剂，经复查，房性心动过速痊愈。随访1年，一切尚好。

【点评】 根据心悸、五心烦热辨为阴虚，再根据肢体困重辨为湿，因苔黄厚腻辨为痰热，又因脉沉细滑辨为阴虚夹痰热，以此辨为阴虚痰热证。方以百合滑石散滋阴利湿；以猪苓汤利水育阴；小陷胸汤清热燥湿化痰。方药相互为用，以奏其效。

当归贝母苦参丸

【方歌】 当归贝母苦参丸，辨治妊娠小便难，

　　　　　脏腑湿热夹血虚，清热利湿脏腑安。

【组成】 当归　贝母　苦参各四两（各12g）

【解读方药】

1. **诠释用药要点** 方中当归补血活血；贝母降泄湿热；苦参清热燥湿行水；蜂蜜能缓急和中。

2. **剖析方药配伍** 贝母与苦参，属于相使配伍，贝母助苦参燥湿利水；苦参助贝母降利湿热；当归与贝母、苦参，属于相反、相畏配伍，相反者，寒温同用，补泻并行，相畏者，贝母、苦参制约当归补血助热，当归制约苦参、贝母清热燥湿寒凝；当归与蜂蜜，属于相使配伍，益气补血。

3. **权衡用量比例** 当归、贝母、苦参用量相等，提示补血与清热燥湿间的

用量关系，以治湿热夹血虚。

【**经典导读**】　妊娠，小便难，饮食如故，当归贝母苦参丸主之。(第二十　7)

【**应用指征**】　本方以补血活血、降利湿热为主，主治血虚湿热证，常见症状：妊娠小便难，面色不荣，肢体困重，舌质红、苔黄腻。

【**运用须知**】　关注方药制作与服用方法，即"上三味，末之，炼蜜丸，如小豆大，饮服三丸，加至十丸"。

【**方证辨病**】

（1）泌尿系感染、泌尿系结石、肾病综合征等，辨证要点为小便不利，舌质淡红、苔黄腻。

（2）慢性盆腔炎、慢性附件炎、子宫内膜炎等，辨证要点为腹痛，肢体困重，舌质淡红、苔黄腻。

（3）慢性前列腺炎、前列腺增生等，辨证要点为小腹痛，小便不利，舌质淡红、苔黄腻。

第 14 章

治 痰 方

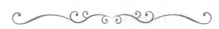

　　治痰方是通过治痰的方法而达到治疗目的的方药，痰分有形之痰和无形之痰，临证只要审明病证表现符合痰邪致病的特点，即可以法选择方药。

半夏厚朴汤

　　【方歌】　半夏厚朴化痰郁，茯苓生姜共紫苏，

　　　　　　行气化痰开郁结，肺咽气郁皆能除。

　　【组成】　半夏一升（24g）　厚朴三两（9g）　茯苓四两（12g）　生姜五两（15g）　干苏叶二两（6g）

　　【解读方药】

　　1. **诠释用药要点**　方中半夏燥湿化痰，降逆散结；厚朴下气开郁，行气化痰；茯苓健脾和胃，渗湿利痰；生姜降逆化湿，和胃化痰；苏叶疏利气机，开郁散结。

　　2. **剖析方药配伍**　半夏与生姜，属于相使配伍，半夏化痰偏于降逆，生姜化痰偏于宣散，辛开苦降，宣散降逆，调理气机；厚朴与苏叶，属于相须配伍，厚朴行气偏于下行，苏叶行气偏于升散，气顺则痰消；半夏与茯苓，属于相

使配伍，半夏偏于醒脾燥湿，茯苓偏于健脾利湿，使痰湿既从内消，又从下去。半夏、生姜与厚朴、苏叶，属于相使配伍，半夏、生姜助厚朴、苏叶行气之中以降逆，厚朴、苏叶助半夏、生姜化痰降逆之中下气；茯苓与半夏、生姜，属于相使配伍，茯苓健脾利湿助半夏、生姜醒脾燥湿，杜绝生痰之源；茯苓与厚朴、苏叶，属于相使配伍，健脾利湿，芳香化湿。

3. **权衡用量比例**　半夏与生姜的用量比例为 8 : 5，提示降逆与宣散间的用量关系，以治痰逆；厚朴与苏叶为 3 : 2，提示下气与行散间的用量关系，以治气滞；半夏、生姜与厚朴、苏叶为 8 : 5 : 3 : 2，提示化痰与行气间的用量关系，以治痰气胶结；茯苓与半夏、生姜为 4 : 8 : 5，提示健脾利湿与醒脾燥湿间的用量关系，以治痰湿之源。

【经典导读】　妇人咽中如有炙脔，半夏厚朴汤主之。（第二十二　5）

【应用指征】　本方以降逆化痰、行气散结为主，主治痰阻气逆证，常见症状：咽中如有炙脔，因情绪异常加重，舌质淡、苔薄白。

半夏、生姜、茯苓即小半夏加茯苓汤，是辨治脾胃病证的基础方；厚朴、苏叶既可辨治心胸气机不利，又可辨治脾胃气机壅滞。半夏、生姜、茯苓，既可治脾胃，又可治胸肺，更可治咽喉；厚朴、苏叶，既可调理脾胃，又可宣降肺气，故运用半夏厚朴汤，既可辨治痰阻气郁证，又可辨治肺寒痰逆证，更可辨治脾胃寒痰证。

【运用须知】　关注方药煎煮与服用方法，即"上五味，以水七升，煮取四升。分温四服，日三夜一服"。

运用时应遵循"日三夜一服"，才能取得最佳疗效。

【方证辨病】

（1）慢性咽炎、慢性喉炎、咽神经紧张综合征等，辨证要点为胸膈痞闷，咽中如有痰阻，或咯痰，或咯之不出，舌质淡、苔白或腻。

（2）慢性支气管炎、肺源性心脏病、慢性阻塞性肺疾病等，辨证要点为咳嗽，咯痰，胸闷，舌质淡、苔白或腻。

（3）慢性胃炎、慢性肠炎、慢性胆囊炎、慢性胰腺炎等，辨证要点为脘腹胀痛，恶心，呕吐，胸闷，情绪低落，舌质淡、苔白腻。

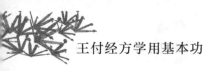

【医案助读】 刘某，女，32岁，郑州人。有10年慢性支气管炎病史，近因咳嗽、气喘加重前来诊治。刻诊：咳嗽，气喘，痰稠色白，胸闷，因情绪异常及活动加重，倦怠乏力，舌质淡、苔白腻，脉沉弦。辨为痰阻气郁、肺气虚弱证，治当燥湿化痰、行气解郁、宣降肺气，给予半夏厚朴汤、麻黄汤与四君子汤合方加味：半夏24g，厚朴10g，茯苓12g，生姜15g，紫苏叶6g，麻黄10g，桂枝6g，杏仁15g，红参10g，白术10g，炙甘草10g。6剂，每日1剂，水煎服，每日分三服。二诊：咳嗽减轻，以前方6剂续服。三诊：气喘减轻，以前方6剂续服。四诊：咯痰基本消除，以前方6剂续服。五诊：情绪好转，苔腻减少，以前方6剂续服。六诊：诸症大减，以前方6剂续服。之后，为了巩固疗效，又以前方治疗90余剂，诸症悉除。随访1年，一切尚好。

【点评】 根据痰稠色白辨为寒痰，再根据胸闷、苔白腻辨为痰阻，因情绪异常加重辨为气郁，又因活动后加重辨为气虚，以此辨为痰阻气郁、肺气虚弱证。方以半夏厚朴汤化痰行气，降逆止咳；以四君子汤补益中气；以麻黄汤宣肺降逆，止咳平喘。方药相互为用，以奏其效。

侯氏黑散

【方歌】 侯氏黑散菊白辛，茯苓牡蛎桔防参，

黄芩当芎石姜桂，健脾息风能养心。

【组成】 菊花四十分（120g） 白术十分（30g） 细辛三分（9g） 茯苓三分（9g） 牡蛎三分（9g） 桔梗八分（24g） 防风十分（30g） 人参三分（9g） 矾石三分（9g） 黄芩五分（15g） 当归三分（9g） 干姜三分（9g） 川芎三分（9g） 桂枝三分（9g）

【解读方药】

1. 诠释用药要点 方中菊花清解郁热；白术健脾燥湿；细辛温阳化饮；茯苓益气渗湿；牡蛎潜阳息风；桔梗宣利气机；防风疏散透风；人参补益心脾；矾石燥湿化痰息风；黄芩清热燥湿；当归补血活血；干姜温通宣散；川芎活血行气；桂枝辛温通阳；酒能行血通阳。

2. 剖析方药配伍 人参与白术，属于相须配伍，增强健脾益气养心；白术与茯苓，属于相使配伍，健脾益心，燥湿利湿，杜绝痰生之源；桂枝与细辛、防风，属于相须配伍，温阳化饮，疏散透风；菊花与黄芩，属于相使配伍，菊花助黄芩清热于内，黄芩助菊花透热于外；当归与川芎，属于相使配伍，川芎助当归补血之中以活血，当归助川芎活血之中以养血；干姜与桂枝，属于相使配伍，干姜助桂枝温通心阳，桂枝助干姜温暖脾阳；桔梗与矾石，属于相使配伍，桔梗助矾石燥湿化痰，矾石助桔梗宣利痰湿；牡蛎与桂枝、细辛、防风，属于相反、相使配伍，相反者，敛散同用，相使者，牡蛎使桂枝、细辛、防风透风于外，息风于内。

3. 权衡用量比例 人参与白术、茯苓的用量比例为 3 : 10 : 3，提示健脾益气与燥湿利湿间的用量关系，以治心脾气虚；桂枝与细辛、防风为 3 : 3 : 10，提示温通与疏风间的用量关系，以治透散内风；桔梗与矾石为 8 : 3，提示宣利与化痰间的用量关系，以治痰风；当归与川芎为 1 : 1，提示补血与理血间的用量关系；菊花与黄芩为 8 : 1，提示辛散与苦泻间的用量关系，以治郁热；桂枝与干姜为 1 : 1，提示温通与散寒间的用量关系，以治阳虚。

【经典导读】 侯氏黑散：治大风，四肢烦重，心中恶寒不足者。（第五 11）

【应用指征】 本方以补养心脾、化痰祛风，兼清郁热为主，主治心脾不足、痰风内生证，常见症状：心中恶寒不足，四肢烦重，忧心忡忡，神志恍惚，头晕目眩，倦怠乏力，心悸，不思饮食，苔腻。

【运用须知】 关注方药煎煮、服用方法及注意事项，即"上十四味，杵为散，酒服方寸匕，日一服，初服二十日，温酒调服，禁一切鱼肉、大蒜，常宜冷食，自能助药力，在腹中不下也。热食即下矣，冷食自能助药力"。

运用侯氏黑散，一要重视服用方法，二要重视服药疗程，三要重视饮食凉热直接影响治疗效果。

【方证辨病】

（1）抑郁症、癫症、精神分裂症等，辨证要点为心神恍惚，咽中痰阻，舌质淡、苔白腻或黄白夹杂。

（2）糖尿病、甲状腺功能亢进症等，辨证要点为心烦，失眠，舌质淡、苔白

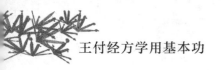

腻或黄白夹杂。

（3）高血压、冠心病、风湿性心脏病等，辨证要点为心悸，咽喉不利，烦躁，舌质淡、苔白腻或黄白夹杂。

【医案助读】 周某，女，43岁，郑州人。有多年抑郁症病史，近因病证加重前来诊治。刻诊：失眠多梦，焦虑不安，忧心忡忡，心烦意乱，心悸，咽中似痰阻，不思饮食，腹胀，口淡不渴，舌质淡红、苔白腻中心略黄，脉沉弱。辨为心脾不足、痰风内生证，治当温补阳气、化痰息风，给予侯氏黑散加味：菊花120g，白术30g，细辛10g，茯苓10g，牡蛎10g，桔梗24g，防风30g，红参10g，白矾10g，黄芩15g，当归10g，干姜10g，川芎10g，桂枝10g，生半夏12g。6剂，每日1剂，水煎服，每日分三服。二诊：咽中似痰阻减轻，以前方6剂续服。三诊：失眠多梦好转，以前方6剂续服。四诊：苔腻减少，以前方6剂续服。五诊：饮食转佳，腹胀基本消除，以前方6剂续服。六诊：忧心忡忡、心烦意乱好转，以前方6剂续服。七诊：诸症又有好转，以前方汤剂改为散剂，每次6g，每日分三服，治疗6个月。随访1年，一切尚好。

【点评】 根据失眠多梦、苔腻辨为痰扰于心，再根据不思饮食、苔白腻辨为痰阻于脾，因焦虑不安、忧心忡忡辨为心脾不足，因口淡不渴辨为寒，又因舌质淡红、苔白腻中心夹黄辨为寒夹热，以此辨为心脾不足、痰风内生证。方以侯氏黑散补养心脾，化痰祛风，兼清郁热，加生半夏醒脾降逆，燥湿化痰。方药相互为用，以奏其效。

瓜蒂散

【方歌】 瓜蒂散中赤小豆，豆豉和调能涌吐，
　　　　痰食有毒诸般证，调配用量效非常。

【组成】 瓜蒂熬黄，一分（3g）　赤小豆一分（3g）

【解读方药】

1. 诠释用药要点　方中瓜蒂涌吐顽痰；赤小豆降利湿浊；香豉辛散透达。

2. 剖析方药配伍　瓜蒂与赤小豆，属于相反、相畏配伍，相反者，升降同用，相畏者，赤小豆降利制约瓜蒂涌吐太过；瓜蒂与香豉，属于相须配伍，增强涌泄痰食；赤小豆与香豉，属于相反配伍，香豉偏于升散，赤小豆偏于降利，相合为用，制其偏性。

3. 权衡用量比例　瓜蒂与赤小豆的用量比例为 1：1，提示涌吐与降利间的用量关系，以治痰食；瓜蒂与香豉为 1：3，提示涌吐与轻清上行间的用量关系，以治痰蕴。

【经典导读】

（1）病如桂枝证，头不痛，项不强，寸脉微浮，胸中痞硬，气上冲喉咽不得息者，此为胸有寒也，当吐之，宜瓜蒂散。（166）

（2）病人手足厥冷，脉乍紧者，邪结在胸中，心下满而烦，饥不能食者，病在胸中，当须吐之，宜瓜蒂散。（355）

（3）宿食在上脘，当吐之，宜瓜蒂散。（第十　24）

【应用指征】　本方以涌吐痰涎，兼以降利为主，主治痰涎壅滞证、饮食积滞证或中毒证，常见症状：胸中痞硬，气上冲喉咽不得息，心下满而烦，饥不能食，手足厥冷，头不痛，项不强，脉微浮，或脉乍紧。

【运用须知】　关注方药制作、服用方法及注意事项，即"上二味，各别捣筛，为散已，合治之，取一钱匕，以香豉一合，用热汤七合，煮作稀粥，去滓。取汁和散，温，顿服之，不吐者，少少加，得快吐，乃止。诸亡血虚家，不可与瓜蒂散"。

运用瓜蒂散，一要重视煎煮方法，二要重视服用方法，三要重视用方禁忌。

【方证辨病】

（1）饮食积滞重证、中毒等，辨证要点为心烦，脘腹胀满，舌质红、苔厚腻。

（2）抑郁症、癔症、精神分裂症、强迫症等，辨证要点为情绪异常，胸闷，失眠多梦，舌质红、苔黄或腻。

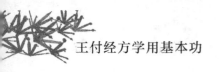

蜀漆散

【方歌】 阳郁牡疟蜀漆散，龙骨云母量相当，

发热恶寒痰热证，辨治杂病效优良。

【组成】 蜀漆洗，去腥　云母烧二日夜　龙骨等分

【解读方药】

1.诠释用药要点　方中蜀漆宣泄化痰；云母潜阳涤痰安神；龙骨清热化痰，重镇安神。

2.剖析方药配伍　蜀漆与云母，属于相使配伍，透散郁热，涤痰安神；蜀漆和龙骨，属于相使配伍，涤痰潜阳安神；云母与龙骨，属于相使配伍，重镇潜阳安神。

3.权衡用量比例　蜀漆与云母的用量比例为1：1，提示透散与潜阳安神间的用量关系，以治痰扰；蜀漆和龙骨为1：1，提示化痰与重镇安神间的用量关系；云母与龙骨为1：1，提示潜阳安神与重镇安神间的用量关系，以治痰热肆虐。

【经典导读】 疟多寒者，名曰牝疟，蜀漆散主之。（第四　5）

【应用指征】 本方以清宣涤痰安神为主，主治阳郁痰结证，常见症状：头痛，发热，恶寒，失眠，多梦，苔腻。

【运用须知】 关注方药制作、服用方法及注意事项，即"上三味，杵为散，未发前以浆水服半钱。温疟加蜀漆半分，临发时，服一钱匕"。

【方证辨病】

（1）疟疾、猩红热等，辨证要点为发热恶寒，舌质红、苔黄腻。

（2）抑郁症、癔症、精神分裂症等，辨证要点为心神恍惚，烦躁，舌质红、苔黄腻。

小陷胸汤

【方歌】 小陷胸汤夏连楼，清热涤痰能开结，辨治病变痰热证，辨治百病皆可解。

【组成】 黄连一两（3g）　半夏洗，半升（12g）　栝楼实大者一枚（30g）

【解读方药】

1. 诠释用药要点　方中黄连清热燥湿；半夏降逆燥湿化痰；栝楼实清热化痰涤饮。

2. 剖析方药配伍　黄连与栝楼实，属于相使配伍，黄连清热燥湿，栝楼实清热化痰；黄连、栝楼实与半夏，属于相反、相畏、相使配伍，相反者，寒热同用，相畏者，半夏制约黄连、栝楼实寒清凝滞，相使者，黄连、栝楼实清热化痰，使痰得半夏温化而消散。

3. 权衡用量比例　黄连与栝楼实的用量比例为 1∶10，提示清热与化痰间的用量关系，以治痰热；黄连、栝楼实与半夏为 1∶10∶4，提示清热化痰与苦温化痰间的用量关系，以治痰热蕴结。

【经典导读】　小结胸病，正在心下，按之则痛，脉浮滑者，小陷胸汤主之。（138）

【应用指征】　本方以清热燥湿化痰为主，主治痰热证，常见症状：心下痞满，按之则痛，咳嗽，胸痛，胸闷，胃胀，舌质红、苔黄腻，脉浮滑。

【运用须知】　关注方药煎煮与服用方法，即 "上三味，以水六升，先煮栝楼，取三升，去滓。内诸药，煮取二升，去滓。分温三服"。

【方证辨病】

（1）慢性胃炎、胃下垂、慢性肠胃炎、消化性溃疡、肠系膜淋巴结核、慢性肝炎、慢性胆囊炎、慢性胰腺炎等，辨证要点为脘腹痞满，按之则痛，舌质红、苔黄腻。

（2）心血管神经症、β–受体过敏综合征、心律不齐、室上性心动过速、心脏传导阻滞、冠心病、风湿性心脏病等，辨证要点为心悸，心烦，心痛，舌质红、苔黄腻。

（3）支气管炎、支气管哮喘、支气管扩张、慢性阻塞性肺疾病等，辨证要点为咳嗽，气喘，舌质红、苔黄腻。

（4）胸膜炎、腹膜炎等，辨证要点为疼痛，胸闷，舌质红、苔黄腻。

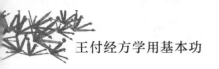

【医案助读】 谢某，女，62岁，郑州人。有多年室上性心动过速病史，近因心悸、心烦加重前来诊治。刻诊：心悸，心烦，胸闷，胸中憋气，口苦，舌质红、苔黄厚腻，脉浮。辨为痰热气郁证，治当清热化痰、行气宽胸，给予小陷胸汤与枳实薤白桂枝汤合方加味：黄连3g，半夏12g，全栝楼30g，枳实4g，厚朴12g，薤白24g，桂枝3g，远志12g。6剂，每日1剂，水煎服，每日分三服。二诊：心烦减轻，以前方6剂续服。三诊：口苦好转、胸中憋气基本消除，以前方6剂续服。四诊：苔黄厚腻消退，以前方6剂续服。五诊：诸症基本消除，以前方6剂续服。之后，为了巩固疗效，又以前方治疗20余剂。随访1年，一切尚好。

【点评】 根据心悸、口苦、苔黄腻辨为痰热，再根据胸闷、胸中憋气辨为气郁，以此辨为痰热气郁证。方以小陷胸汤清热降逆，行气化痰；以枳实薤白桂枝汤通阳行气，宽胸化痰，加远志安神开窍化痰。方药相互为用，以奏其效。

皂荚丸

【方歌】 痰浊壅肺皂荚丸，咳逆上气不得眠，
　　　　时时吐浊仅但坐，祛痰利肺睡眠安。

【组成】 皂荚刮去皮，用酥炙，八两（24g）

【解读方药】

1. 诠释用药要点 方中皂荚气轻宣散，通利气道，荡涤顽痰。蜜、大枣补益肺气。

2. 剖析方药配伍 皂荚与蜂蜜、大枣，属于相反、相畏配伍，相反者，皂荚泻实荡涤顽痰，蜂蜜、大枣益气保肺生津，相畏者，蜂蜜、大枣制约皂荚之燥性；蜜与大枣，属于相须配伍，增强补益中气。

【经典导读】 咳逆上气，时时吐浊，但坐，不得眠，皂荚丸主之。（第七 7）

【应用指征】 本方以荡涤顽痰，兼益肺气为主，主治肺浊痰证，常见症状：

咳而上气，时时吐浊，但坐，不得眠，胸闷，咽中如痰阻，苔厚腻。

【运用须知】　关注方药制作与服用方法，即"上一味，末之，蜜丸梧子大，以枣膏和汤，服三丸，日三夜一服"。

【方证辨病】

（1）肺结核、慢性支气管炎、大叶性肺炎、支气管哮喘、肺脓疡、间质性肺疾病等，辨证要点为咳喘，咯痰不爽，舌质淡、苔厚腻。

（2）慢性鼻炎、慢性鼻窦炎、慢性咽炎等，辨证要点为鼻塞，鼻涕浊稠，舌质淡、苔厚腻。

（3）过敏性皮炎、神经性皮炎、药物性皮炎等，辨证要点为瘙痒，丘疹色淡，舌质淡、苔白。

三物白散

【方歌】　三物白散寒结胸，巴豆桔梗与贝母，

胸胁心下痞硬痛，寒痰郁结皆可除。

【组成】　桔梗三分（9g）　巴豆去皮尖，熬黑，研如脂，一分（3g）　贝母三分（9g）

【解读方药】

1. 诠释用药要点　方中巴豆逐寒涤饮；贝母降逆化痰；桔梗宣利化痰。

2. 剖析方药配伍　巴豆与贝母，属于相反、相畏、相使配伍，相反者，巴豆性温，贝母性寒，相畏者，贝母制约巴豆温热化燥，相使者，增强降泄顽痰；巴豆与桔梗，属于相使配伍，巴豆偏于降泄，桔梗偏于宣利，攻逐顽痰；桔梗与贝母，属于相使配伍，桔梗治痰偏于宣，贝母治痰偏于降。

3. 权衡用量比例　巴豆与贝母的用量比例为 1：3，提示温化与寒清间的用量关系，以治痰结；巴豆与桔梗为 1：3，提示温热降泄与性平宣利间的用量关系；桔梗与贝母为 1：1，提示宣肺与降泄间的用量关系。

【经典导读】　寒实结胸，无热证者，与三物（小陷胸汤）白散（亦可服）。（141）

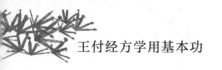
【应用指征】 本方以逐寒涤（痰）饮为主，主治寒（痰）饮结胸证或寒热夹杂结胸证，常见症状：胸痛，胸闷，咯痰，心下硬痛，脉沉紧。

三物白散，寒热并用，巴豆性热作用峻猛，桔梗性平偏于清，贝母性寒偏于清。三物白散是以治寒为主：若是寒夹热，用之同样能取得好的疗效；若无夹热，桔梗、贝母制约巴豆温燥峻猛之性；若夹热，桔梗、贝母即清解夹热。可见，运用三物白散不能仅仅局限于某一方面。

【运用须知】 关注方药制作、服用方法与注意事项，即"上三味，为散，内巴豆，更于白中杵之，与白饮和服。强人半钱匕，羸者减之。病在膈上必吐，在膈下必利，不利，进热粥一杯，利过不止，进冷粥一杯。身热皮粟不解，欲引衣自覆，若以水潠之、洗之，益令热劫不得出，当汗而不汗，则烦。假令汗出已，腹中痛，与芍药三两，如上法"。

【方证辨病】

（1）肺脓肿、肺间质纤维化、支气管哮喘等，辨证要点为咳嗽，气喘，痰多色白，舌质淡红、苔白腻或黄白夹杂。

（2）肝硬化腹水、心源性腹水、胸膜炎、腹膜炎等，辨证要点为疼痛，肿胀，舌质淡红、苔白腻或黄白夹杂。

【医案助读】 徐某，男，47岁，郑州人。有多年支气管哮喘病史，服用中、西药，但未能有效控制病情，近因咳喘加重前来诊治。刻诊：咳嗽，气喘，因寒加重，喉中痰阻，咯之不爽，胸中痰鸣，动则气喘，舌质淡红、苔白腻中心略黄，脉虚弱。辨为寒痰夹热气虚证，治当逐寒涤饮，兼以清热，补益肺气，给予三物白散与海蛤汤合方加味：桔梗10g，巴豆3g，浙贝母10g，海马10g，蛤蚧1对，红参10g。6剂，每日1剂，水煎服，每日分三服。二诊：咯痰较前爽利，以前方6剂续服。三诊：胸中痰鸣减轻，动则气喘好转，减海马为5g，以前方6剂续服。四诊：喉中痰阻基本消除，以前方6剂续服。五诊：动则气喘基本缓解，以前方6剂续服。六诊：诸症基本消除，以前方治疗30余剂。之后，以前方变汤剂改为散剂，每次3g，每日分三服，治疗4个月。随访1年，一切尚好。

【点评】 根据喉中痰阻、咯之不爽辨为痰结，再根据因寒加重辨为寒结，因动则气喘、脉虚弱辨为气虚，又因苔白腻中心略黄辨为寒中夹热，以此辨为寒痰夹热气虚证。方以三物白散逐寒涤痰，兼以清热；以海蛤汤益气摄纳，加红参大补元气。方药相互为用，以奏其效。

藜芦甘草汤

【方歌】　藜芦甘草治风痰，内外风痰皆可宜，

　　　　　审明病变是风痰，随证加味功效奇。

【组成】　藜芦一两（3g）　甘草二两（6g）

【解读方药】

1. 诠释用药要点　方中藜芦荡涤顽痰，息风止痉；甘草益气缓急。

2. 剖析方药配伍　藜芦与甘草，属于相反、相使配伍，相反者，藜芦泻实涤痰，甘草益气和中，相使者，藜芦使甘草益气祛痰，甘草使藜芦息风涤痰。

3. 权衡用量比例　藜芦与甘草的用量比例为 1 : 2，提示涤痰与益气间的用量关系，以治风痰。

【经典导读】　病人常以手指臂肿动，此人身体瞤者，藜芦甘草汤主之。（第十九　2）

【应用指征】　本方以涤痰息风为主，主治风痰证，常见症状有：手指臂肿动，身体瞤瞤，肌肉僵硬。

【运用须知】　关注方药煎煮与服用方法，即"以水二升，煮取一升五合，分二服，温服之"。

【方证辨病】

（1）帕金森病、高血压、高脂血症、儿童抽动症等，辨证要点为筋脉挛急，肌肉颤动，舌质淡红、苔薄。

（2）硬皮病、肌肉风湿等，辨证要点为皮肤僵硬，筋脉拘紧，舌质淡红、苔薄。

【医案助读】　谢某，男，65 岁，郑州人。有 6 年帕金森病病史，近因手颤加重前来诊治。刻诊：手指震颤，肌张力增高，倦怠乏力，肢体活动迟缓，姿势

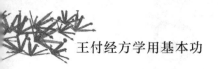

步态异常，精神抑郁，时有幻觉，舌质淡红、苔白厚腻，脉沉弱。辨为风痰夹气虚证，治当涤痰息风、补益中气，给予藜芦甘草汤与四逆加人参汤合方加味：藜芦6g，红参10g，生川乌5g，干姜5g，白芍30g，茯苓10g，细辛10g，赤芍30g，炙甘草12g。6剂，每日1剂，水煎服，每日分三服。二诊：未再出现幻觉，以前方6剂续服。三诊：手指颤动略有好转，以前方6剂续服。四诊：肌张力增高略有缓和，以前方6剂续服。五诊：手指颤动又有好转，以前方6剂续服。六诊：肢体活动较前灵活，以前方6剂续服。七诊：诸症基本缓解，又以前方治疗70余剂，病情稳定。之后，以前方变汤剂为散剂，每次5g，每日分三服，坚持治疗。随访1年，一切尚好。

【点评】 根据手指颤动辨为风，再根据肌张力增高辨为痰扰，因肢体活动迟缓辨为风痰扰筋，又因倦怠乏力辨为气虚，以此辨为风痰夹气虚证。方以藜芦甘草汤涤痰息风；以四逆加人参汤温阳益气，加白芍、赤芍敛阴活血缓急，细辛温阳通经。方药相互为用，以奏其效。

第 15 章

治痹方

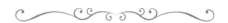

　　治痹方是通过治痹的方法而达到治疗目的的方药，痹者痹阻不通，痹有寒痹热痹，热痹较寒痹虽少，但治热痹方必酌情配伍温热药，因痹者不通，热者当清，寒药易凝，所以辨治热痹证应酌情配伍温热药，以此则能明显提高治疗效果。

麻黄加术汤

　　【方歌】　*仲景麻黄加术汤，辨治湿家身烦痛，*

　　　　　　太阳寒湿表实证，辨治杂病除湿痛。

　　【组成】　麻黄去节，三两（9g）　桂枝去皮，二两（6g）　甘草炙，一两（3g）　杏仁去皮尖，七十个（12g）　白术四两（12g）

　　【解读方药】

　　1. **诠释用药要点**　方中麻黄辛温通络散寒；桂枝辛温通经止痛；杏仁肃降浊逆；白术健脾燥湿；甘草益气和中。

　　2. **剖析方药配伍**　麻黄与桂枝，属于相须配伍，麻黄助桂枝通经止痛，桂枝助麻黄通络止痛；麻黄与杏仁，属于相使配伍，麻黄助杏仁降泄湿浊，杏仁助

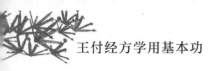

麻黄发散祛湿；麻黄与白术，属于相使配伍，麻黄助白术健脾燥湿，白术助麻黄宣化湿浊；桂枝与白术，属于相使配伍，白术助桂枝温阳化湿，桂枝助白术健脾燥湿；麻黄与甘草，属于相使配伍，益气散寒化湿；杏仁与甘草，属于相使配伍，益气降利湿浊。

3. 权衡用量比例　麻黄与桂枝的用量比例为 3：2，提示通络止痛与通经止痛间的用量关系，以治寒痛；麻黄与杏仁为 3：4，提示宣散与降泄间的用量关系，以治湿浊；麻黄与白术为 3：4，提示宣散化湿与健脾燥湿间的用量关系，以治寒湿；桂枝与白术为 1：2，提示通经与燥湿间的用量关系，以治重痛；麻黄与甘草为 3：1，提示宣发与益气间的用量关系；桂枝与甘草为 2：1，提示通经止痛与益气缓急间的用量关系，以治疼痛。

【经典导读】　湿家，身烦疼，可与麻黄加术汤，发其汗为宜；慎不可以火攻之。（第二　20）

【应用指征】　本方以散寒祛湿、益气温通为主，主治太阳寒湿痹证、太阳伤寒夹虚证或风寒犯肺夹虚证，常见症状：身烦疼，骨节疼痛，腰痛，咳嗽，气喘，咯痰，舌质淡、苔薄白。

【运用须知】　关注方药煎煮与服用方法，即"上五味，以水九升，先煮麻黄，减二升，去上沫，内诸药，煮取二升半，去滓。温服八合，覆取微似汗"。

【方证辨病】

（1）风湿性关节炎、类风湿关节炎、肌肉风湿、痛风、骨质增生等，辨证要点为疼痛，因寒加重，舌质淡、苔薄白。

（2）慢性支气管炎、阻塞性肺疾病、支气管哮喘等，辨证要点为咳嗽，气喘，痰多色白，倦怠乏力，舌质淡、苔薄白。

（3）神经性皮炎、过敏性皮炎、日光性皮炎、药物性皮炎等，辨证要点为皮肤瘙痒，肢体困重，舌质淡、苔白腻。

【医案助读】　范某，女，57岁，郑州人。有多年支气管哮喘病史，近因哮喘加重前来诊治。刻诊：哮喘，痰多色白，腹胀，大便溏泄，舌质淡、苔白腻，脉沉弱。辨为寒痰蕴肺、脾虚生痰证，治当温肺化痰、健脾燥湿，给予麻黄加术汤、理中丸与平胃散合方加味：麻黄10g，桂枝10g，杏仁12g，白术12g，红参 10g，干姜 10g，苍术 15g，厚朴 15g，陈皮 15g，姜半夏 12g，炙甘草 10g。6 剂，每日 1 剂，水煎服，每日分三服。二诊：腹胀减轻，以前方 6 剂续服。三诊：哮喘减轻，大便恢复正常，以前方 6 剂续服。四诊：哮喘较前又有好转，以前方 6 剂续服。五诊：痰量减少，以前方 6 剂续服。六诊：腹胀基本消除，以前方 6 剂续服。之后，以前方治疗 60 余剂，诸症悉除，为了巩固疗效，又以前方变汤剂为散剂，每次 6g，每日分三服，治疗半年。随访 1 年，一切尚好。

【点评】　根据痰多色白辨为寒，再根据腹胀、大便溏泄辨为脾虚，以此辨为寒痰蕴肺、脾虚生痰证。方以麻黄加术汤辛温寒散，健脾燥湿；以理中丸温中健脾益气；以平胃散醒脾燥湿，行气化痰，加姜半夏醒脾燥湿，降逆化痰。方药相互为用，以奏其效。

乌头汤

【方歌】　乌头汤温通缓急，麻黄芍药草黄芪，
　　　　　乌头煎煮有讲究，辨治杂病最相宜。

【组成】　麻黄三两（9g）　芍药三两（9g）　黄芪三两（9g）　甘草炙，三两（9g）　川乌咬咀，以蜜二升，煎取一升，即出乌头，五枚（10g 或 15g）

【解读方药】

1. 诠释用药要点　方中乌头逐寒除湿，通利关节；黄芪益气固表，补益营卫；麻黄宣发营卫，通利关节；芍药养血补血，缓急止痛；甘草益气补中。

2. 剖析方药配伍　乌头与麻黄，属于相使配伍，散寒通络止痛；黄芪与甘草，属于相须配伍，增强益气固护；芍药与甘草，属于相使配伍，益气补血缓急；麻黄与黄芪，属于相使配伍，麻黄辛散温通助黄芪固表，黄芪甘温益气助麻黄温通；麻黄、乌头与甘草，属于相使配伍，散寒之中兼以益胃。

3. 权衡用量比例　麻黄与乌头的用量比例为 3：5，提示宣发与逐寒间的用量关系，以治寒痛；黄芪与甘草为 1：1，提示益气固表与益气缓急间的用量关系，以治气虚；芍药与甘草为 1：1，提示补血缓急与益气缓急间的用量关系，

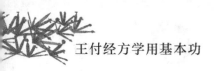

以治急痛；麻黄、乌头与甘草为 3∶5∶3，提示散寒与益气间的用量关系，以治寒凝。

【经典导读】

（1）病历节，不可屈伸，疼痛，乌头汤主之。（第五　10）

（2）乌头汤方：治脚气疼痛，不可屈伸。（第五　10）

【应用指征】　本方以散寒通络、益气固表为主，主治气虚寒湿痹证，常见症状：脚气疼痛，不可屈伸，舌质淡、苔薄白。

【运用须知】　关注方药煎煮、服用方法及注意事项，即"上五味，咀四味，以水三升，煮取一升，去滓。内蜜煎中，更煎之。服七合。不知，尽服之"。

【方证辨病】

（1）风湿性关节炎、类风湿关节炎、骨质增生、肌肉风湿等，辨证要点为疼痛，因寒或劳累加重，舌质淡、苔白。

（2）支气管肺炎、支气管哮喘、慢性阻塞性肺疾病等，辨证要点为咳嗽，气喘，咯白痰，舌质淡、苔白。

【医案助读】　夏某，女，53 岁，郑州人。有多年支气管哮喘病史，近因哮喘加重前来诊治。刻诊：哮喘，喉中痰鸣，咯痰不爽，手足冰凉，动则气喘，舌质淡红、苔白略腻，脉沉弱。辨为寒痰夹气虚证，治当散寒化痰、健脾益气，给予乌头汤与四君子汤合方加味：麻黄 10g，白芍 10g，黄芪 10g，生川乌 15g，红参 12g，白术 12g，茯苓 12g，蛤蚧 1 对，射干 12g，生姜 15g，蜂蜜（冲服）10mL，炙甘草 10g。6 剂，每日 1 剂，水煎服，每日分三服。二诊：哮喘减轻，以前方 6 剂续服。三诊：喉中痰鸣减轻，以前方 6 剂续服。四诊：手足较前温和，以前方 6 剂续服。五诊：哮喘缓解，减去蛤蚧，以前方 6 剂续服。六诊：苔腻消退，以前方 6 剂续服。七诊：病情稳定，未有明显不适，以前方 12 剂续服。之后，为了巩固疗效，又以前方变汤剂（仍用蛤蚧）为散剂，每次 5g，每日分三服，治疗半年。随访 1 年，一切尚好。

【点评】　根据哮喘、手足冰凉辨为寒，再根据动则气喘辨为气虚，因咯痰不爽、苔白略腻辨为痰湿，以此辨为寒痰夹气虚证。方以乌头汤逐寒宣肺，益气化痰；以四君子汤健脾益气，杜绝生痰之源，加蛤蚧益气摄纳，射干降肺化痰，生姜宣肺化痰。方药相互为用，以奏其效。

桂枝附子汤

【方歌】 仲景桂枝附子汤，附子三枚桂枝四，

甘草大枣与生姜，通经温阳治寒痹。

【组成】 桂枝去皮，四两（12g） 附子炮，去皮，破，三枚（15g） 生姜切，三两（9g） 大枣擘，十二枚 甘草炙，二两（6g）

【解读方药】

1.诠释用药要点 方中桂枝辛温散寒通经；附子辛热温壮阳气；生姜温通散寒；大枣、甘草益气和中。

2.剖析方药配伍 桂枝与生姜，属于相须配伍，增强通经散寒；大枣与甘草，属于相须配伍，增强益气缓急；附子与桂枝、生姜，属于相使配伍，附子助桂枝、生姜散寒，桂枝、生姜助附子温阳壮阳；附子与大枣、甘草，属于相使配伍，温阳益气化阳。

3.权衡用量比例 桂枝与附子的用量比例为 4 : 5，提示通经与温阳间的用量关系，以治阴寒；附子与生姜为 5 : 3，提示温阳与辛散解毒间的用量关系；附子与大枣、甘草为 5 : 10 : 2，提示温阳与益气缓急间的用量关系，以治阳虚。

【经典导读】 伤寒八九日，风湿相搏，身体疼烦，不能自转侧，不呕不渴，脉浮虚而涩者，桂枝附子汤主之；若其人大便硬，小便自利者，去桂加白术汤主之。（174）（第二 23）

【应用指征】 本方以温阳益气、散寒通痹为主，主治阳虚寒痹证，常见症状：身体关节疼痛，因寒加重，畏寒怕冷，舌质淡、苔白，脉浮虚而涩。

【运用须知】 关注方药煎煮与服用方法，即"上五味，以水六升，煮取二升，去滓。分温三服"。

【方证辨病】

（1）风湿性心脏病、肺源性心脏病、冠心病、病毒性心肌炎等，辨证要点为

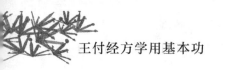

心悸，心烦，口淡不渴，舌质淡、苔薄白。

（2）肌肉风湿、风湿性关节炎、类风湿关节炎、骨质增生、腰椎间盘突出等，辨证要点为疼痛，沉着，口淡不渴，舌质淡、苔薄白。

【医案助读】 党某，男，47岁，许昌人。有多年风湿性心脏病病史，服用中、西药，但症状未能得到有效改善，近因心悸、心痛加重前来诊治。刻诊：心悸，心痛如针刺，动则气喘，畏寒怕冷，手足不温，大便溏泄，舌质黯淡夹瘀紫、苔薄白，脉沉弱涩。辨为心阳虚弱、瘀血阻滞证，治当温补心阳、活血化瘀，给予桂枝附子汤与当归四逆汤合方加味：桂枝12g，附子15g，生姜10g，大枣25枚，当归10g，白芍10g，细辛10g，通草6g，红参10g，五灵脂10g，蒲黄10g，炙甘草6g。6剂，每日1剂，水煎服，每日分三服。二诊：心悸、心痛减轻，以前方6剂续服。三诊：大便恢复正常，以前方6剂续服。四诊：动则气喘好转，以前方6剂续服。五诊：心悸、心痛止，以前方6剂续服。六诊：诸症明显缓解，以前方治疗50余剂。之后，为了巩固疗效，以前方变汤剂为散剂，每次6g，每日分三服。随访1年，一切尚好。

【点评】 根据心悸、动则气喘辨为心气虚，再根据心痛如针刺、舌质黯淡夹瘀紫辨为瘀血，因畏寒怕冷、手足不温辨为阳虚，以此辨为心阳虚弱、瘀血阻滞证。方以桂枝附子汤温壮阳气，散寒通脉；以当归四逆汤温经散寒，活血通经，加红参补益心气，五灵脂、蒲黄活血化瘀止痛。方药相互为用，以奏其效。

桂枝附子去桂加白术汤（白术附子汤）

【方歌】 白术附子汤生姜，大枣甘草合成方，

脏腑阳虚寒湿证，治表治里服之康。

【组成】 附子炮，去皮，破，三枚（15g）　白术四两（12g）　生姜切，三两（9g）　大枣擘，十二枚　甘草炙，二两（6g）

【解读方药】

1. 诠释用药要点　方中附子温阳散寒；白术健脾益气燥湿；生姜辛温通阳；

大枣补益中气；甘草益气和中。

2. 剖析方药配伍 附子与白术，属于相使配伍，附子助白术健脾益气化阳，白术助附子温阳散寒燥湿；生姜与附子，属于相使配伍，辛热温化寒湿；大枣与甘草，属于相须配伍，增强补益中气；白术与大枣、甘草，属于相须配伍，健脾益气，化生气血。

3. 权衡用量比例 附子与生姜的用量比例为 5：3，提示温阳散寒与辛温发散间的用量关系，以治寒湿；大枣、甘草与附子、白术为 10：2：5：4，提示益气缓急与温阳化湿间的用量关系，以治阳虚；白术与大枣、甘草为 2：5：1，提示健脾益气与益气缓急间的用量关系，以治气虚。

【经典导读】 见上方桂枝附子汤。（174）（第二 23）

【应用指征】 本方以温阳通经、散寒燥湿为主，主治阳虚寒湿痹证，常见症状：身体疼痛，骨节疼痛，大便硬，小便自利，不呕不渴，脉浮虚而涩。

【运用须知】 关注方药煎煮、服用方法及注意事项，即"上五味，以水六升，煮取二升，去滓。分温三服。初一服，其人身如痹，半日许复服之，三服都尽，其人如冒状，勿怪。此以附子、术并走皮内，逐水气未得除，故使之耳。法当加桂枝四两，此本一方二法。以大便硬，小便自利，去桂也；以大便不硬，小便不利，当加桂。附子三枚，恐多也，虚弱家及产妇，宜减服之"。

运用桂枝附子去桂加白术汤，一要重视煎煮方法，二要重视药后反应，三要重视用药加减变化，四要视病情调整用量，五要因人权衡服药。

【方证辨病】

（1）风湿性关节炎、类风湿关节炎、骨质增生、椎管狭窄等，辨证要点为疼痛，重着，舌质淡、苔白腻。

（2）心肌缺血、心律不齐、房室传导阻滞、风湿性心脏病等，辨证要点为心痛，胸闷，胸中拘急，舌质淡、苔白腻。

【医案助读】 黎某，男，71 岁，郑州人。有 20 年冠心病病史，近 5 年来心肌缺血明显，近因心悸、心痛加重前来诊治。刻诊：心痛，心悸，头沉，倦怠乏力，手足不温，肌肉关节困痛，舌质黯淡夹瘀紫、苔白腻，脉沉涩。辨为阳虚寒湿夹瘀证，治当温阳散寒、益气除湿，兼以化瘀，给予桂枝附子去桂加白术汤、

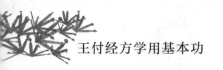

桂枝甘草汤与蛭虻归草汤合方加味：附子15g，白术12g，生姜10g，大枣12枚，水蛭6g，虻虫3g，当归15g，姜半夏12g，薤白24g，桂枝12g，炙甘草6g。6剂，每日1剂，水煎服，每日分三服。二诊：心痛减轻，心悸基本消除，以前方6剂续服。三诊：心悸止，心痛较前减轻，手足温和，以前方6剂续服。四诊：胸闷好转，以前方6剂续服。五诊：肌肉关节困痛解除，以前方6剂续服。六诊：心痛、心悸止，以前方6剂续服。七诊：诸症得到有效控制，以前方6剂续服。之后，为了巩固疗效，以前方变汤剂为散剂，每次6g，每日分三服。随访2年，一切尚好。

【点评】 根据心痛、手足不温辨为寒，再根据肌肉关节困痛、苔白腻辨为寒湿，因倦怠乏力辨为气虚，因舌质黯淡夹瘀紫辨为瘀，以此辨为阳虚寒湿夹瘀证。方以桂枝附子去桂加白术汤温阳益气，散寒除湿；以桂枝甘草汤温心阳，益心气；以蛭虻归草汤活血化瘀，调经止痛，加姜半夏燥湿化痰，薤白通阳宽胸。方药相互为用，以奏其效。

甘草附子汤

【方歌】 仲景甘草附子汤，白术桂枝基础方，

脏腑骨节诸般证，温化寒湿效非常。

【组成】 甘草炙，二两（6g） 附子炮，去皮，破，二枚（10g） 白术二两（6g） 桂枝去皮，四两（12g）

【解读方药】

1.诠释用药要点 方中甘草益气缓急止痛；附子温阳散寒止痛；白术健脾益气燥湿；桂枝辛温通经止痛。

2.剖析方药配伍 甘草与附子，属于相使配伍，甘草助附子温阳之中以益气缓急，附子助甘草益气之中以温阳止痛；附子与桂枝，属于相使配伍，附子助桂枝温阳通经止痛，桂枝助附子温阳通利骨节；附子与白术，属于相使配伍，白术助附子温阳化气，附子助白术益气化阳；白术与桂枝，属于相使配伍，健脾益

气，通经止痛；甘草与白术，属于相须配伍，增强健脾燥湿，益气缓急。

3.**权衡用量比例**　甘草与附子的用量比例为 3 ∶ 5，提示益气与温阳间的用量关系，以治阳虚；附子与桂枝为 5 ∶ 6，提示温阳与通经间的用量关系，以治寒痛；桂枝与白术为 2 ∶ 1，提示通经与益气间的用量关系，以治虚寒。

【经典导读】　风湿相搏，骨节疼烦，掣痛不得屈伸，近之则痛剧，汗出短气，小便不利，恶风不欲去衣，或身微肿者，甘草附子汤主之。（175）（第二 24）

【应用指征】　本方以益气温阳、通经止痛为主，主治阳虚骨痹证，常见症状：骨节疼烦，掣痛不得屈伸，近之则痛剧，小便不利，汗出，短气，恶风不欲去衣，身微肿，舌质淡、苔薄白。

【运用须知】　关注方药煎煮、服用方法及注意事项，即"上四味，以水六升，煮取三升，去滓。温服一升，日三服。初服，得微汗则解，能食，汗止，复烦者，将服五合，恐一升多者，宜服六七合为始"。

【方证辨病】

（1）风湿性关节炎、类风湿关节炎、骨质增生、椎间管狭窄等，辨证要点为关节疼痛，因寒加重，舌质淡、苔白。

（2）脉管炎、心肌炎、末梢循环障碍等，辨证要点为疼痛，麻木，因寒加重，舌质淡、苔白。

【医案助读】　李某，女，52 岁，郑州人。有多年类风湿性关节炎病史，近 3 年来手指变形，近因疼痛加重、活动受限前来诊治。刻诊：手指关节变形，屈伸不利，疼痛不可触近，因劳累及遇凉加重，手指不温，舌质淡红、苔薄白，脉沉弱。辨为阳虚骨痹证，治当温阳散寒、通利关节，给予甘草附子汤与乌头汤合方加味：附子 10g，白术 6g，桂枝 12g，麻黄 10g，白芍 10g，黄芪 10g，生川乌 10g，炙甘草 10g。6 剂，每日 1 剂，第 1 次煎 50 分钟，第 2 次煎 30 分钟，合并药液，每日分三服，服药时加入 10mL 蜂蜜。二诊：疼痛略有减轻，以前方 6 剂续服。三诊：疼痛又有减轻，以前方 60 余剂续服，疼痛得到控制，关节变形略有恢复。之后，以前方变汤剂为散剂，每次 3g，每日分三服，治疗 6 个月。随访 1 年，一切尚好。

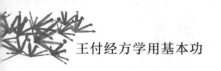

【点评】 根据疼痛不可触近、遇凉加重辨为寒凝，再根据因劳累加重、脉沉弱辨为气虚，以此辨为阳虚骨痹证。方以甘草附子汤温阳散寒，通经止痛；以乌头汤益气逐寒，通络止痛。方药相互为用，以奏其效。

白虎加桂枝汤

【方歌】 白虎加桂枝汤方，辨治温疟与热痹，

但热不寒关节痛，解肌调荣更相宜。

【组成】 知母六两（18g） 石膏碎，一斤（48g） 甘草炙，二两（6g） 粳米六合（18g） 桂枝去皮，三两（9g）

【解读方药】

1. **诠释用药要点** 方中知母清热养阴；石膏清热生津；桂枝辛温透散通经；粳米补益脾胃；甘草补益中气。

2. **剖析方药配伍** 知母与石膏，属于相须配伍，增强清热泻火，益阴生津；桂枝与知母、石膏，属于相反、相畏配伍，相反者，桂枝辛温透散通经，石膏、知母寒凉清热，相畏者，桂枝制约石膏、知母寒凉，知母、石膏制约桂枝辛温通经助热；粳米与甘草，属于相须配伍，益气和中；知母、石膏与粳米、甘草，属于相反、相畏配伍，粳米、甘草补气并制约石膏、知母清热寒凝，知母、石膏清热并制约粳米、甘草补益恋邪。

白虎加桂枝汤中用桂枝非在解表散寒，而在温经通阳止痛。因病证轻重可酌情调整其用量，使其与病证表现切切相应。

3. **权衡用量比例** 知母与石膏的用量比例为3∶8，提示甘苦寒清热与辛甘寒清热间的用量关系，以治热盛；桂枝与知母、石膏为3∶6∶16，提示辛散温通透邪与清热间的用量关系，以治郁热；知母、石膏与桂枝、粳米、甘草为6∶16∶3∶6∶2，提示清热与温通补益间的用量关系，以治热盛郁伏。

【经典导读】 温疟者，其脉如平，身无寒但热，骨节疼烦，时呕，白虎加桂枝汤主之。（第四 4）

【应用指征】　本方以清热通经为主，主治温疟证或热痹证，常见症状：呕吐，骨节疼烦，身无寒但热，脉如平。

【运用须知】　关注方药煎煮与服用方法，即"上锉，每五钱，水一盏半，煎至八分，去滓。温服，汗出愈"。以水煎散，每次约 10g，去滓服药液。

【方证辨病】

（1）风湿热、风湿性关节炎、类风湿关节炎、骨质增生等，辨证要点为肌肉关节疼痛，身热，舌质红、苔黄。

（2）传染性疾病、感染性疾病、免疫性疾病等，辨证要点为发热，或寒热往来，疼痛，舌质红、苔黄。

（3）甲状腺功能亢进症、糖尿病酮症酸中毒、糖尿病性视网膜病变、糖尿病性周围神经病变等，辨证要点为口渴，肌肉关节疼痛，舌质红、苔黄。

【医案助读】　华某，男，72 岁，郑州人。有 30 余年糖尿病病史，近 8 年来又出现糖尿病性周围神经病变，经多家省、市级医院诊治，但未能有效控制下肢对称性疼痛、麻木，近由亲戚介绍前来诊治。刻诊：下肢对称性灼热疼痛、麻木，形体消瘦，多汗，口干咽燥，舌质黯红瘀紫、少苔，脉细弱涩。辨为热毒伤气、瘀阻脉络证，治当清解郁热、通经活血，给予白虎加桂枝汤与桃核承气汤合方加味：石膏 50g，知母 20g，桃仁 10g，大黄 12g，桂枝 10g，大米 15g，牡丹皮 12g，黄芪 15g，赤芍 12g，芒硝 6g，炙甘草 6g。6 剂，每日 1 剂，水煎服，每日分三服。二诊：下肢疼痛减轻，仍麻木，大便溏泄，减大黄为 6g，以前方 6 剂续服。三诊：汗出止，大便基本正常，以前方 6 剂续服。四诊：下肢麻木较前减轻，以前方 6 剂续服。五诊：舌质黯红减轻，仍夹瘀紫，以前方 6 剂续服。之后，以前方治疗 50 余剂，诸症悉除，为了巩固疗效，以前方变汤剂为散剂，每次 6g，每日分三服，病情稳定。随访 1 年，一切尚好。

【点评】　根据下肢对称性灼热疼痛辨为热毒，再根据舌质黯红瘀紫辨为瘀热，因脉细弱涩辨为瘀热伤气，又因麻木、多汗辨为热伤津气，以此辨为热毒伤气、瘀阻脉络证。方以白虎加桂枝汤清热通经益气；以桃核承气汤泻热祛瘀，加赤芍清热凉血消瘀，黄芪益气固表。方药相互为用，以奏其效。

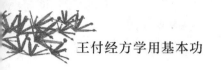

桂枝芍药知母汤

【方歌】 桂枝芍药知母汤，麻黄生姜与甘草，

白术防风与附子，辨治阳虚郁热好。

【组成】 桂枝四两（12g） 芍药三两（9g） 甘草二两（6g） 麻黄二两（6g） 生姜五两（15g） 白术五两（15g） 知母四两（12g） 防风四两（12g） 附子炮，二枚（10g）

【解读方药】

1. 诠释用药要点　方中桂枝温阳通经；芍药酸寒敛阴，缓急止痛；知母清解郁热；麻黄辛温散寒通络；生姜辛散通阳止痛；防风疏散风寒；附子温阳散寒止痛；白术健脾益气燥湿；甘草益气缓急。

2. 剖析方药配伍　桂枝与生姜、麻黄、防风，属于相须配伍，增强温阳散寒，通经止痛；芍药与附子，属于相反、相使配伍，相反者，寒热同用，芍药益阴清热，附子温阳散寒，相使者，芍药使附子温阳缓急止痛，附子使芍药敛阴和阳止痛；知母与芍药，属于相使配伍，增强清热益阴；白术与甘草，属于相须配伍，增强健脾益气；附子与甘草，属于相使配伍，益气温阳化阳；附子与桂枝、生姜、麻黄、防风，属于相使配伍，辛温壮阳，逐寒止痛。

3. 权衡用量比例　桂枝与生姜、麻黄、防风的用量比例为4：5：2：4，提示解肌与散寒间的用量关系，以治风寒；桂枝与附子为6：5，提示解肌与温阳间的用量关系，以治寒痛；芍药与知母为3：4，提示敛阴与清热间的用量关系，以治郁热；麻黄与附子为3：5，提示辛温散寒与温阳散寒间的用量关系，以治不通；白术与附子为3：2，提示益气与温阳间的用量关系，以治阳虚。

【经典导读】 诸肢节疼痛，身体尪羸，脚肿如脱，头眩，短气，温温欲吐，桂枝芍药知母汤主之。（第五　8）

【应用指征】 本方以温阳散寒、益气清热为主，主治阳虚郁热证，常见症状：头眩，诸肢节疼痛，身体尪羸，短气，温温欲吐，脚肿如脱。

【运用须知】 关注方药煎煮与服用方法，即"上九味，以水七升，煮取二升。温服七合，日三服"。

【方证辨病】

（1）肌肉疾病、关节疾病、腰胸颈椎疾病等，辨证要点为疼痛，畏寒，舌质淡红、苔黄白夹杂。

（2）干燥综合征、混合性结缔组织病、未分化结缔组织病等，辨证要点为关节疼痛、僵硬，畏寒，舌质淡红、苔黄白夹杂。

【医案助读】 邵某，男，64岁，郑州人。有多年未分化结缔组织病病史，近因症状加重前来诊治。刻诊：皮肤盘状红斑，双手弥漫肿胀，皮下结节，关节疼痛晨僵，因寒加重，皮肤黯红，口渴欲饮热水，舌质淡红、苔薄白，脉沉弱。辨为阳虚寒凝、郁热浸淫证，治当温阳散寒、清泻郁热，给予桂枝芍药知母汤与白虎汤合方加味：桂枝12g，白芍10g，麻黄6g，生姜15g，白术15g，知母18g，防风12g，附子10g，石膏50g，粳米15g，炙甘草6g。6剂，每日1剂，水煎服，每日分三服。二诊：皮肤红斑略有减轻，以前方6剂续服。三诊：关节疼痛缓解，以前方6剂续服。四诊：关节僵硬减轻，以前方6剂续服。五诊：肿胀好转，以前方6剂续服。六诊：关节疼痛基本消除，以前方6剂续服。七诊：皮肤黯红好转，以前方6剂续服。之后，为了巩固疗效，以前方变汤剂为散剂，每次6g，每日分三服，治疗半年。随访1年，一切尚好。

【点评】 根据肿胀、僵硬、因寒加重辨为寒凝，再根据皮肤黯红、口渴欲饮热水辨为寒夹热，因苔薄白、脉沉弱辨为阳虚，以此辨为阳虚寒凝、郁热浸淫证。方以桂枝芍药知母汤温阳通经，兼清郁热；以白虎汤清泻郁热，兼益脾胃。方药相互为用，以奏其效。

麻黄杏仁薏苡甘草汤（麻杏薏甘汤）

【方歌】 湿热麻杏薏甘汤，发热日晡身疼痛，

临证权衡在用量，清热利湿能祛风。

【组成】 麻黄去节，汤泡，半两（1.5g） 杏仁去皮尖，炒，十个（1.8g） 薏苡仁半两（1.5g） 甘草炙，一两（3g）

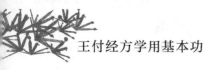

【解读方药】

1. **诠释用药要点** 方中麻黄辛散宣发通络；薏苡仁利湿清热；杏仁通利水道，降泄湿浊；甘草益气和中。

2. **剖析方药配伍** 麻黄与薏苡仁，属于相反、相使配伍，相反者，寒热同用，相使者，薏苡仁助麻黄宣化湿浊，麻黄助薏苡仁渗利湿浊；麻黄与杏仁，属于相使配伍，降利湿浊；薏苡仁与杏仁，属于相反、相使配伍，相反者，薏苡仁寒清利湿，杏仁温化湿浊，相使者，薏苡仁得杏仁寒清温化，降利湿浊；薏苡仁与甘草，属于相使配伍，益气清热利湿。

3. **权衡用量比例** 麻黄与薏苡仁的用量比例为1：1，提示宣发与清利间的用量关系，以治湿热；麻黄与杏仁为5：6，提示宣发与降浊间的用量关系，以治湿浊；薏苡仁与杏仁为5：6，提示寒清与温化间的用量关系，以治湿热。

【经典导读】 病者一身尽疼，发热，日晡所剧者，名风湿。此病伤于汗出当风，或久伤取冷所致也。可与麻黄杏仁薏苡甘草汤。（第二 21）

【应用指征】 本方以清宣湿热为主，主治太阳湿热痹证，常见症状：一身尽疼，发热，日晡所剧，舌质淡红、苔薄黄。

【运用须知】 关注方药煎煮、服用方法及注意事项，即"上锉，麻豆大，每服四钱匕，水盏半，煮八分，去滓。温服。有微汗，避风"。

【方证辨病】

（1）风湿性关节炎、类风湿关节炎、肌肉风湿等，辨证要点为疼痛，重着，口微渴，舌质红、苔薄黄。

（2）过敏性皮炎、神经性皮炎、脂溢性皮炎等，辨证要点为疹痒，抓破流黄水，口微渴，舌质红、苔薄黄。

（3）神经性头痛、血管神经性头痛、三叉神经痛等，辨证要点为头痛，头沉，口微渴，舌质红、苔薄黄。

【医案助读】 魏某，女，42岁，郑州人。有多年血管神经性头痛病史，近因头痛、头沉加重前来诊治。刻诊：头痛，头沉，低热，口渴，舌质红、苔黄略腻，脉浮。辨为湿热困扰清阳证，治当清热利湿、通窍止痛，给予麻杏薏甘汤与川葛白虎汤合方加味：麻黄15g，杏仁18g，薏苡仁15g，川芎15g，葛根24g，石膏 30g，知母 18g，粳米 12g，生甘草 9g，炙甘草 3g。6 剂，每日 1 剂，水煎服，每日分三服。二诊：头沉减轻，以前方 6 剂续服。三诊：头痛好转，以前方 6 剂续服。四诊：低热消除，以前方 6 剂续服。五诊：诸症基本消除，以前方 12 剂续服。随访 1 年，一切尚好。

【点评】 根据头痛、口渴辨为郁热，再根据头沉、苔黄腻辨为湿热，以此辨为湿热困扰清阳证。方以麻杏薏甘汤清热利湿；以川葛白虎汤清热通窍。方药相互为用，以奏其效。

索 引

414

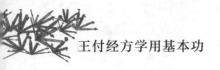